Quancai Jizhu
Shoushu Huli

手术室亚专科护理系列教材 · 总主编　贺吉群

全彩脊柱
手术护理

主　　编　肖映平　林　莉

副 主 编　郭　静　李　宁

参编人员　（按姓氏笔画排序）

王宝嘉　毛　亮　刘敏祺　李　宁
李天宝　肖映平　何晴晴　陈叶帆
林　莉　林　蔓　段利雅　聂志芳
郭　静　梁国莉　谌雯慧　燕晨龙

参与绘图　朱雅婧　吴楚瑶　余郡雅　张颖帆

CS K 湖南科学技术出版社
· 长沙 ·

图书在版编目（CIP）数据

全彩脊柱手术护理 / 肖映平，林莉主编；郭静，李宁副主编．一长沙：湖南科学技术出版社，2023.5

手术室亚专科护理系列教材 / 贺吉群总主编

ISBN 978-7-5710-1925-9

Ⅰ．①全…　Ⅱ．①肖…　②林…　③郭…　④李…　Ⅲ．①脊柱病－外科手术－护理　Ⅳ．①R473.6

中国版本图书馆CIP数据核字（2022）第219963号

全彩脊柱手术护理

总 主 编：贺吉群

主　　编：肖映平　林　莉

副 主 编：郭　静　李　宁

出 版 人：潘晓山

责任编辑：吴新霞

出版发行：湖南科学技术出版社

社　　址：长沙市芙蓉中路一段416号泊富国际金融中心

网　　址：http：//www.hnstp.com

湖南科学技术出版社天猫旗舰店网址：

http：//hnkjcbs.tmall.com

邮购联系：0731-84375808

印　　刷：长沙市雅高彩印有限公司

（印装质量问题请直接与本厂联系）

厂　　址：长沙市开福区中青路1255号

邮　　编：410153

版　　次：2023年5月第1版

印　　次：2023年5月第1次印刷

开　　本：710 mm × 1000 mm　1/16

印　　张：14.75

字　　数：248 千字

书　　号：ISBN 978-7-5710-1925-9

定　　价：99.00元

序

Foreword

手术室是各家医院运营管理和建设发展非常重要的平台，手术室护理是手术团队工作中不可或缺的组成部分，专科护士的培养和考核对手术的顺利完成和新技术的开展非常重要，对落实围手术期优质护理服务起到推动作用。随着临床医学外科专业日趋亚专科化，高新技术的开展和高端设备的引入对手术室护士提出了更精、更专、更高的要求，手术室专科护士相对固定在某一亚专科有助于做精专科护理，全面系统地掌握该亚专科领域的疾病动向、手术方式、配合要点、高新设备使用以及科研热点等，对促进手术室护士探索专业知识和深度掌握手术配合技能很有帮助。

在国家卫生健康委员会高度重视护理工作健康发展的大背景下，专科护理人才的培养需要加大力度，向做精专科护理、做美人文护理的方向发展，本着提升患者的就医满意度和手术团队人员的合作满意度做实手术室专科护理。

近年来，中南大学湘雅医院作为湖南省手术室专科护士培训基地和中华护理学会京外手术室专科护士实践基地，在手术室专科护士培养上开展了大量的工作，截至2021年，共规范培养了手术室专科护士1300余名，在提升全省甚至全国手术室专科护理质量和人才培养上发挥了重要作用。为了更好地促进手术室专科人才培养，湘雅医院手术室护理团队组织临床一线的护士骨干认真编写了“手术室亚专科护理系列教材”，以夯实基础、专业养成为原则，以临床需求为导向，以提升手术室护士的专业实践能力为目标，从各亚专科手术的概述、常用仪器设备的使用要点、常用手术体位的选择和摆放以及各类手术护理配合等方面出发，采用全彩图解和流程叙述的形式，全面系统地呈现各个亚专科围手术期护理的工作内容。

我们相信本套丛书的出版对规范各级医院手术室护士的手术配合和新护士的规范化培养具有切实可行的临床指导作用，我们也相信该套丛书的使用能真正提升手术团队的合作满意度，我们更相信该项工作对推动手术室护理人才培养和促进广大人民群众的健康有着深远的意义。

郭曲练

中南大学湘雅医学院麻醉学系　主　任
湖南省麻醉质控中心　主　任
中国医师协会麻醉医师分会　副会长

前言

Introduction

随着医学科学的发展，临床医学专业划分日趋细化，专科、亚专科应运而生。脊柱专科作为骨科的一个分支，独立为专业学科，发展迅速。脊柱外科手术具有技术要求高、风险高的特点，且新技术、新材料、新器械、新设备不断涌现，面对不断变化的治疗理念和种类繁多的新器械，手术室护士必须了解、熟悉、掌握这些新理念、新器械和新设备，才能高效配合手术。

《全彩脊柱手术护理》系统地介绍了脊柱专科的基础知识，专科领域的新理念、新进展，手术室脊柱专科护士的职责及培训方法、方式，并以图文并茂的方式详细阐述了脊柱手术配合要点，从基础解剖、适应证、手术入路、手术准备入手，通过手术步骤逐一图示讲解手术配合要求及护理要点，内容清晰明了、层次分明、操作规范，体现了国内手术室护理配合的先进水平。我们将现代手术室专科护士必须掌握的业务知识贯穿于全书，密切结合临床需要，力图为培养优秀的手术室脊柱外科亚专科护士提供行之有效的参考教材，为提升手术室护士的工作能力，保证手术效果助力。

本书在组织、编写和审读过程中得到了各级领导以及科室同仁的大力支持；得到了中南大学湘雅医院脊柱外科教授们的专业指导和技术支持。在此，一并致以衷心的感谢。编写过程中，限于编者的学识和知识水平有限，书中疏漏和错误在所难免，敬请读者和护理同仁批评指正。

编者

目录

Contents

PART
ONE

第一章

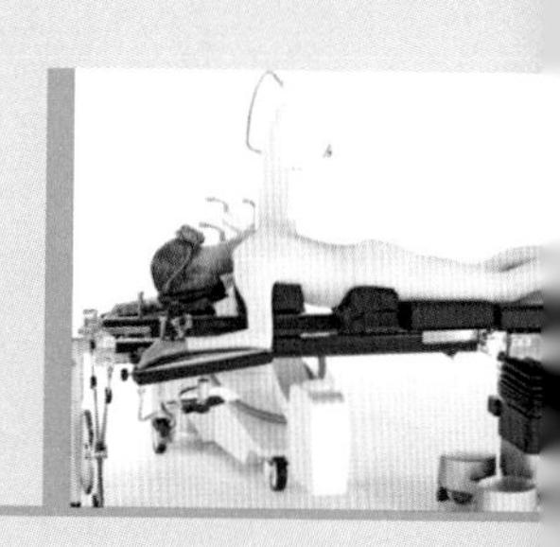

概述

第一节　脊柱手术间设计与配置

一　设计要求

根据医院的实际情况确定手术间的位置、数量与配置，充分利用资源。原则上以符合学科发展需要，符合功能流程和洁、污分区要求，设置便于工作和管理的相对独立的分区，配备适当数量的脊柱手术辅助用房，如设置脊柱手术仪器设备间等。

在建筑设计上，脊柱手术间除满足普通手术间的基本配置外，还应充分考虑脊柱手术的特殊要求，墙体应为内置铅墙。脊柱手术间需基本实现信息化、智能化、数字化，满足医疗教学视频传输、音频传输、手术运行管理系统、患者病案资料管理系统等方面的自动化控制需求，为优化手术流程、日常管理以及远程医疗教学提供保障。

脊柱手术间（图1–1–1）布局从平面和空间上除考虑符合功能流程和洁污分区外，还应考虑脊柱设备和器械的摆放位置与设备相关配件要求。墙面、天花板、门、走廊、地面、电源、照明、阅片灯、出入路线布局等基本设施要求同一般手术间。特殊要求如下：

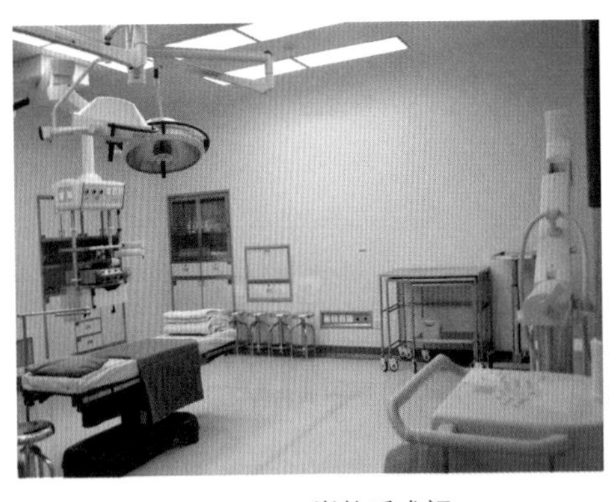

图1–1–1　脊柱手术间

1. 手术间面积。应充分考虑脊柱手术仪器设备的使用要求，设计面积应大于普通手术间，一般50～70m^{2}为宜，手术间六面均有铅防护。

2. 手术床。一般选用电动遥控手术床，可满足常规手术体位及术中透视需要，有条件也可考虑选用全碳素纤维床（图1–1–2），以满足术中移动式C形臂X线机的透视要求。

3. 医用吊塔（图1–1–3）。主要用于氧气、负压吸引等医用气体的终端转接，吊塔应配备多个中式（欧式）电源插座、IT网线接口、负压吸引接口、氧气等医用气体终端、麻醉废气排放终端等。

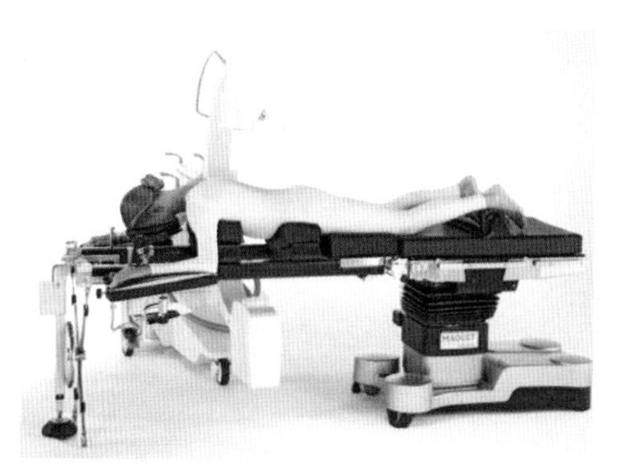

图1–1–2　全碳素纤维床

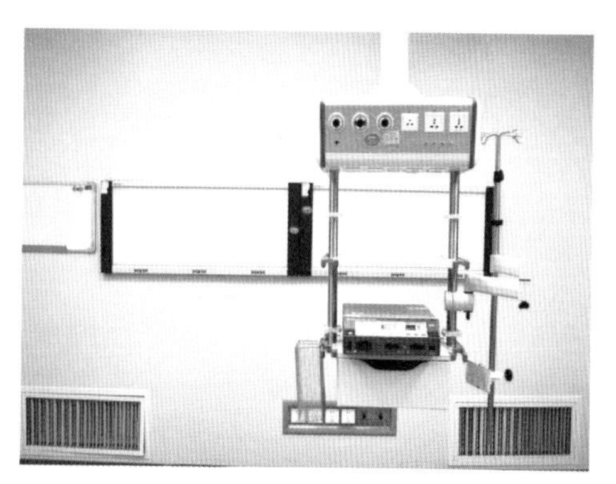

图1–1–3　医用吊塔

二 基本配置

基本配置是指手术间内最基本的、必备的设施设备，如手术床、无影灯、高频电刀、中央供气终端（负压吸引、氧气等）、空气净化装置、阅片灯、脊柱内镜设备、移动式C形臂X线机（图1–1–4）、X线防护用品、脊柱手术动力系统、弓形俯卧架、麻醉机、监护仪、控制面板（控制照明、背景音乐、无影灯，温度、湿度显示区，电话、计时器等，图1–1–5），电脑操作台或记录台、器械桌、器械托盘、器械推车、踏脚凳、敷料桶、可升降圆凳、输液泵、输血/输液加温仪（图1–1–6）、加温毯（图1–1–7）、无菌物品储存柜、体位用物存放柜等。

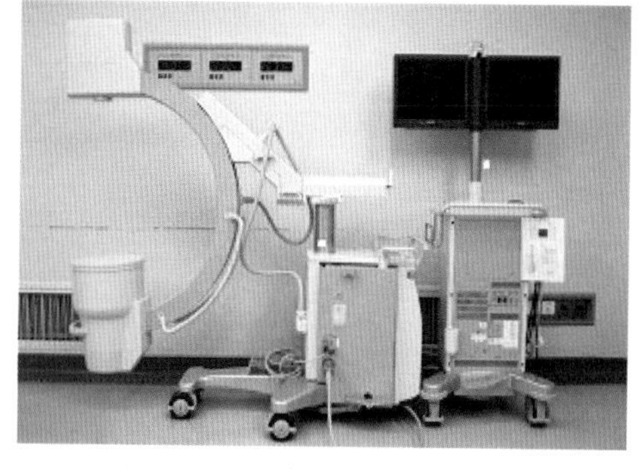

图1–1–4　移动式C形臂X线机

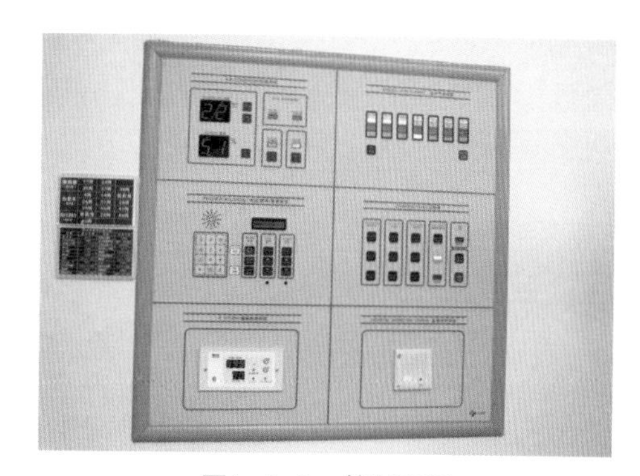

图1–1–5　控制面板

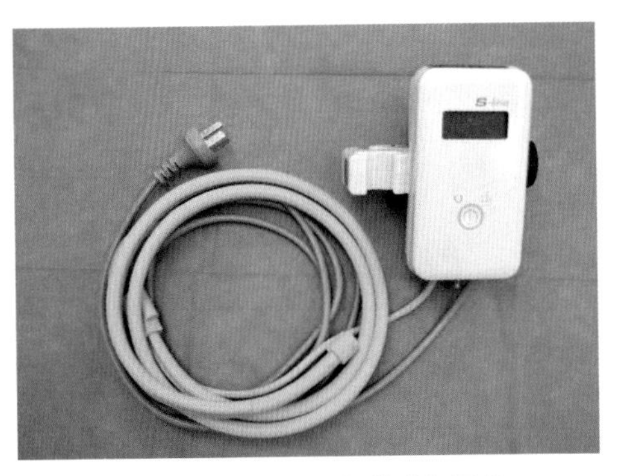

图1-1-6　输血/输液加温仪

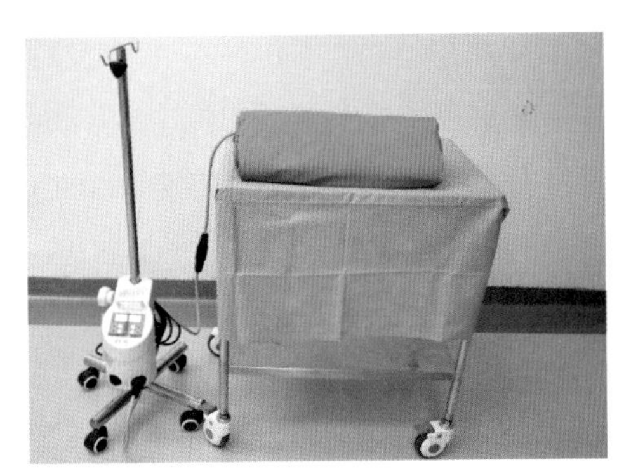

图1-1-7　加温毯

第二节　脊柱手术专科护士培训

脊柱外科是骨科的一个分支，随着人们工作生活方式的变化、公路交通事故的增多，以及我国老龄化社会的到来，骨科病房中脊柱伤病患者明显增多，很多医院都把脊柱外科作为一个独立的学科划分出来。

脊柱外科具有技术要求高、风险高的特点。随着分子生物学和基因工程学的发展，脊柱、脊髓伤病的基础研究取得了巨大的进展；高清多维影像技术、超声技术、核医学技术、电生理技术等广泛应用于临床，为脊柱外科疾病提供了更为直观的诊疗手段；材料科学、生物力学等研究的不断深入，使得脊柱外科治疗的新器械、新设备不断涌现，这对脊柱外科手术间及手术团队提出了更高的要求。

手术的成功离不开团队协作，团队是指才能互补、团结互助，并能为达成共同目标而奉献的一群人。手术团队是由手术医生、麻醉医生、手术护士和其他相关人员组成，团队成员利用各自专业知识和技能协同工作，为患者提供治疗，通过重建或恢复患者身体的架构和功能，满足患者的健康需要，使患者的健康状态通过手术治疗达到最大限度的改善。手术的成功除取决于手术医生自身的技能水平外，很大程度上依赖于助手和手术护士的密切配合，优秀、默契的手术团队是高效、优质完成手术的必要条件。

优秀团队的主要特征有：

1. 肯付出的工作态度。手术团队是患者生命的守护神，团队的每一个成员均应以患者为中心，工作认真负责，敢于承担责任，肯付出。

2. 以保障患者安全和疗效为共同目标。手术团队的每一位成员应明晰自己的职责，能出色地配合完成手术，保障患者安全和疗效。

3. 具有专业知识和技能。脊柱专科护士的专业知识和技能体现在熟练配合与协助手术医生完成手术，提供手术所需的仪器设备、器械和其他用物，创建和维持无菌区域的无菌状态，手术期间关注患者病情变化，能对突变病情采取紧急措施，通过护理干预为患者提供安全的环境等。

4. 重视人际关系，加强沟通。手术室护士在手术团队中起着重要的协调作用，在实施手术护理的同时，需要与患者、手术医生、麻醉医生建立良好而专业的关系，相互信任、相互尊重，从而增进彼此间的合作，良好的沟通能使手术团队在一个高效、和谐、愉快的氛围中完成手术。

手术室专科护士培训有利于提高护士在手术团队中的主观能动性，准确默契地配合手术，提高工作效率和工作质量，提升患者的满意度及手术团队合作伙伴之间的满意度，有利于培养基础理论知识扎实、业务技术精湛和高度专业化的护理专家。

一 护士职责

（一）组长职责

1. 精通脊柱专科手术的配合与管理知识，组织专科新业务、新技术的开展，成为专科发展的带头人。

2. 掌握专科手术器械、仪器设备及特殊用物的使用、清洗、保养和管理，制订仪器设备操作指南，做好专科资产管理。

3. 按专科培训要求制订培训计划，包括目标、内容、措施、考核标准和项目，编写培训手册，负责对轮入本专科的各级护士及进修人员进行培训和考核。

4. 及时了解所属专科医生的特殊手术习惯并登记，定期征求专科医生意见，制订改进方案及措施，持续改进工作质量。

5. 设立专科记录本，记录专科人员的培训情况、特殊仪器的使用情况、存在的问题和解决措施。

6. 负责脊柱专科各项操作技能流程的制定与更新。

7. 对于专科引入的新技术、新仪器设备，应及时通报并培训科室员工。

8. 负责组织本专科的护理查房，参与新手术、疑难手术的讨论。

9. 负责本专科护理质量的督查、评估、整改，以促进专科护理质量的持续改进。

（二）组员职责

1. 掌握脊柱专科常规手术的配合与管理，协助开展专科新业务、新技术培训。

2. 按脊柱专科培训的目标、内容实施培训与考核，指导轮入本专科的各级护士及进修人员熟悉专科业务。

3. 掌握脊柱专科手术器械、仪器及特殊用物的使用、保养和管理，协助专科组长管理专科仪器。

4. 了解脊柱专科医生的特殊手术习惯和要求，及时与专科组长沟通并登记。

5. 记录专科人员的培训情况、特殊仪器的使用情况、存在的问题，并提出解决措施。

6. 参与本专科的护理查房，新手术、疑难手术的讨论，提交查房记录和工作笔记。

二 培训内容

1. 常见脊柱手术的配合技能。

2. 脊柱专科仪器设备的分类、配置、使用、维护与保养。

3. 脊柱专科器械的种类及拆卸、安装、使用方法。

4. 脊柱专科器械的规范化处理方法。

5. 脊柱手术巡回护士和器械护士工作职责和工作流程。

6. 脊柱手术体位摆放方法及注意要点。

7. 培养专科护士完成护理查房、护理科研、护理教学以及论文撰写方面的工作。

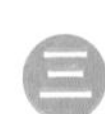

培训方法

（一）入专科组前

1. 理论培训：由脊柱专科组长讲授脊柱专科护士的基本要求、职责、工作流程，介绍脊柱专科手术常用设备的分类、配置、使用、保养方法及简单的故障排除方法，介绍各种脊柱手术器械的名称、构造、操作方法、使用注意事项、故障解决方法、器械的规范化处理、脊柱手术体位的摆放及注意要点。

2. 培训时间：1周。

3. 理论考试：由专科组长针对讲授的脊柱基础知识出题，由护士长或总带教老师组织考试。

（二）入专科组后

1. 导师制带教：安排责任心强、临床经验丰富的主管护师或以上职称的老师进行手术实践指导，方式为一对一教学。培训内容包括器械护士和巡回护士工作流程、职责，如术前访视、术中查对、体位摆放、物品清点、仪器设备的操作流程、手术配合要点和术后手术间整理等，需定期考核。

2. 专家讲课：邀请脊柱专科医生讲解脊柱手术的发展现状、手术步骤及配合要点，邀请仪器设备专业工程师讲解脊柱专科新仪器设备的工作原理、使用方法、操作注意事项和简单的设备故障排除方法等，专科组长针对实际工作中出现的问题、难题进行分析讲解。

3. 小组讨论：由专科组长负责组织小组成员针对工作中遇到的难点问题不定期地展开讨论，提出有效的解决办法；或者与小组成员分享团队中其他成员通过各种途径获取的新知识、新方法，以促进共同提高。

4. 护理查房：由护士长组织，利用业务学习时间，针对一些特殊病例展开讨论，如新开展的手术、特大手术、抢救病例等。查房前布置小组成员广泛查阅相关资料，讨论时要能结合实际情况分析问题，提出新的护理方案和改进措施，由护士长提出问题，小组成员作答，专科组长补充。

5. 院外培训：有计划地选派优秀专科护士外出参观学习或进修，使她们有机会了解脊柱专科护理最新发展动态，激发其职业热情，加强教学和科研能力的培养，促进个人素质和脊柱手术护理团队整体水平的提高。

（三）考核方式

由护士长或专科组长组织考核，考核对象为入专科组满半年或1年的护士。

1. 选取某一手术，抽查培养对象手术配合情况，包括术前准备、安全核查、环境准备、麻醉配合、体位摆放、手术步骤与配合、术后整理等。

2. 实物操作演示：包括脊柱仪器设备的连接，脊柱器械的安装、拆卸、故障排除，以考核培训对象实际工作能力。

3. 情景模拟考核：模拟术中发生意外情况时的护理配合，以考核培训对象的应急能力和解决问题的能力。

4. 问卷调查：以问卷或二维码扫码形式调查手术医生和患者的满意度，用以评估培训对象的综合工作能力。

PART TWO

第二章

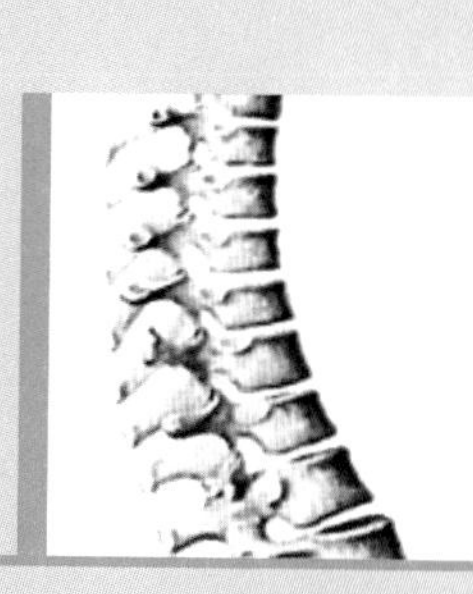

脊柱手术应用解剖

脊柱位于躯干后部中线上，构成人体的中轴，有承托头颅骨，支撑体重，参与构成胸、腹、盆腔的后壁，容纳脊髓、脊神经根及运动等功能。

脊柱由椎骨（24块独立椎骨、1块骶骨和1块尾骨）借椎间盘、韧带和关节构成。独立的椎骨包括7块颈椎、12块胸椎和5块腰椎。在婴幼儿期，各骶椎、尾椎借软骨和韧带连接，随着发育成长，5块骶椎和4块尾椎分别融合成1块骶骨和1块尾骨。

第一节 椎骨的形态

椎骨由前方的椎体和后方的椎弓组成，二者围成椎孔，所有椎孔相连构成椎管，其内有脊髓、脊膜及血管等。椎体呈短柱状，是椎骨负重的主要部分。椎弓呈弓形，由1对椎弓根和1对椎弓板构成。椎弓根是椎弓连于椎体的缩窄部分，其上下缘各有1个切迹，称椎上切迹和椎下切迹。相邻椎骨的椎上、下切迹围成椎间孔，有脊神经及血管通过。椎弓根后方的骨板为椎弓板，两侧的椎弓板在中线结合，椎弓上有7个突起（棘突1个，横突1对，关节突2对）。

一 颈椎

颈椎有7块，第1、第2、第7颈椎形态较为特殊，属于特殊颈椎。第3～6颈椎形态大致相同。颈椎（图2-1-1）椎体较小呈椭圆形；椎孔较大，呈三角形。横突根部有孔称横突孔，内有椎动脉、椎静脉通过。第2～6颈椎棘突较短，末端有分叉。

（一）寰椎

寰椎（图2-1-2）即第1颈椎，呈环形，无椎体、棘突和关节突，由前、后弓及两个侧块构成。前弓短，后弓长，前弓后部正面有齿突凹，与枢椎的齿状突相关节。侧块的上关节面与枕髁相关节，下关节面与枢椎的上关节面相关节。

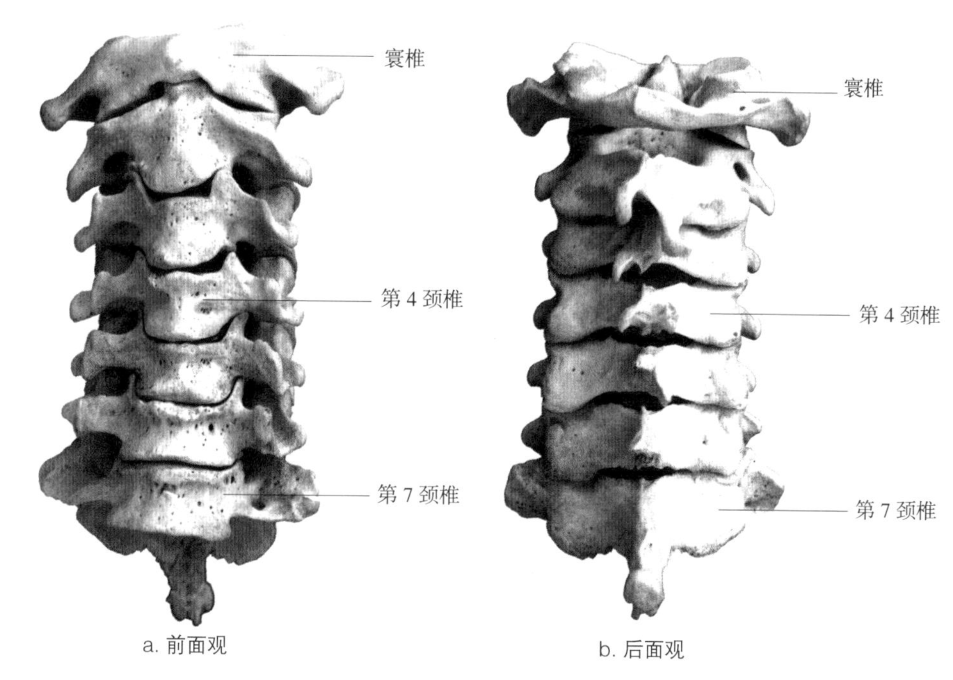

图2-1-1　颈椎

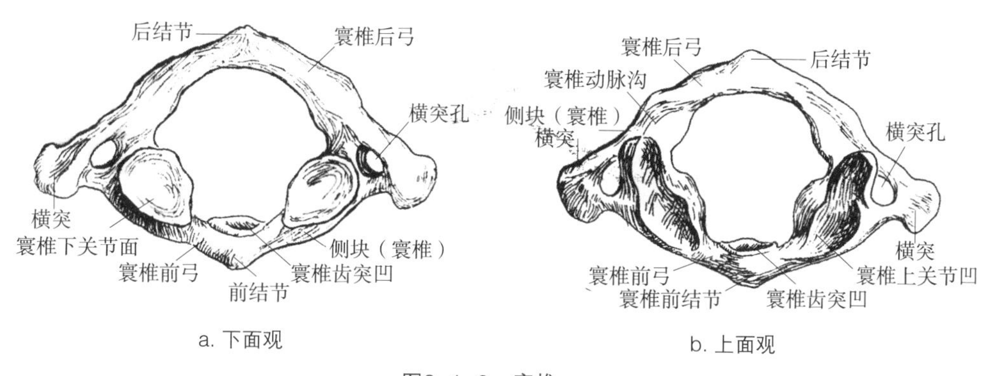

图2-1-2　寰椎

（二）枢椎

枢椎（图2-1-3）即第2颈椎，是头颈部运动的枢纽，其有一自椎体向上的圆柱形突起，称齿突，寰椎围绕其旋转。

（三）隆椎

第7颈椎（图2-1-4）的棘突长而粗大，几乎与第1胸椎的棘突相等，故又称隆椎，末端不分叉，人体易触及，常为计数椎骨的标志。

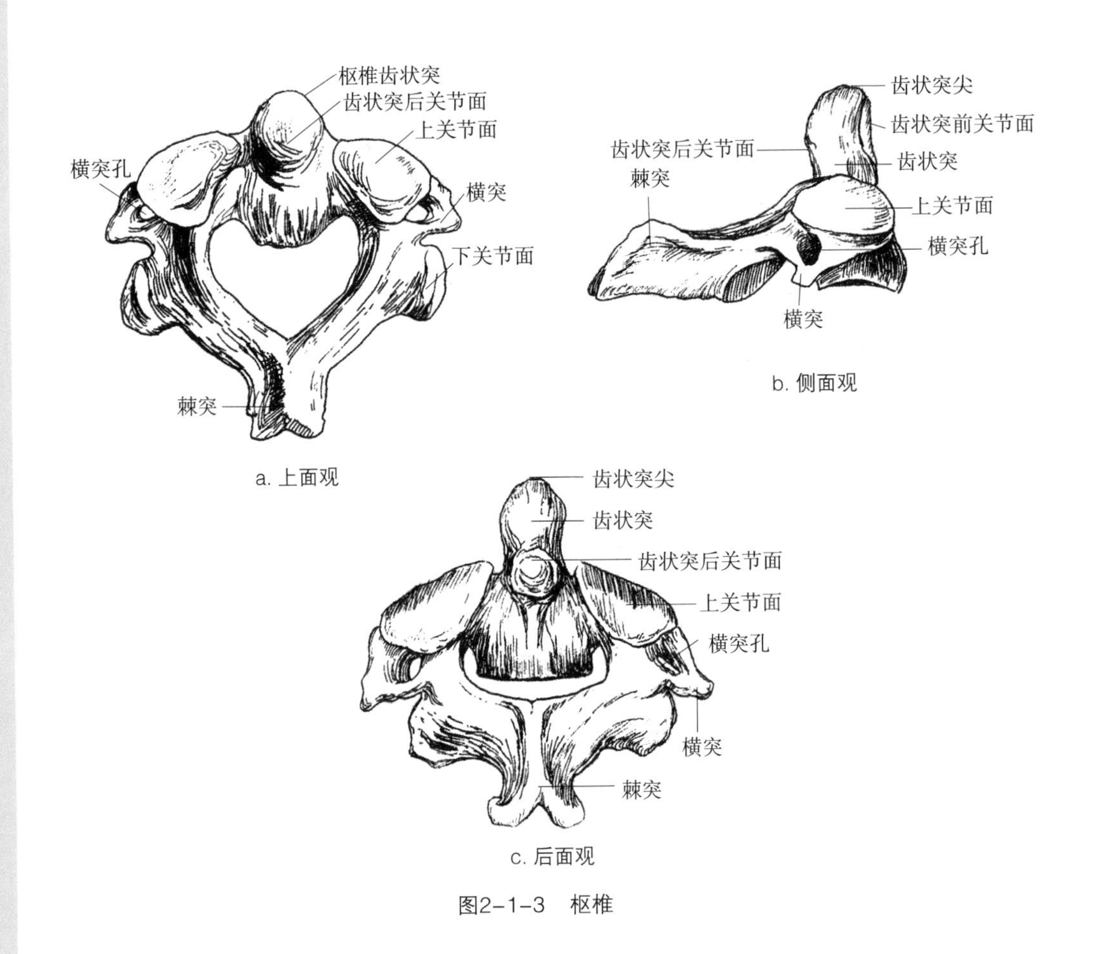

图2-1-3　枢椎

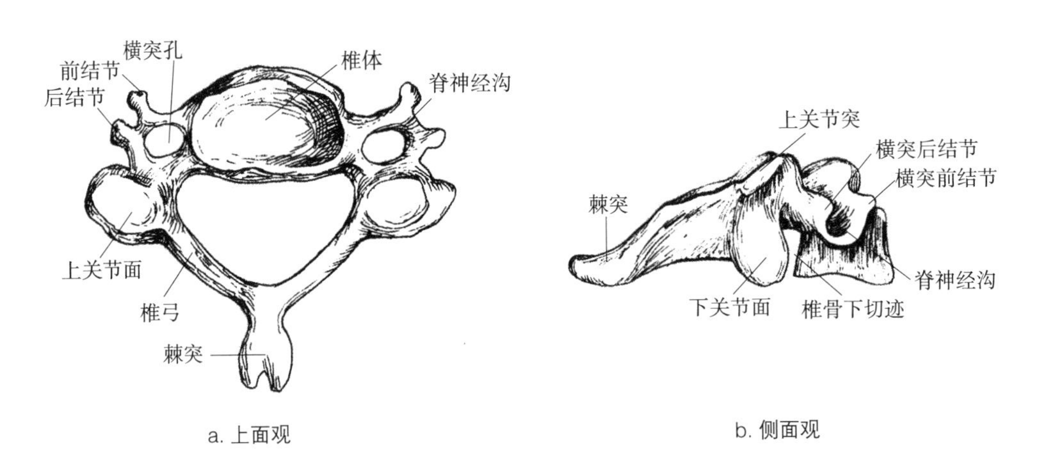

图2-1-4　第7颈椎

二 胸椎

胸椎（图2–1–5）共12块，结构相似，活动性小。一般将胸椎分为上胸椎（第1～4胸椎）、中胸椎（第5～10胸椎）、胸腰段胸椎（第11、第12胸椎）。

胸椎的特点：① 椎体两侧有肋凹，与肋头形成肋椎关节；② 椎孔大致呈圆形，较小；③ 椎弓根短而细；④ 关节突的关节面几呈冠状位，有利于旋转，不易脱位；⑤ 棘突细长，伸向后下方，彼此重叠，呈叠瓦状；⑥ 横突呈圆柱形，伸向后外方，前面有一横突肋凹，与肋结节相关节。

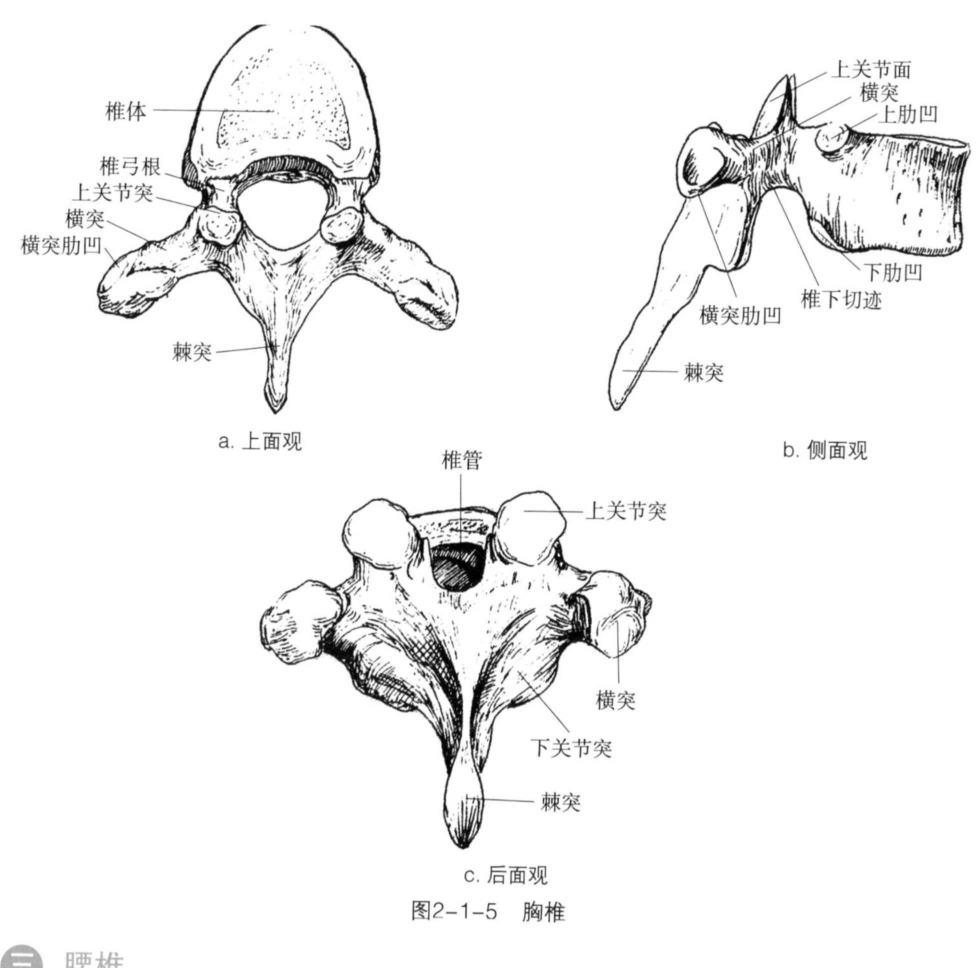

图2–1–5　胸椎

三 腰椎

腰椎（图2–1–6）有5块，椎体粗壮，棘突宽厚呈板状，水平后伸。棘突间空隙较宽，临床上常在下位腰椎棘突之间行腰椎穿刺（简称腰穿），关节突呈矢状位。

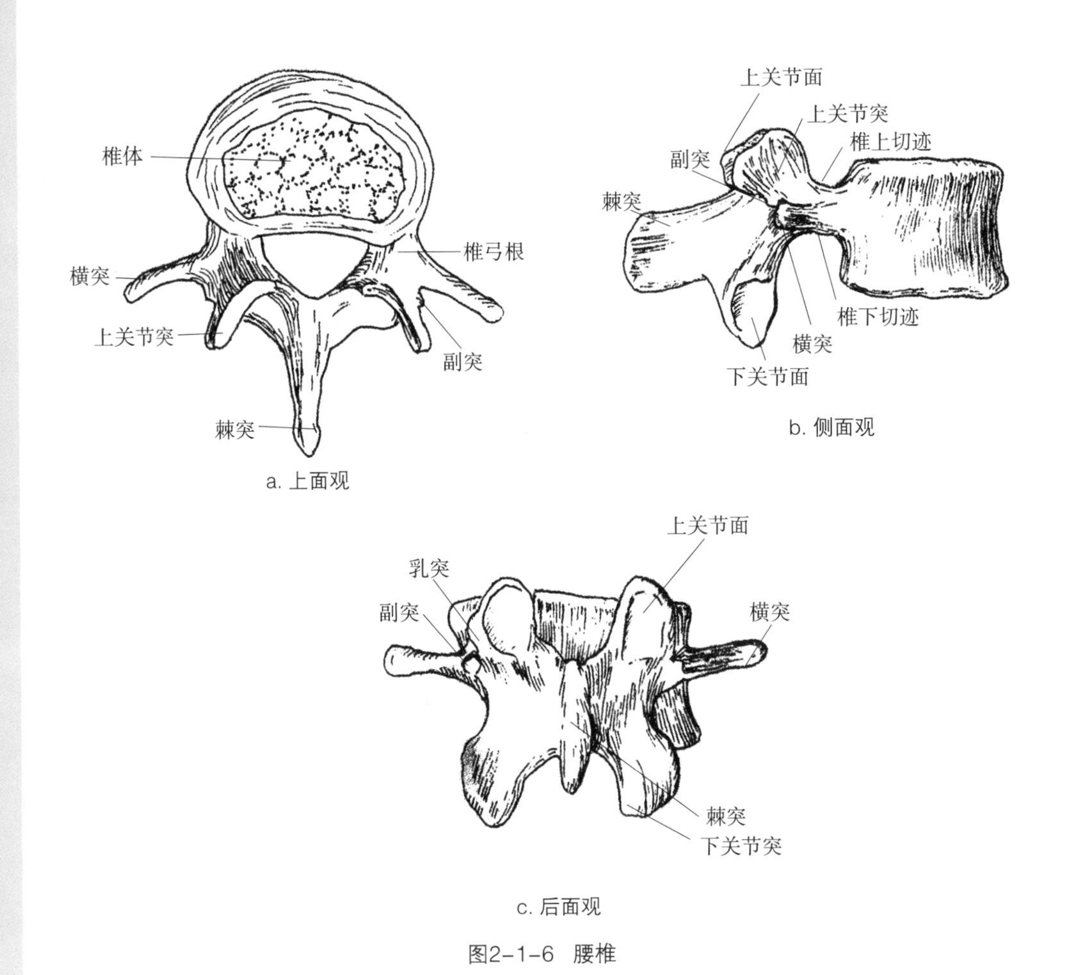

图2-1-6　腰椎

四 骶骨

骶骨（图2-1-7）呈倒三角形，由5块骶椎融合而成。底朝上，尖向下，中央有纵贯全长的骶管。骶管上通椎管，下端开口称骶管裂孔。裂孔两侧有向下突出的骶角，可在体表扪及，骶管麻醉时常为确定骶管裂孔的标志。骶骨前部中央粗糙面与第5腰椎相连，前缘微向前突，称岬；后部向上有一对上关节突，与第5腰椎下关节突相关节。骶骨尖与尾骨相连。

骶骨前面光滑凹陷，称盆面，中部有平行排列的4条横线，是骶椎体融合的痕迹。横线两侧有4对骶前孔，与骶管相通，有骶神经前支通过。骶骨背面粗糙隆凸，正中线上的骨嵴称骶正中嵴，其外侧有4对骶后孔，与骶管相通，有骶神经后支通过。骶骨外侧缘上宽下窄，上方的关节面称耳状面，与髋骨的耳状面相关节。

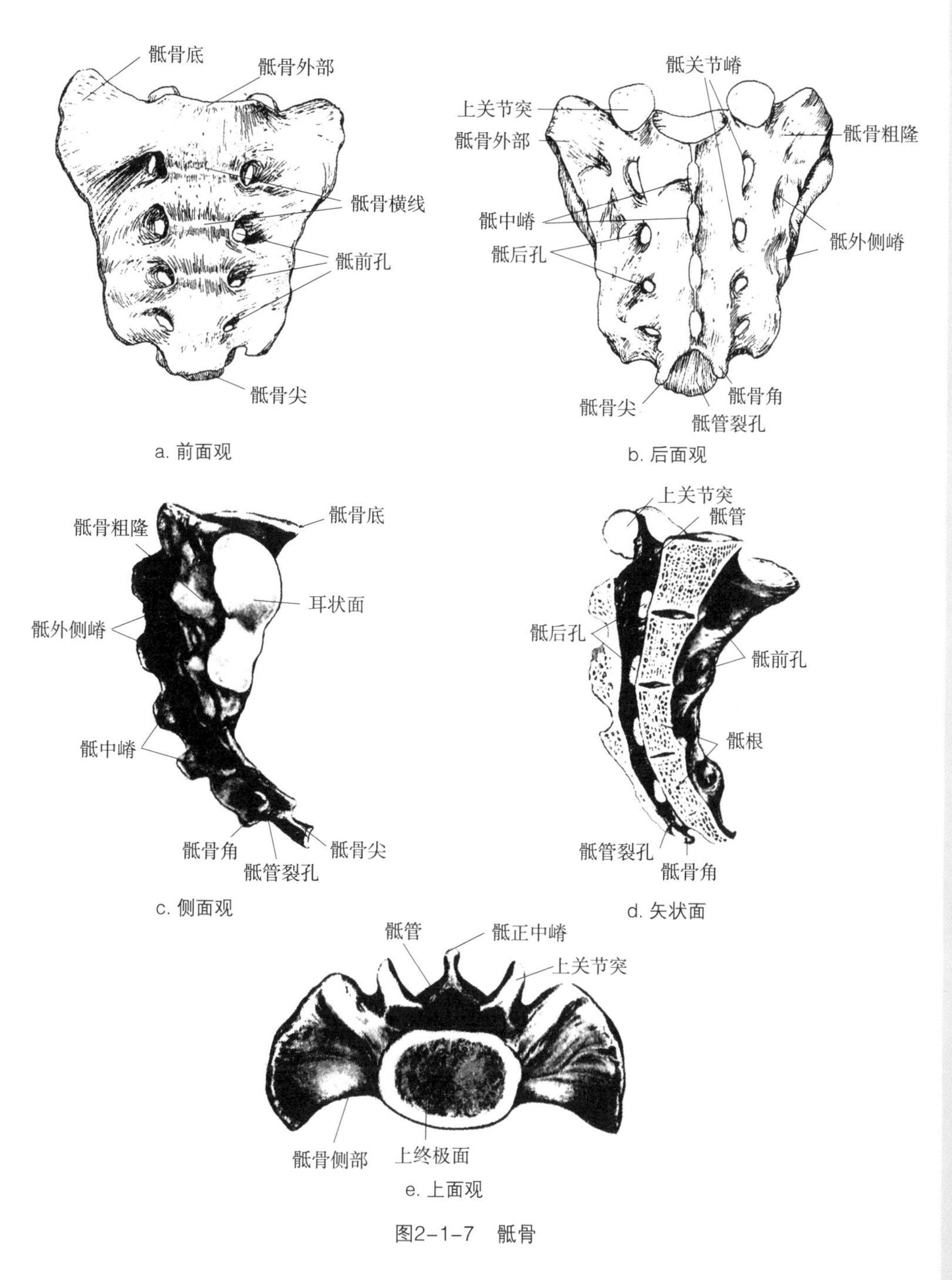

图2-1-7　骶骨

五 尾骨

尾骨（图2-1-8）略呈三角形，底与骶管相接，尖向下游离。

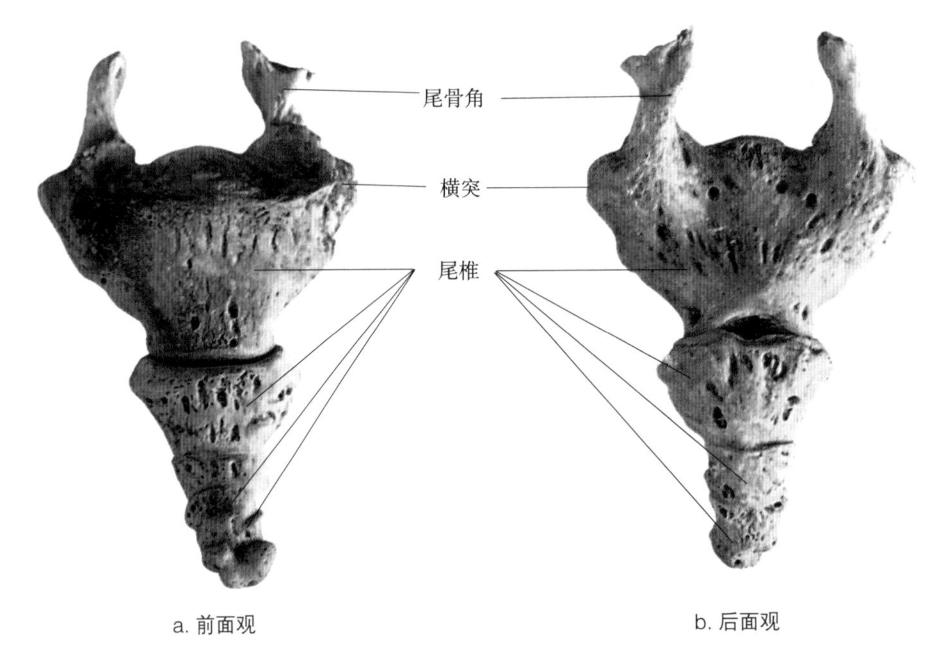

图2-1-8　尾骨

第二节　椎管

椎管是由各椎骨的椎孔和骶骨的骶管借骨连接（椎间盘、椎间关节、黄韧带等）构成的骨纤维性管道，上经枕骨大孔与颅腔相通，下达骶管裂孔。容纳脊髓、脊髓被膜、脊神经根、血管及疏松结缔组织等。

一　椎管壁的构成

椎管的前壁由椎体后面、椎间盘后缘和后纵韧带构成；后壁由椎弓板、黄韧带和关节突关节构成；两侧壁为椎弓根和椎间孔。椎管骶段由骶骨椎孔融合而成，为骨性管道。构成椎管壁的任何结构发生病变，如椎体骨质增生、椎间盘突出、黄韧带肥厚、后纵韧带骨化或肥厚等，均可引起椎管变形或狭窄，压迫其内容物，从而引起一系列症状。

二 椎管的形态

椎管形态和椎管内容物的分布是相关的，一般将椎管分为中央椎管和神经根管。中央椎管是指脊髓及其被膜所占的位置；神经根管是指椎管外侧脊神经根所占部位，临床上又称侧隐窝。其前壁是椎体和椎间盘后外侧，后壁为上关节突、黄韧带，外侧壁为椎弓根和椎间孔。

在横断面上，各段椎管的形态和大小不完全相同。颈段上部近枕骨大孔处近似圆形，往下逐渐演变成三角形，矢径短，横径长；胸段大致呈椭圆形；腰段上、中部由椭圆形逐渐变为三角形，腰段下部椎管的外侧部逐渐出现侧隐窝，使椎管呈三叶形；骶段呈扁三角形。胸段椎管以第4～6胸椎处最狭窄，若该部椎体有结核性脓肿或椎管内肿物等，较其他段易造成脊髓和神经根的压迫而发生截瘫。颈段和腰段分别以第7颈椎和第4腰椎较小。颈椎（图2-2-1）、胸椎（图2-2-2）、腰椎（图2-2-3）的对比如下。

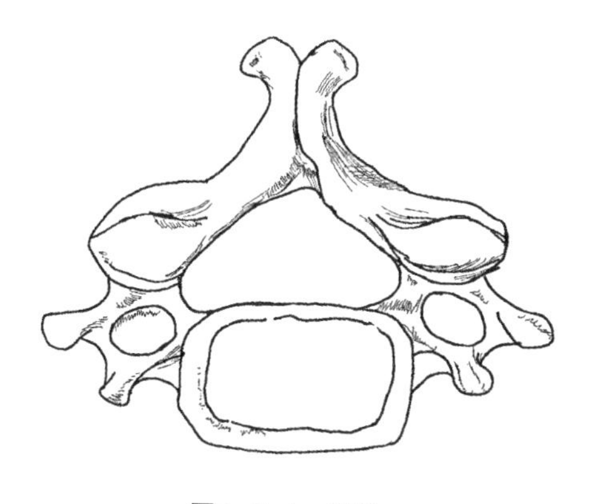

图2-2-1　颈椎

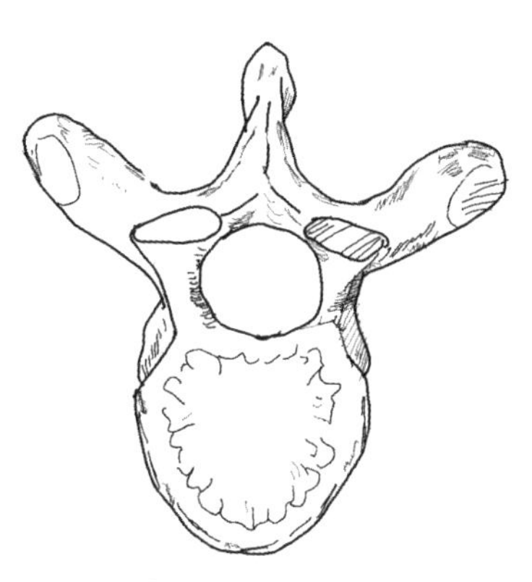

图2-2-2　胸椎

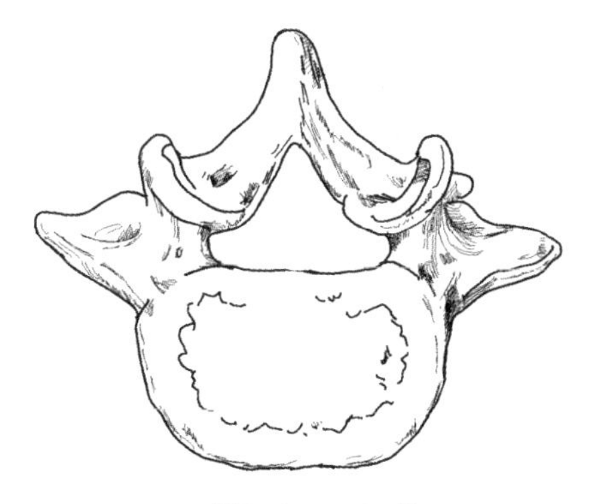

图2-2-3　腰椎

第三节 脊柱的连接

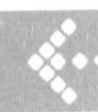

一 脊柱周围韧带

（一）椎体间韧带连接（图2-3-1）

1. 前纵韧带：是覆盖在脊柱前面的坚固纤维带，上起自枕骨大孔前缘，下至第1～2骶椎前面，宽而坚韧，是人体最长的韧带。有限制脊柱过度后伸和椎间盘向前脱出的作用。

2. 后纵韧带：其位于椎管前壁内面，附着于椎间盘和椎体的后面。上至枢椎，下达骶管，窄而坚韧。锯齿样外形是后纵韧带最大的特点，即其形态在椎体处窄而在椎间盘处宽，形似锯齿，有限制脊柱过度前屈和防止椎间盘向后脱出的作用。

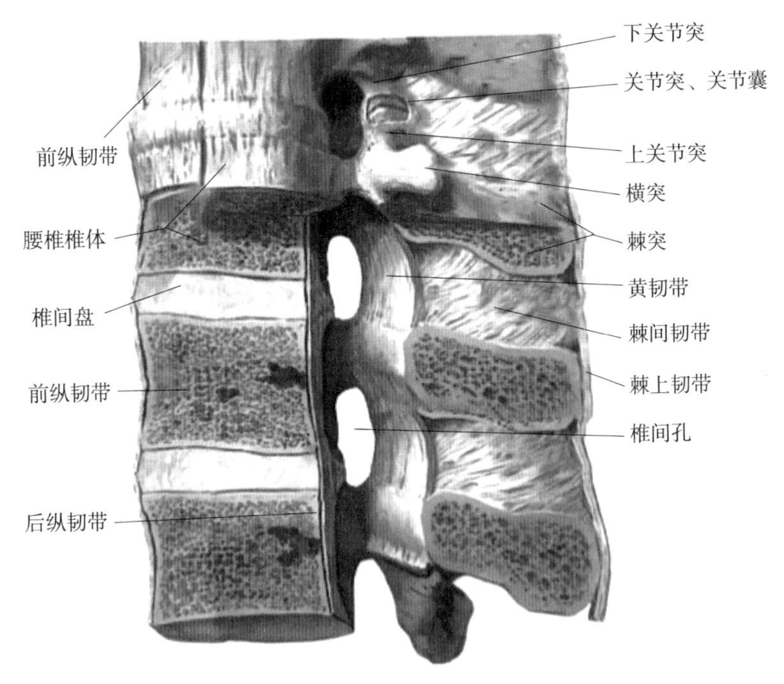

图2-3-1 椎体间韧带连接

（二）椎弓间连接

椎弓间连接包括黄韧带、横突间韧带、棘间韧带和棘上韧带。

1. 黄韧带：指连接相邻椎弓板之间的短韧带，由黄色的弹力纤维构成，坚韧且富有弹性，参与构成椎骨后壁，并有限制脊柱过度前屈的作用。

2. 横突间韧带（图2-3-2）：是横突之间的纤维连接，其主要作用是限制脊柱过屈，在侧屈时承受最大应力。

3. 棘间韧带：连于相邻棘突之间的短韧带，向前与黄韧带相连，向后续于棘上韧带，其纤维向后下倾斜排列，可限制脊柱过度前屈。

4. 棘上韧带：是附于棘突尖的坚固纤维束，其作用和棘间韧带一样，也有限制脊柱过屈的作用。颈段棘上韧带又称项韧带，它起自枕外隆突呈弓弦样向下越至第7颈椎棘突，项韧带的主要作用是维持头颈部的直立位。

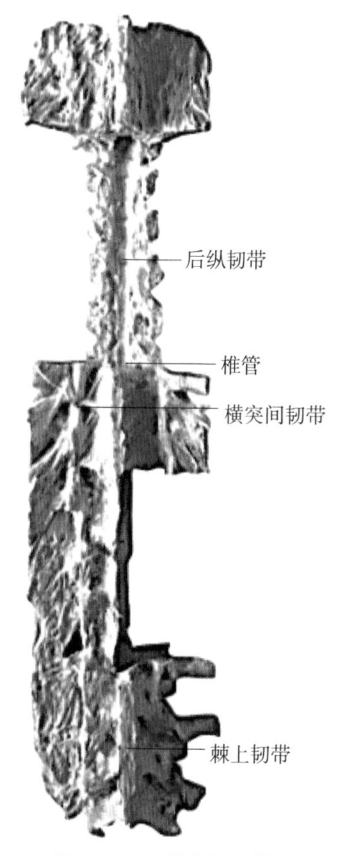

图2-3-2　横突间韧带

 椎间盘

椎间盘（图2-3-3）是连接于相邻椎体间的纤维软骨盘，因第1～2颈椎间、骶椎间、骶尾椎间和尾椎间无椎间盘组织，故成人的椎间盘仅23个，椎间盘以中胸部较薄，颈部较厚，腰部最厚，故颈部和腰部活动度大，其椎间盘前厚后薄，胸部反之，与整个脊柱的弯曲度相适应。椎间盘由软骨终板、纤维环和髓核三部分构成，其厚度约占脊柱全长的1/4。

（一）软骨终板

软骨终板主要由圆形软骨细胞构成，在椎体上下面各1个，其厚度约为1mm，在中心区更薄，呈半透明状，其上有许多微孔，是髓核的水分和代谢产物的通路。

（二）纤维环

纤维环由多层同心圆状排列的纤维软骨环组成，前宽后窄，质坚韧。

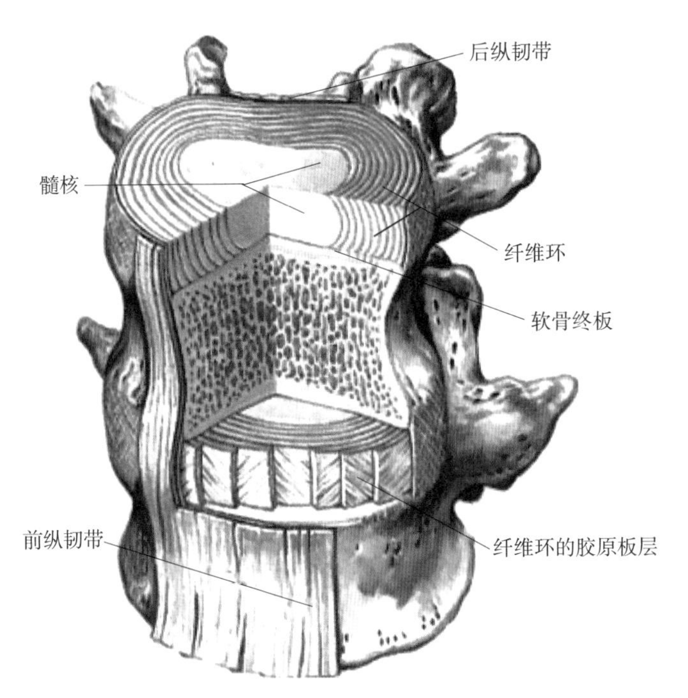

图2-3-3　椎间盘

（三）髓核

髓核为柔软而富有弹性的胶状组织，是胚胎时期脊索的残留物。

椎间盘除连接椎体外，还可承受压力，缓冲震荡以保护脑，并有利于脊柱向各个方向运动。脊柱过度劳损或猛烈地屈转及暴力撞击，可导致纤维环破裂（图2-3-4），髓核碰触，压迫脊髓或脊神经根引起牵涉性痛，临床称为腰椎间盘突出症，以第4、第5腰椎多见。

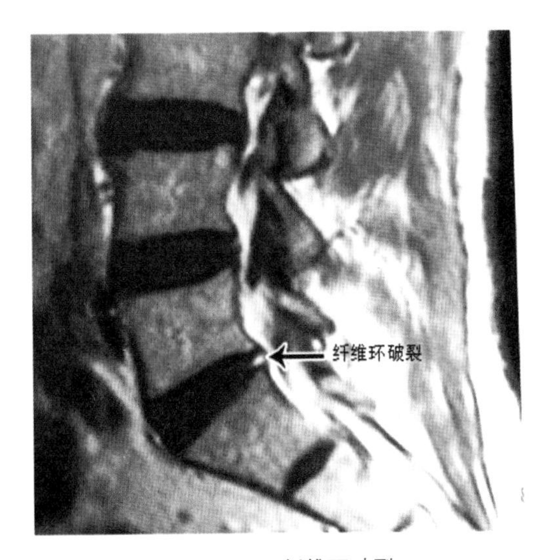

图2-3-4　纤维环破裂

三 椎间关节

（一）关节突关节

关节突关节由相邻椎骨的上下关节突构成，只能做轻微滑动。

（二）寰枢关节

寰枢关节包括3个独立关节：寰枢外侧关节，左右各一，由寰椎侧块的下关节面与枢椎的上关节面构成；寰枢正中关节由枢椎齿突与寰椎前弓后面的齿突凹，以及寰椎横韧带构成，可使头连同寰椎进行旋转。寰椎横韧带位于齿突后方，连同寰椎左右侧块，有限制齿突向后移位的作用。

（三）钩椎关节

钩椎关节是指第3～7颈椎体上面的外侧缘有明显向上的嵴样突起，称椎体钩或椎钩；椎体下面外侧缘的相应部位有呈斜坡样的唇缘，相邻颈椎的椎体钩和唇缘共同构成钩椎关节，又称Luschka关节。椎体钩限制上一椎体向两侧移动，增加颈椎椎体间的稳定性，并防止椎间盘向外后方脱出。

椎体钩的外侧为横突孔内的椎动、静脉及其交感神经丛，后方有脊髓颈段，后外侧部参与构成颈椎间孔的前壁。故椎体钩不同方向的骨质增生会压迫上述相应结构，引起椎动脉型、脊髓型、神经根型和混合型等颈椎病的不同表现。

四 脊柱的其他关节

（一）寰枕关节

寰枕关节由枕髁和寰椎上关节面构成，为联合椭圆关节，可使头做俯仰、侧屈和旋转运动。

（二）肋椎关节

肋椎关节由肋骨后端和胸椎构成，包括两个独立关节：肋头关节由肋头和相应的椎体肋凹构成；肋横突关节由肋结节与相应的横突肋凹构成。二者在功能上是联动关节，运动时使肋上升或下降，以增大或缩小胸腔的容积，辅助呼吸。

第四节　脊柱的筋膜和肌肉

 筋膜

（一）浅筋膜

浅筋膜致密而厚实，含有较多脂肪组织，并通过许多结缔组织纤维束与深筋膜相连。颈区上部的浅筋膜特别坚韧，腰区的浅筋膜有丰富的脂肪组织。

（二）深筋膜

颈区的深筋膜为封套筋膜，分为浅、深两层，包裹斜方肌。浅层覆盖在斜方肌的表面，深层居斜方肌的深面，称项筋膜。胸背区和腰区的深筋膜分为浅、深两层。浅层薄弱，位于斜方肌、背阔肌表面；深层较厚，称胸腰筋膜，骶尾区的深筋膜薄弱并与骶骨背面的骨膜融合。

胸腰筋膜（图2-4-1）：在胸背处的薄弱，在腰部的厚实，分为前、中、

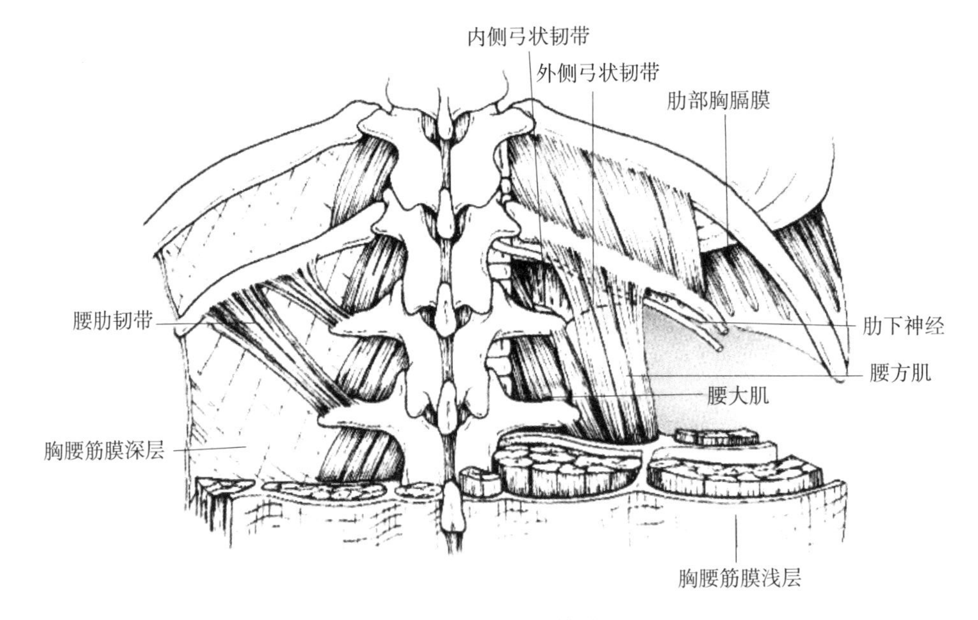

图2-4-1　胸腰筋膜

后三层。后层覆盖在竖脊肌后面，与背阔肌和下后锯肌腱膜相愈着，向下附于髂嵴，内侧附于腰椎棘突和棘上韧带，外侧在竖脊肌外侧缘与中层愈合，形成竖脊肌鞘。其中层位于竖脊肌和腰方肌之间，内侧附于腰椎横突尖和横突间韧带，外侧在腰方肌外侧缘与前层愈合，形成腰方肌鞘，并作为腹横肌起始部的腱膜，向上附于第12肋下缘，向下附于髂嵴。中层上部是位于第12肋和第1腰椎横突之间的部分，增厚形成腰肋韧带。肾手术时，切断此韧带可加大第12肋的活动度，便于显露肾。胸腰筋膜前层位于腰方肌前面，又称腰方肌筋膜，内侧附于腰椎横突尖，向下附于髂腰韧带和髂嵴后部，上部增厚形成内、外侧弓状韧带。腰部剧烈活动时，胸腰筋膜易被扭伤，是导致腰腿痛的原因之一。

二 肌肉

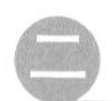

背部肌肉（图2-4-2）可分为浅肌层、中肌层和深肌层。

（一）浅肌层

浅肌层包括斜方肌、背阔肌和腹外斜肌后部。

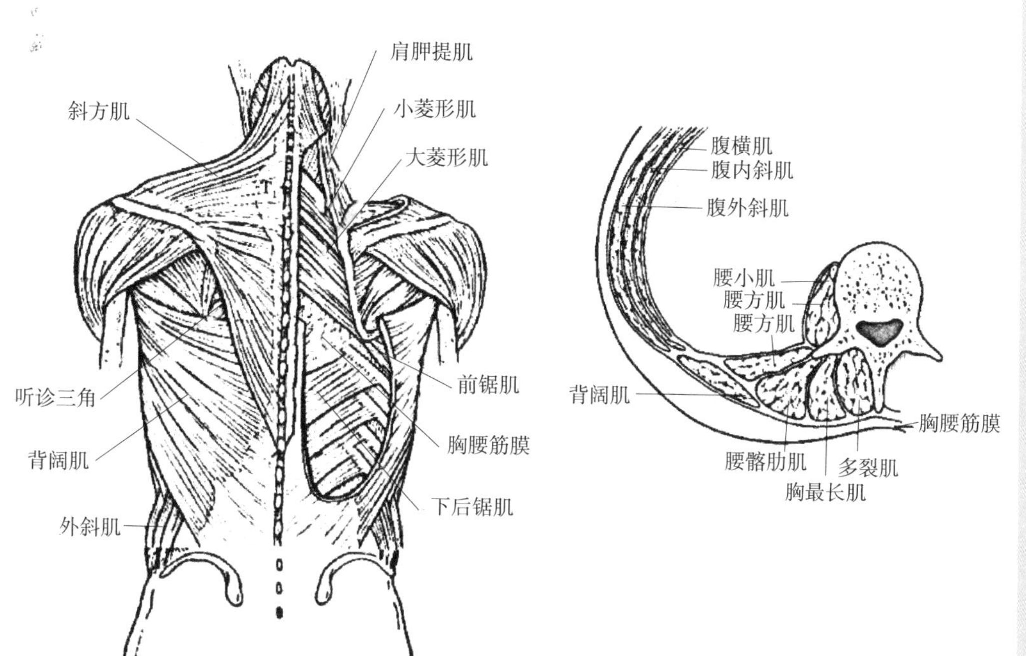

图2-4-2　背部肌肉

1. 斜方肌：是位于项区和胸腰区上部宽大的扁肌，由副神经支配。血液供应丰富，主要来自颈浅动脉和肩胛背动脉，其次来自枕动脉和节段性的肋间后动脉，此肌可供作肌瓣或肌皮瓣移植。

2. 背阔肌：是位于胸背区下部和腰区浅层较宽大的扁肌，由胸背神经支配。血液供应主要来自胸背动脉和节段性的肋间后动脉以及腰动脉的分支，以肩胛线为界，其外侧由胸背动脉分支供血，内侧由节段性动脉供血。在临床上，该肌可以胸背动脉为蒂，做成转移或游离肌瓣或肌皮瓣。

（二）中肌层

中肌层由肩胛提肌、菱形肌、上后锯肌和下后锯肌组成，上后锯肌与下后锯肌参与呼吸运动。

（三）深肌层

深肌层有夹肌、竖脊肌、横突棘肌等，常被称为背部深肌或脊柱固有肌，由一群相互分离、长短不一、相互重叠的肌肉组成，位于椎骨棘突两侧，具有广泛的起点和止点，从骶骨延伸至颅底，均接受脊神经后支的支配，总的作用是使脊柱伸直、回旋和侧屈。

（四）肌间三角

1. 枕下三角：由枕下肌围成的三角。其内上界为头后大直肌，外上界为头上斜肌，外下界为头下斜肌，三角的底为寰枕后膜和寰椎后弓，浅面借致密结缔组织与夹肌和半棘肌相贴，枕大神经行于其间。三角内有枕下神经和椎动脉经过，椎动脉穿寰椎横突孔后转向内侧，行于寰椎后弓上面的椎动脉沟内，再穿寰枕后膜进入椎管，最后经枕骨大孔入颅。颈椎的椎体钩发生骨质增生或枕下肌痉挛可压迫椎动脉，头部过分向后旋转也可延长椎动脉在枕下神经的行程，引起脑供血不足。枕下神经是第1颈神经的后支，在椎动脉和寰椎后弓间穿行，行经枕下三角，支配枕下肌。

2. 听诊三角：也称肩胛旁三角，位于斜方肌的外下方，肩胛骨下角内侧的肌间隙。其内上界为斜方肌外下缘，外侧界为肩胛骨脊柱缘，下界为背阔肌上缘。三角的底为薄层脂肪组织、深筋膜和第6肋间隙，表面覆以皮肤和浅筋膜，是背部听诊呼吸音最清晰的部位。为方便听诊，可将肩胛骨牵向前外，使三角的范围扩大。

3. 腰上三角：位于背阔肌深面，第12肋下方。其内侧界为竖脊肌外侧缘，外侧界为腹肋斜肌的后缘，上界为第12肋与下后锯肌的外下缘。三角底为腹横肌腱膜，其深面自上而下有3条神经与第12肋平行排列行走，它们是肋下神经、髂腹下神经和髂腹股沟神经。腰上三角是腹后壁的薄弱区之一，是腰疝的好发部位和腹膜后隙脓肿易穿破的部位。腹膜外入路肾脏手术必经此三角，应注意保护上述3条神经。

4. 腰下三角：位于腰上三角的外下方，是由背阔肌前下缘、髂嵴和腹外斜肌后缘所围而成。三角的底为腹内斜肌，表面仅有皮肤和浅筋膜。该三角为腹后壁又一薄弱区，亦是腰疝和腹膜后间隙脓肿易溃破的部位。

第五节 脊柱的曲度

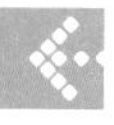

一 曲度的形成

脊柱的曲度（图2-5-1）从前后看，成一直线，从侧面看，则有4个曲度，是由发育和生理需要而形成的。成人脊柱有颈、胸、腰、骶4个生理弯曲，其中颈曲和腰曲凸向前，胸曲和骶曲凸向后。胸曲和骶曲在胚胎时已形成，颈曲和腰曲是出生后随着抬头、坐起及站立而相继形成。

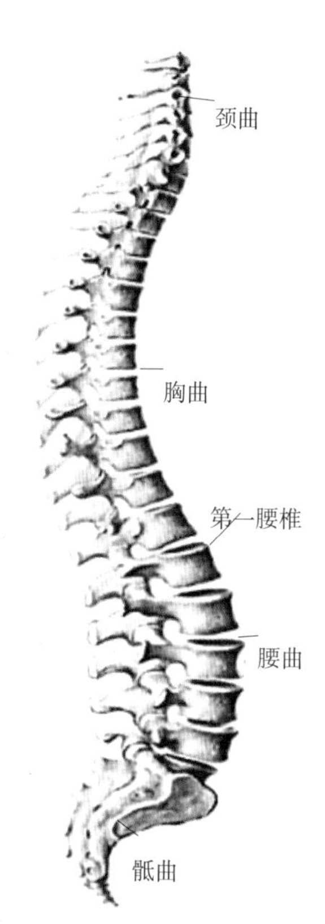

图2-5-1 脊柱的曲度

二 维持正常曲度的因素

维持脊柱正常曲度的因素甚为复杂，这取决于不同躯干肌的作用因素。作用于脊柱的肌肉可分为脊柱肌和脊柱外肌。脊柱可喻为一个旗杆，其周围众多的肌肉如同具有弹性的放射状排列的绳索，牵引使其伸直。如其中一部分绳索被切断，则脊柱必将倾斜。在成人，即使广泛肌肉瘫痪、肌肉不平衡，也并不一定引起严重畸形；但在儿童，因骨骼具有可塑性，韧带和椎间盘也不坚固，因此患者年龄越小，肌肉瘫痪后越容易引起畸形，而在畸形发生后，生长的继发紊乱可使脊柱畸形更加严重。

三 曲度的生理意义

脊柱曲度的存在使脊柱如同一个大弹簧，增加了脊柱缓冲震荡的能力，生理曲度还扩大了躯干重心基地的面积，加强直立姿势的稳定性。脊柱腰段曲度前凸，对负重和维持腰部稳定甚为重要。脊柱的胸段和骶尾骨向后弯曲，可增加胸、盆腔的面积，其内部脏器可有更大的活动余地。脊柱的曲度是不固定的，许多人的脊柱胸腰段都有轻微侧凸，这与使用左右手的习惯有关。脊柱曲度随年龄而有所变化，老年人有普遍性骨关节退行性变，椎间隙变窄，胸椎后凸明显增加，脊柱曲度有趋向胚胎化的表现。长期卧床者、有习惯性姿势的人和病理状态下，脊柱可出现明显侧弯（图2-5-2），影响其功能。

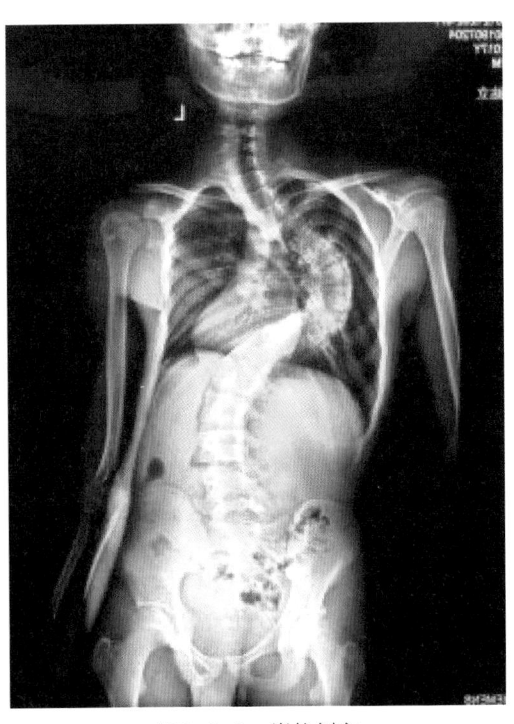

图2-5-2 脊柱侧弯

第六节 脊柱的血供

一 动脉

项区主要由枕动脉、肩胛背动脉和椎动脉等供血；胸背区由肋间后动脉、胸背动脉和肩胛背动脉等供血；腰区由腰动脉和肋下动脉等供血；骶尾区由臀上、下动脉等供血。

（一）枕动脉

枕动脉起于颈外动脉，向后上经颞骨乳突内侧面进入项区，在夹肌深面、半棘肌外侧缘处越过枕下三角，并发出数支。主干继续向上，至上项线高度穿斜方肌浅出，与枕大神经伴行分布于枕部。分支中有一较大的降支，向下分布于项区诸肌，并与椎动脉和肩胛背动脉的分支吻合，形成动脉网。枕动脉是颈外动脉最大的分支，可用于颅内、外血管的吻合。

（二）肩胛背动脉

肩胛背动脉起于锁骨下动脉，向外侧穿过或越过臂丛，经中斜角肌前方至肩胛提肌深面，与同名神经伴行转向内下，在菱形肌深面下行，分布于背肌和背带肌，并参与形成肩胛动脉网。有时肩胛背动脉和颈浅动脉共同起于甲状颈干，称颈横动脉。颈浅动脉为颈横动脉的浅支，肩胛背动脉为颈横支脉的深支。

（三）椎动脉

椎动脉（图2–6–1）起于锁骨下动脉第一段，沿前斜角肌内侧上行，经第6～1颈椎横突孔，继经枕下三角走行于寰椎后弓上缘的椎动脉沟内，约至距中线1.5cm处斜穿寰枕后膜进入颅内。在枕项交界处的外侧区手术时，若须切开头半棘肌、头夹肌和颈夹肌等深层肌肉，应注意避免损伤椎动脉。

（四）椎骨的血供

椎骨的血供（图2–6–2）主要是由邻近的椎动脉、肋间后动脉、腰动脉及骶外侧动脉等供应。一般分为前支和后支。前支分布于椎体前外侧面、前纵韧带、椎

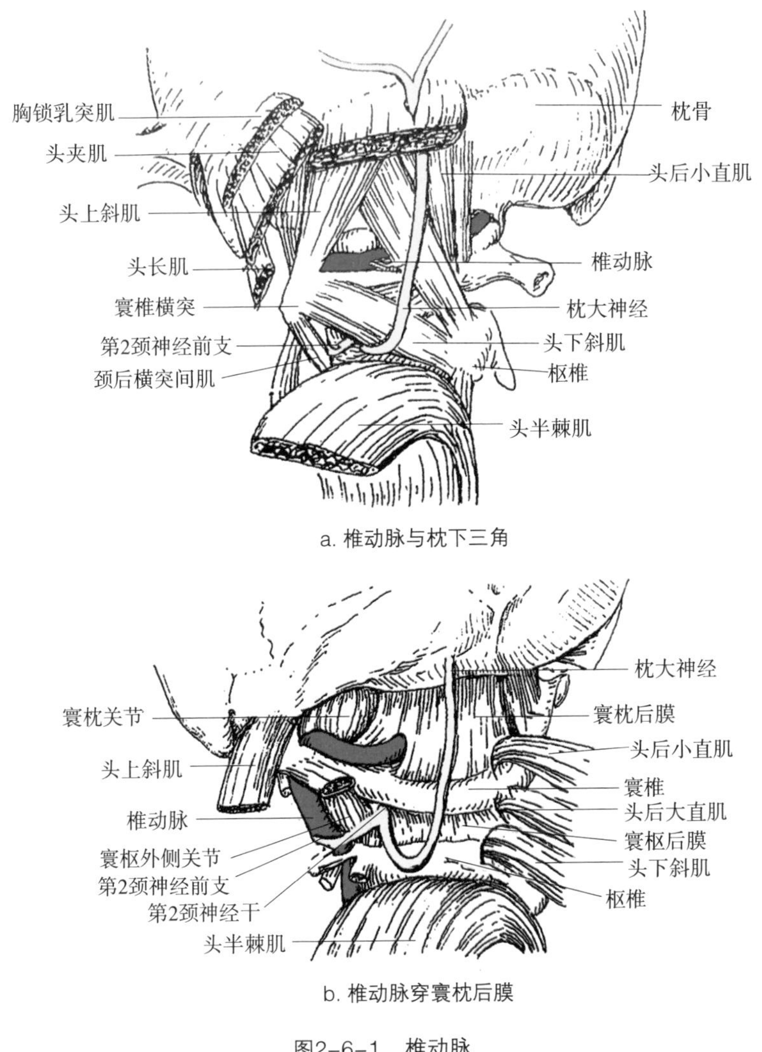

a. 椎动脉与枕下三角

b. 椎动脉穿寰枕后膜

图2-6-1　椎动脉

弓及突起等；后支经椎间孔入椎管，分支营养椎体后方、后纵韧带、椎弓根及黄韧带等。分布于椎管内、外的动脉支相互吻合成椎管内、外动脉网。

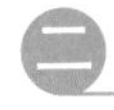

二　静脉

脊柱区的静脉与动脉伴行。项区的静脉汇入椎静脉、颈内静脉或锁骨下静脉；胸背区的肋间后静脉汇入奇静脉，部分汇入锁骨下静脉或腋静脉；腰区的静脉汇入下腔静脉。骶尾区的静脉经臀区静脉汇入髂内静脉。脊柱区的深静脉可通

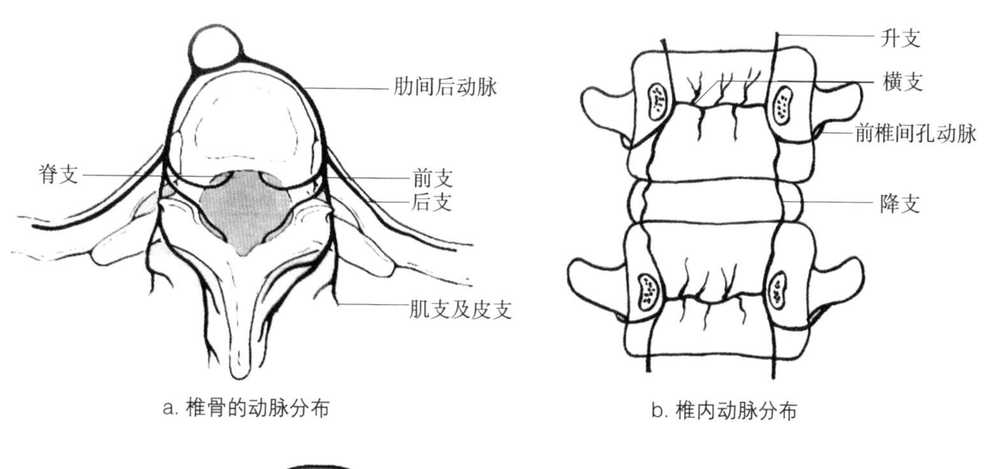

a. 椎骨的动脉分布

b. 椎内动脉分布

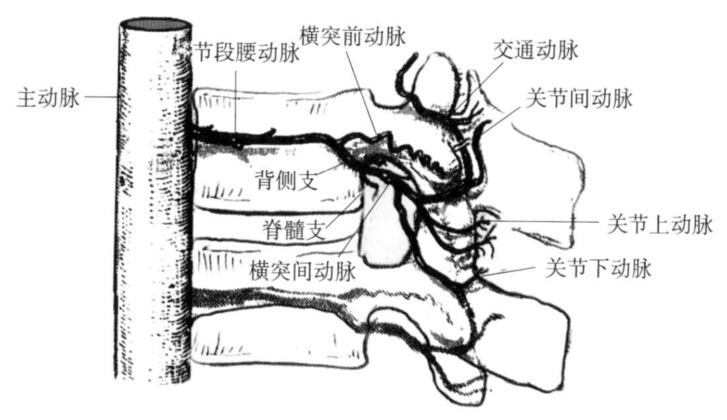

c. 椎骨动脉在后柱的分布

图2-6-2 椎骨的血供

过椎静脉丛广泛地与椎管内外、颅内以及盆骶等处的静脉相通。

椎骨的静脉分布于椎管内、外面，其所属分支分别形成椎内静脉丛和椎外静脉丛。

（一）椎内静脉丛

椎内静脉丛（图2-6-3）位于椎管的硬膜外腔内，接受椎骨、脊髓及其被膜的静脉属支，分为前后两组垂直排列于椎管内面。前组（2条）纵行于椎体、椎间盘的后面及后纵韧带的两侧，间有横支相连接；后组（2条）纵行于椎弓、黄韧带的前面，并与椎外静脉后

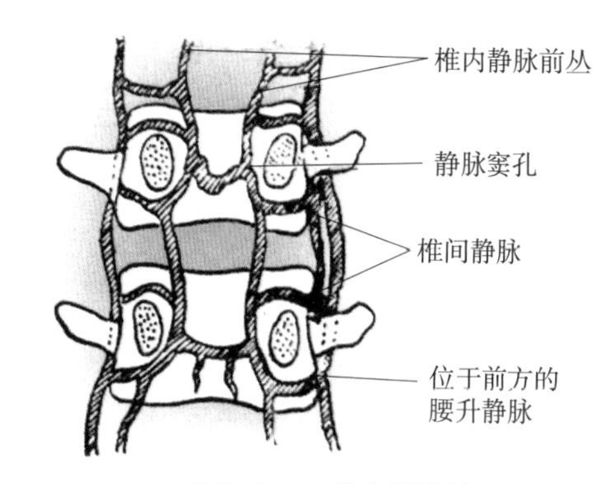

图2-6-3 椎内静脉丛

丛交通。椎管内手术时，容易损伤椎内静脉丛引起出血。

（二）椎外静脉丛

椎外静脉丛位于椎管外面或椎骨周围，以横突为界分为前、后两丛。前丛位于椎体前面，接受椎体静脉属支；后丛位于椎板后面及突起的周围，接受椎弓及突起部位的静脉属支。

第七节　脊髓和脊神经 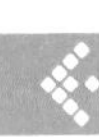

 脊髓

（一）脊髓的位置和形态

1. 脊髓的位置：位于椎管内，外包脊膜，上端平枕骨大孔处与延髓相连，成人下端平第1腰椎椎体下缘，成人脊髓长为42～45cm，新生儿平第3腰椎。

2. 脊髓的形态（图2-7-1）：脊髓呈前后略扁的圆柱形，全长有两个菱形的膨大，即颈膨大和腰骶膨大。前者自第4颈节至第1胸节，后者自第12胸节至第3骶节。这两个膨大的形成是因为内部的神经元细胞相对较多，各与相应上肢和下肢的神经相连。脊髓自第3骶节向下逐渐变细，称脊髓圆锥，自此向下延长为细长的无神经组织的终丝。在第2骶椎水平以下硬脊膜包裹终丝，向下终止于尾骨的背面。

脊髓表面有6条纵行的沟或裂，前面正中的深沟称前正中裂，后面正中较浅的沟称后正中沟。此外还有两对外侧沟，即前外侧沟和后外侧沟，分别有脊神经的前、后根的根丝附着。脊髓自前外侧沟依次穿过31对脊神经前根，由运动纤维组成。后外侧沟依次穿入31对脊神经后根。每条脊神经上的后根有一个膨大，称脊神经节，内含假单极神经元。每一脊髓节段的前后根在椎间孔处合并成一条脊神经，从相应的椎间孔穿出。因脊髓比脊柱短，腰、骶、尾部的脊神经前后根要在椎管内下行一段距离才能达到各自相应的椎间孔，这些在脊髓末端周围的脊神经

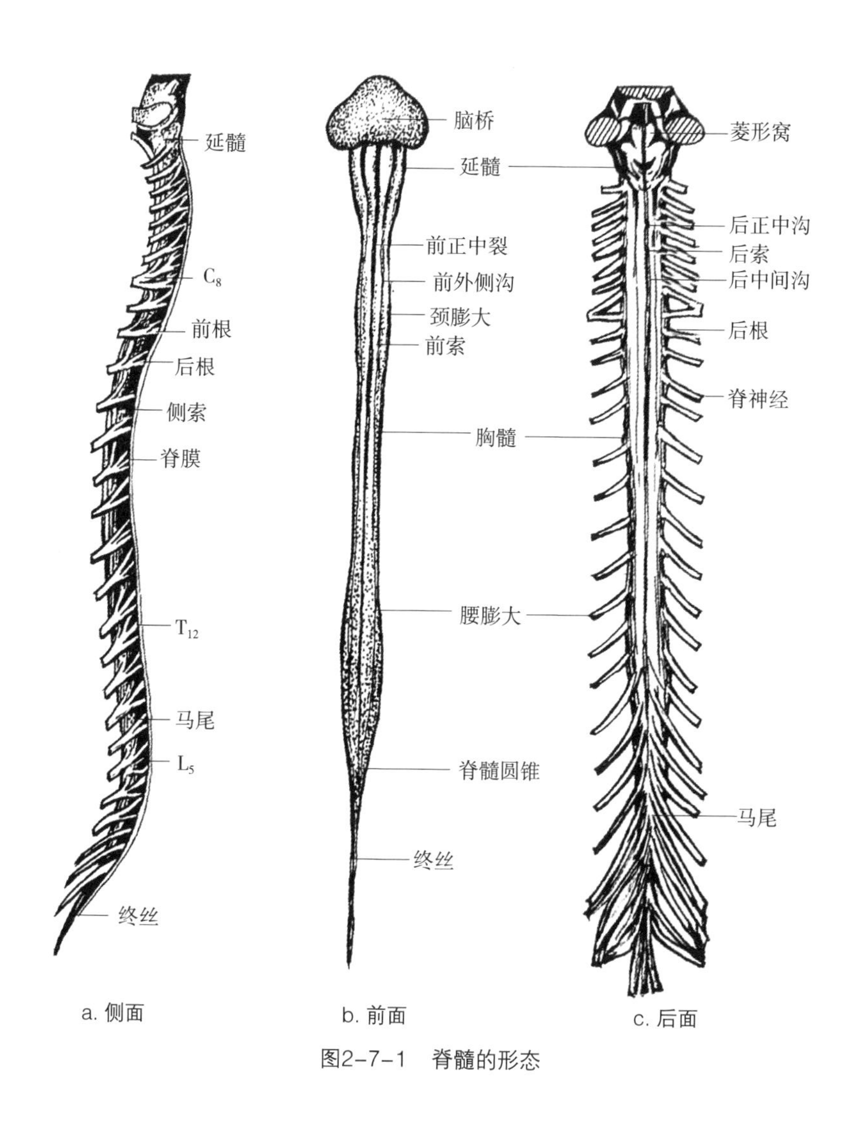

图2-7-1　脊髓的形态

根称马尾。临床上常选择第3～4腰椎或第4～5腰椎棘突之间进行蛛网膜下隙穿刺或麻醉术，以免损伤脊髓。

（二）脊髓各节段与椎骨的位置关系

由于胚胎在3个月后，脊柱的生长速度要比脊髓快，因此成人脊髓与脊柱的长度是不相等的。脊髓在外形上没有明显的节段性，但每一对脊髓前后根的根丝附着的范围即是一个脊髓节段，因为有31对脊神经，故脊髓也分为31个节段，即8个颈髓节（C）、12个胸髓节（T）、5个腰髓节（L）、5个骶髓节（S）和1个尾髓节（Co）。了解脊髓各节段与椎骨的关系（图2-7-2），对病变和麻醉的定位具有重要意义。一般成人的推算方法见表2-7-1。

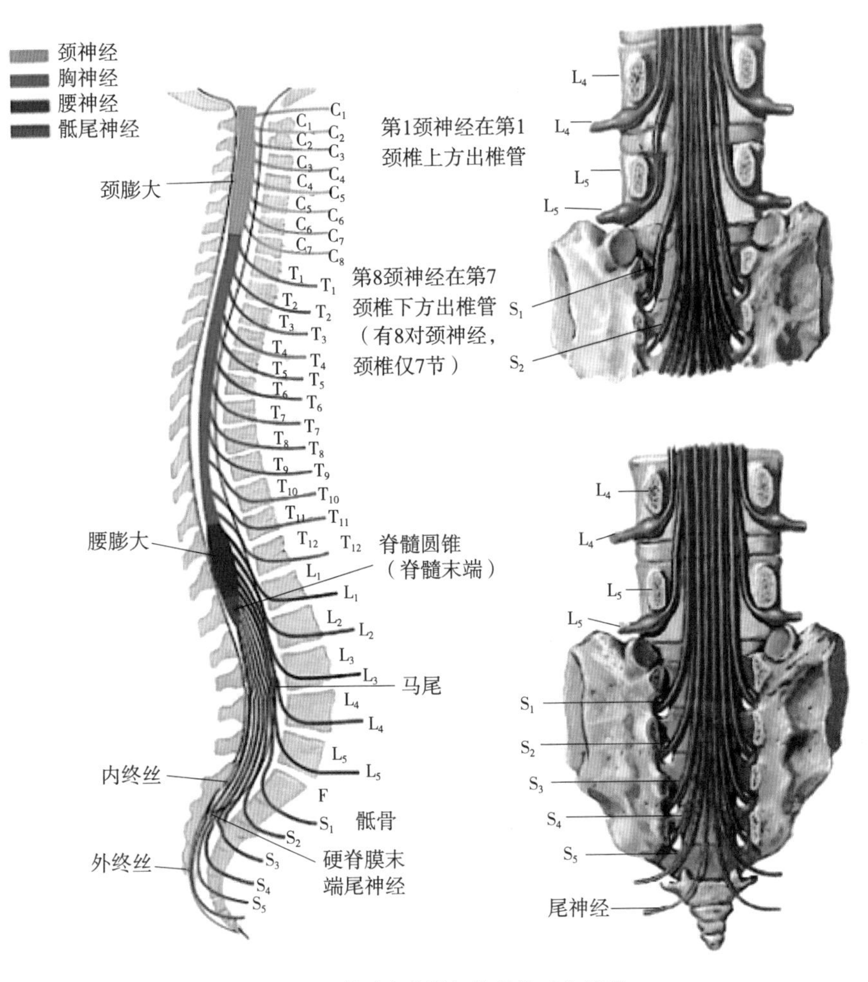

图2-7-2 脊髓各节段与椎骨的对应关系

表2-7-1 脊髓各节段和椎骨的对应关系

脊髓节段	对应椎骨	举例
上颈髓节C_1～C_4	与同序数椎骨等高	如第3颈髓平对第3颈椎
下颈髓节C_5～C_8	较同序数椎骨高1个椎骨（髓节-1）	如第5颈髓节对第4颈椎
上胸髓节T_1～T_4	较同序数椎骨高1个椎骨（髓节-1）	如第3胸髓节对第2胸椎
中胸髓节T_5～T_8	较同序数椎骨高2个椎骨（髓节-2）	如第6胸髓节对第4胸椎
下胸髓节T_9～T_{12}	较同序数椎骨高3个椎骨（髓节-3）	如第11胸髓节对第8胸椎
腰髓节L_1～L_5	平行相对第10～12胸椎	
骶、尾髓节S_1～S_5、Co	平行相对第12胸椎和第1腰椎	

（三）脊髓的内部结构

脊髓各节段的内部结构大致相似，由灰质和白质两部分组成，在脊髓的横截面上，可见中央有一细小的中央管，围绕中央管的是“H”形的灰质，灰质的外面是白质。每一侧灰质分别向前方和后方伸出前角和后角，在胸段和腰上部前角的根部还有向外侧突出的侧角。中央管前后的灰质分别称为灰质前连合和灰质后连合。白质借脊髓的纵沟分为3个索，即位于前正中裂与外侧沟之间的前索；前、后外侧沟之间的外侧索；后外侧沟与后正中沟之间的后索。在灰质后角基底部外侧与白质之间，灰、白质混合交织，称网状结构，在颈部比较明显。

白质主要由许多纵行排列的纤维束组成。纤维束一般是按其起止起名。在白质中向上传递神经冲动的传导束称上行（感觉）纤维束，向下传递神经冲动的传导束称下行（运动）纤维束。另外，固有束起止都在脊髓，紧贴脊髓灰质行走，完成脊髓节段内和节段间反射活动。

（四）脊髓的功能

1. 传导功能：脊髓白质是传导上行纤维束，将感觉冲动传至脑，又通过下行纤维束接受来自高级中枢的调控，是周围神经与脑之间的通路。临床上当脊髓完全横断后，横断面以下脊神经分布区全部感觉、运动和反射消失，称脊髓休克。数周至数月后，各种反射可逐渐恢复，但传导不能恢复。

2. 反射功能：脊髓是神经系统的低级中枢，许多反射通过脊髓可以完成，脊髓反射可分为躯体反射和内脏反射。躯体反射是指骨骼肌的反射活动，如牵张反射、屈曲反射、浅反射等。内脏反射是指一些躯体内脏反射，如立毛反射、膀胱排尿反射、直肠排便反射等。在正常情况下，脊髓的反射活动始终在脑的控制下进行。

（五）脊髓的血供

脊髓的血供可分为七级，一级为主动脉；末级为毛细血管网；中间级包括节段动脉、根动脉、滋养动脉、脊髓前后动脉干、穿支和脊髓内小动脉。任何一级血供中断，都会引起脊髓缺血，严重者可导致脊髓坏死，引起截瘫。

保护脊髓的血供在脊髓和脊柱手术中非常重要，因为：① 脊髓的血供储备甚少，仅能满足最低的代谢需要；② 供应脊髓的中央动脉及软脊膜动脉属于终动脉，各自供应某一特定区域，其分布虽有重叠，但其毛细血管床之间吻合很少；③ 在胸腰段手术结扎节段动脉时要特别注意，根动脉常在此处发出。

在临床上，有的脊柱严重骨折脱位，脊髓却可完全无损；而有的相当简单的操作，如椎板切除或后路融合，却会引起意想不到的瘫痪，这可能是与脊髓存在安全区或危险区的原因有关。

1. 脊髓动脉（图2-7-3）：脊髓前动脉、脊髓后动脉和节段动脉发出的根动脉。

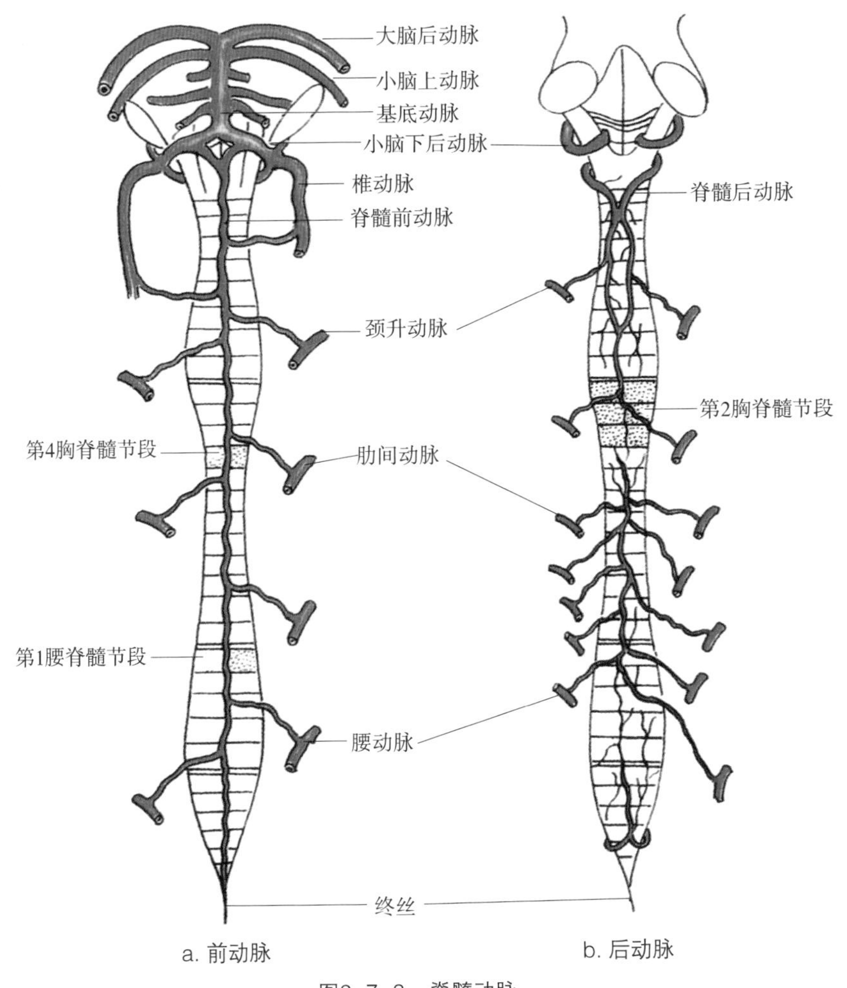

图2-7-3　脊髓动脉

2. 脊髓静脉（图2-7-4）。脊髓的静脉属于椎静脉系，注入椎静脉丛。与动脉系统相似，但无动脉伴行。所以脊髓静脉最后汇成6条迂回的纵行静脉和多条前、后根髓静脉。① 脊髓前静脉走行于前正中裂内，位于同名动脉深面。② 脊髓前外静脉走行于两侧的前外侧沟内。③ 脊髓后外静脉走行于两侧的后外侧沟内。④ 脊髓后静脉走行于后正中沟内。⑤ 前根髓静脉走行于脊髓前面。⑥ 后根髓静脉走行于脊髓后面。各纵行脊髓静脉之间有许多交通支互相吻合，并穿过硬脊膜与椎内

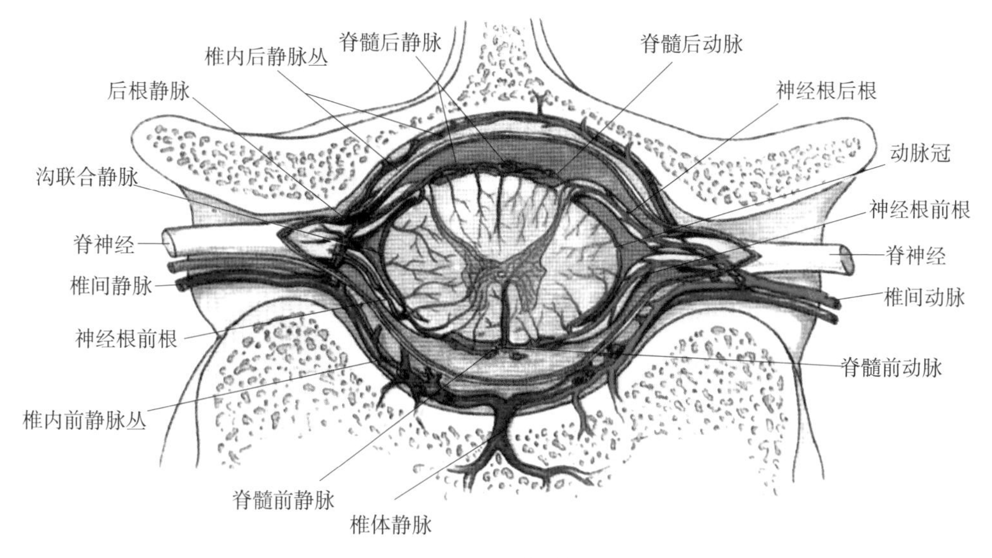

图2-7-4　脊髓静脉

静脉丛相交通。由于纵行静脉存在很多吻合，故行髓内肿瘤切除手术时，可用电凝切断脊髓静脉，以便切开软脊膜，在“无血”状态下显露并切除肿瘤。

（六）脊髓被膜及脊膜腔

1. 脊髓被膜。脊髓表面覆盖有3层被膜，由外向内为硬脊膜、脊髓蛛网膜和软脊膜。

（1）硬脊膜：厚而坚韧，由致密结缔组织构成，包裹脊髓和31对脊神经根，出椎间孔后续为脊神经膜。硬脊膜上方附于枕骨大孔边缘，并与硬脑膜相续，向下在第2骶椎水平形成盲端，借终丝附于尾骨表面。其可分为两层，血供来自节段性根动脉。

（2）脊髓蛛网膜：薄而透明，向上与脑蛛网膜相续，向下在第2骶椎高度形成一盲端，有终丝穿过。此膜向深面发出许多结缔组织小梁与软脊膜相连。

（3）软脊膜：贴于脊髓表面，为一层柔软而富有血管的薄膜，向上与软脑膜相续，向下在脊髓末端延长为终丝。软脊膜在脊髓前、后正中沟处，分别形成软脊膜纤维束和后纤维束与脊髓相连。在脊髓两侧，软脊膜于脊神经前、后根之间形成额状位的齿状韧带。其外侧缘形成三角形齿尖，与硬脊膜相连。齿状韧带对脊髓有固定作用。

2. 脊膜腔。脊髓被膜之间以及硬脊膜与椎管骨膜之间存在腔隙，由外向内依次有硬膜外隙、硬膜下隙和蛛网膜下隙。

（1）硬膜外隙：是位于椎管壁与硬脊膜之间的腔隙，该腔隙内含有椎内静脉丛、淋巴管、脊神经根及伴行血管和脂肪组织等。由于硬脊膜紧贴于枕骨大孔边缘，因此该腔隙与颅内部相通，腔内为负压。临床上的硬膜外阻滞是将麻药注入此腔内，以阻滞脊神经的传导，达到麻醉的目的。硬膜外腔可被脊神经根分为前、后两隙，前隙窄小后隙大。在中线上，前隙内有疏松组织连于硬脊膜和后纵韧带，后隙有纤维隔连于椎弓板与硬脊膜后面。这些结构以颈段和上胸段出现率高，有时较致密，是导致硬膜外阻滞出现单侧麻醉或麻醉不全的解剖学因素。

（2）硬膜下隙：位于硬脊膜与脊髓蛛网膜之间的潜在性腔隙，并与脊神经周围的淋巴隙相通，含有少量液体和小静脉等。

（3）蛛网膜下隙：位于脊髓蛛网膜与软脊膜之间，向上经枕骨大孔与颅内蛛网膜下隙相通，向下至第2骶椎高度，向两侧包裹脊神经根形成含有脑脊液的脊神经周围间隙。其充满脑脊液，并在第1腰椎至第2骶椎高度扩大形成终池，池内含有腰、骶、尾神经根形成的马尾和软脊膜向下延伸形成的终丝。马尾浸泡在终池的脑脊液中，临床上在第3～4腰椎或第4～5腰椎之间进行腰穿，不致损失脊髓和马尾，腰穿时穿刺针依次经皮肤、浅筋膜、深筋膜、棘上韧带、棘间韧带、黄韧带、硬脊膜、蛛网膜达终池。蛛网膜下腔阻滞又称脊椎麻醉，俗称腰麻，适用于下腹部、盆腔、下肢和会阴部手术。

二 脊神经

（一）脊神经的组成和分布

脊神经共31对，其中包括8对颈神经、12对胸神经、5对腰神经、5对骶神经和1对尾神经。脊神经有重要的毗邻关系，其前方是椎间盘和椎体，后方是椎间关节和黄韧带，因此脊柱的病变，如椎间盘突出和椎骨骨折等可累及脊神经出现感觉和运动障碍。

（二）脊神经的纤维组成

每条脊神经均借前根和后根与脊髓相连，前根属运动性，后根属感觉性，后根较前根略粗，二者在椎间孔处合成脊神经。脊神经都是混合性神经。

（三）脊神经的分支

脊神经干很短，出椎间孔立即分为前支、后支、脊膜支和交通支。

PART THREE

第三章

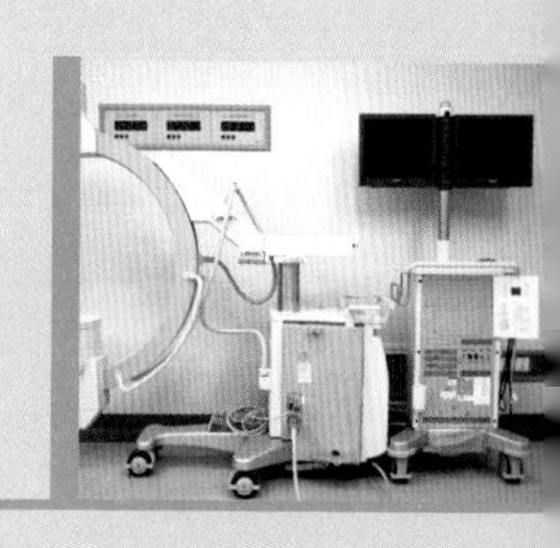

脊柱手术常用设备和器械

脊柱手术常用设备

脊柱手术常用器械

第一节 脊柱手术常用设备

随着外科手术新技术的发展，进入手术室的设备越来越多，且越来越精密、贵重。因此，我们应熟悉操作流程，加强对仪器设备的操作培训，确保仪器设备的正确使用。脊柱外科手术常用设备包括高频电刀、双极电凝、脊柱动力系统 、移动式C形臂X线机、全碳素纤维脊柱牵引支架、椎间盘内镜系统、X线防护用品等。

一 高频电刀

高频电刀（图3-1-1）是外科手术常规设备，其功能主要为止血、切割、凝固组织等。高频电刀分为单极电刀和双极电凝。

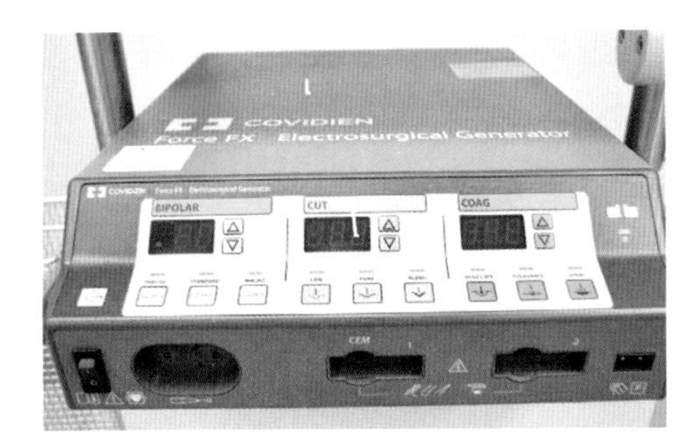

图3-1-1　高频电刀

高频电刀的工作原理是利用高频电流在电刀刀尖形成高温、热能和放电，使接触的人体组织快速脱水、分解、蒸发、血液凝固，达到切割、止血的目的。高频电刀一般由高压电源、低压电源、振荡单元、功率输出、电切、电凝等选择单元组成。

【操作准备】

1. 人员准备：着装整齐，手卫生。
2. 用物准备：电刀笔、回路电极负极板、脚踏板、主机。
3. 环境准备：环境完全，无易燃易爆物品。

【操作流程】

1. 检查电源及附件，连接电源、脚踏开关、回路电极板等。
2. 打开主机电源，开机自检，回路负极板报警，REM红灯闪烁。

3. 根据手术选择切割模式并调节输出功率。

（1）调节电切，成人调至20～40W，一般为35W；幼儿调至15～25W，一般为20W。功率应由小到大逐渐调节。

（2）调节电凝，成人调至20～40W，一般为35W；幼儿调至18～28W，一般为20W。功率应由小到大逐渐调节。

4. 连接回路负极板，揭除负极板纸板，显露并检查导电胶，避免接触导电胶。

5. 选择合适的负极板粘贴部位，粘贴负极板，指示灯由红色变为绿色。

6. 连接电刀笔，使用手控或脚控开关，检查电刀笔性能，开始使用。

7. 使用完毕，先关主机电源开关，再拔电源线，然后拔出电刀笔、负极板接头，清洁整理设备。

【操作要点】

1. 异常声音。在使用中或暂停期间有异常声音发出时，应立即停止使用，并通知专业人员检查原因。

2. 负极板应粘贴在肌肉血管丰富、平坦、靠近手术区且易于观察的部位，如臀部、大腿、小腿。勿放在毛发、脂肪多及瘢痕、骨隆突处，避免受压，远离心电监护仪的电极。

3. 保持负极板平整，禁止裁剪和折叠。避免重复使用负极板，以防造成可能的交叉感染和灼伤。

4. 盘绕负极板导线时应避免成角，防止电线折断，使用前可用乙醇纱布擦拭表面，保持干净。

5. 做好手术台上电刀笔的管理，把电刀笔固定于安全位置，防止坠下而被污染，不使用时应放置在器械托盘上或插放在专用的电刀笔保护盒内，勿放置在妨碍医生操作的部位及患者暴露的体表，同时应保持手术切口布料的干燥，以避免手术医生非正常使用激活电刀笔开关而灼伤患者。及时用电刀专用清洁片或干纱布清除刀头上的焦痂组织，以免影响使用效果。

6. 注意使用安全，高频电刀在使用时会形成电火花，遇到易燃物时会着火。因此，应避免在有挥发性、易燃、易爆气体的环境中使用。在呼吸道手术使用时应暂时移开氧气；乙醇消毒皮肤后，需待乙醇挥发干后方可使用。

7. 若患者体内有金属植入物时，使用电刀应尽量避开金属植入物，以防灼伤患者。

8. 装有心脏起搏器的患者应慎用单极高频电刀，尽量选择用双极电凝，以防产生干扰，影响起搏器工作。

二 双极电凝

双极电凝（图3–1–2）是脊柱手术中精细止血不可缺少的基本设备。双极电凝镊（图3–1–3）由双瓣镊体、电极座和线组成，双瓣镊体的尾端分别与电极座相连，电极座及线上设有高频输入插头，双瓣镊体外表设有绝缘层，其原理是利用高频电流的热效应，使血管壁脱水皱缩、血管内血液凝固，并使血管与血凝块互融为一体，而达到有效止血的目的，尤其可以对小血管及其他结构进行更精细的电凝止血和处理。在脊柱外科手术中，由于电流和热的播散局限在硬脊膜表面和椎管内，因此电凝止血时无深部损害。

【操作准备】

1. 人员准备：着装整齐，手卫生。
2. 用物准备：双极电凝、脚控踏板、输液器、500mL生理盐水。
3. 环境准备：空间宽敞，设备布局合理。

【操作流程】

1. 检查双极电凝、脚控踏板并连接，接通电源。
2. 打开电源开关，自检，显示“OK”后，界面回到关机前的工作状态（自动或脚控模式）。

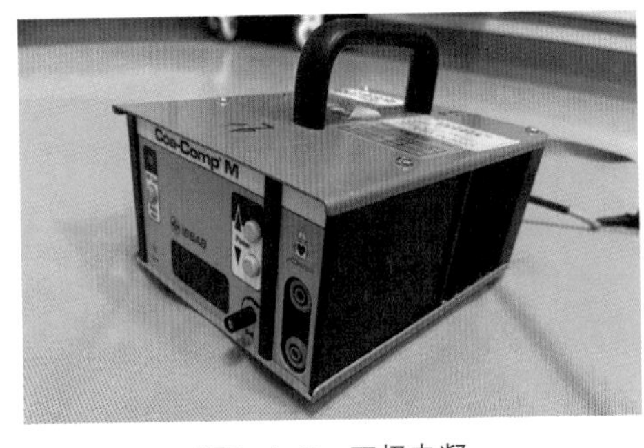

图3–1–2 双极电凝

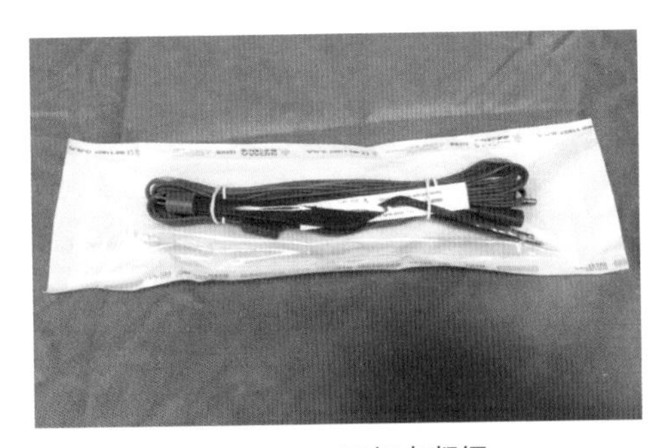
图3–1–3 双极电凝镊

3. 将脚控踏板置于合适位置供手术医生使用。

4. 器械护士将双极电凝线保留台上所需长度后，将接设备端递给巡回护士，接入双极接口，双极电凝镊紧密连接双极导线。

5. 根据手术需要设定输出功率和工作模式（自动或脚控）。

6. 手术结束后，关闭电源开关，撤除电凝线，收好脚控踏板，清洁并整理好设备。

【操作要点】

1. 严格按照操作流程操作。

2. 防灼伤：双极电凝镊不使用时，切勿放在患者皮肤或切口上，可放置在绝缘容器内（电刀保护套），若听到双极电凝发出蜂鸣声，一定要及时检查 。

3. 切勿将双极电凝镊直接接触心脏起搏器。

4. 每次使用后，必须用柔软、湿润的织物擦拭双极电凝镊前端。

5. 插拔双极电凝主机电源、脚控踏板、双极导线和双极电凝镊时，切记握住宽柄处，才可插拔，禁止拽线插拔；禁止提电缆线抛掷脚控踏板。

三 脊柱动力系统

（一）电钻

电钻（图3-1-4）根据需要配备各种规格、形状及大小的配件，用于钻孔、修整骨面、截骨、关节置换等。

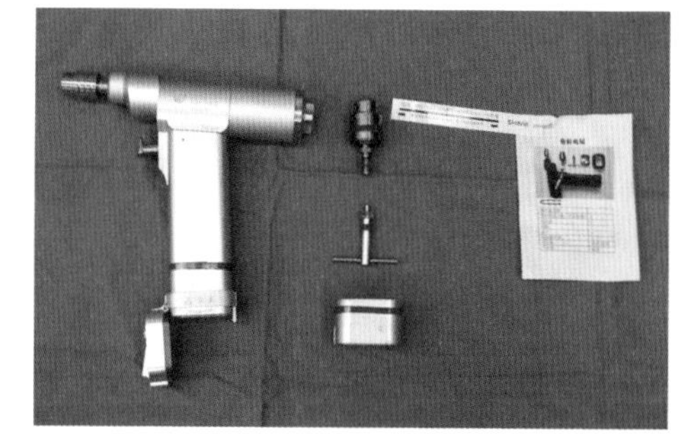

图3-1-4　电钻

【操作准备】

1. 人员准备：着装整齐，手卫生。

2. 用物准备：电钻、电池、一次性电钻保护套，各种型号的锯片、钻花等。

3. 环境准备：环境安全、宽敞、明亮。

【操作流程】

1. 打开电钻尾部的电池盒开关，打开电池盖。

2. 套上电池保护套后，再装入电池。

3. 摘下电池保护套。

4. 盖好电池盖，安装电钻头，检查电钻是否正常做功。

5. 套上一次性电钻保护套，根据手术需要，安装钻花。

【操作要点】

1. 安装电池前先进行电池充电，直至红色指示灯灭为止。

2. 术中防止血水流入机身。

3. 术后要将电池取出。

（二）磨钻

磨钻（图3-1-5）常用于脊柱椎管减压术，能做到由椎管外向椎管内逐渐去除增生的骨质，具有干扰脊髓小、震动小、椎管减压精细等优点。

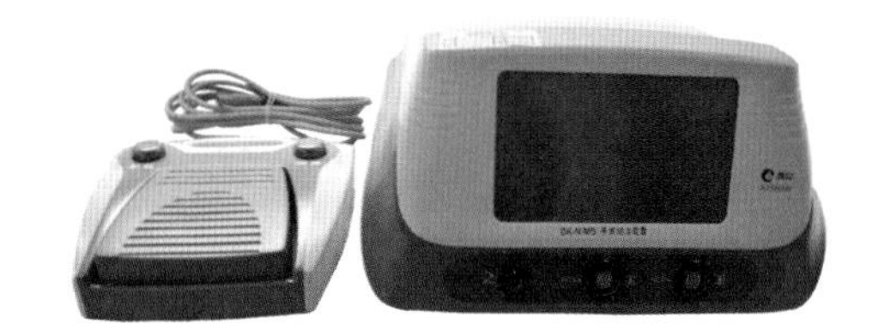

图3-1-5　磨钻

【操作准备】

1. 人员准备：着装整齐，手卫生。

2. 用物准备：主机、脚踏板、连接手柄、磨钻头等。

3. 环境准备：安全、宽敞、明亮。

【操作流程】

1. 准备主机。将电源线接入主机背面电源接口，接通电源。

2. 脚踏板接入主机前面的脚踏板接口。

3. 打开电源开关，选择功能，调节输出功率。

4. 将成角手柄、磨钻电缆线尾端与主机连接，各部件连接好后，根据手术需要调节转速，用脚踏可控制转速。

5. 操作完毕，关闭电源，整理分离各部件，清洗后上润滑油，消毒灭菌备用。

【操作要点】

1. 使用中应避免强行操作手柄，造成设备损坏。

2. 手术中应注意防止血水倒流入手柄内。边磨边冲水，再用吸引器吸去积血及碎骨粒，保持术野清晰。

3. 磨钻马达应点对点连于电缆线上，按压取出，轻拿轻放。

（三）超声骨刀

超声骨刀（图3-1-6）是脊柱椎管减压和切骨的工具，能做到由椎管外向椎管内逐渐切除骨质和更安全地截骨，具有干扰脊髓小、震动小、椎管减压精细、截骨安全等优点。

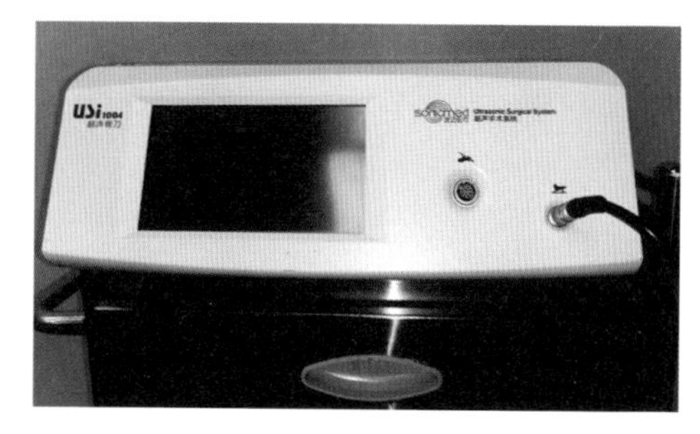

图3-1-6　超声骨刀

【操作准备】

1. 人员准备：着装整齐，手卫生。

2. 用物准备：主机、脚控踏板、连接手柄、刀头、扳手、流液管道、输液器、500mL生理盐水等。

3. 环境准备：安全、宽敞、明亮。

【操作流程】

1. 悬挂液流瓶，瓶内为500mL生理盐水。

2. 连接电源线、脚踏开关，启动主机。

3. 连接组装手柄，刀头需紧固，套上液流管套。

4. 打开输液器，将输液器同液流管道相连接。

5. 连接手柄到主机，注意对齐红点。

6. 安装管道到蠕动泵，并连接到液流瓶，液体流动方向与蠕动泵指示方向一致。

7. 踩蓝色脚踏，用蠕动泵导流或直接重力导流，直至液体从手柄前端流出。

8. 点击屏幕“开始”按钮，再点击屏幕“自检”按钮，设备自检。

9. 踩住脚踏开关的黄色按钮，超声输出时开始进行手术。

【操作要点】

1. 使用中，对切割处要进行充分灌注，液体需要持续不断地输出，使操作部位充分注水清洗和冷却，防止局部温度过高。

2. 操作过程中，切勿用刀头对重要软组织进行挤压，如硬脊膜和神经。

3. 在更换刀头或手柄时，应确保超声骨刀处于未输入状态。刀头在安装到手柄上时，应当使用专用的刀头扳手用力紧固。

4. 设备在未使用时，手柄应避免与其他器械、可燃物质或患者接触，主机设置于“未就绪”或“关机”状态，以免意外启动伤及患者或操作者。

四 移动式C形臂X线机

移动式C形臂X线机（图3-1-7）由可移动的C型机架、产生X线的球管、采集图像的影像增强器和CCD摄像机，以及图像处理工作站组成，主要用于手术造影、摄影、定位等工作。

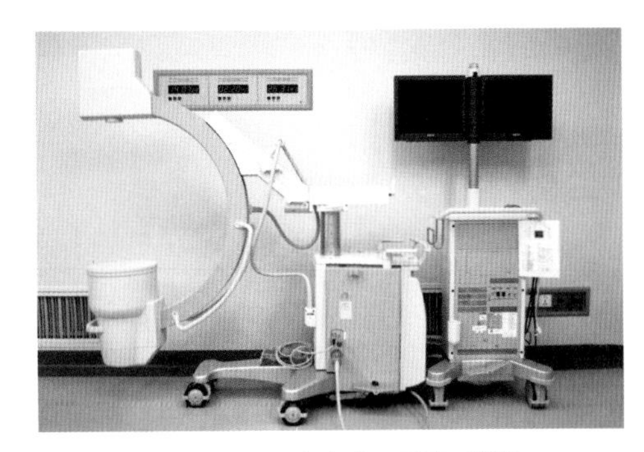

图3-1-7 移动式C形臂X线机

【操作准备】

1. 人员准备：X线防护措施到位，手卫生。

2. 用物准备：医用保护套2个，无菌中单。

3. 环境准备：统筹布局手术间内仪器设备，确保空间充足。

【操作流程】

1. 准备开机：松开机器的刹车，将机器移动到位后锁定刹车，准备好防护衣、防护板和其他防护设备。

2. 连接机器：将工作站的电缆连接至C臂机，将接头红点对准插入后顺时针旋转锁紧，将接头旋入到位。

3. 开启电源：插上电源插头，按电源开关启动机器。

4. 检查机器：机器启动后会加载系统进行自检。

5. 设置防护：工作人员穿上防护衣，摆放好防护板或准备好其他必要的防护设施，操作人员佩戴上计量表。

6. 操作：将操作机对准检查部位，升高/降低C臂或松开锁定开关操作C臂，使其位置符合检查要求，并使增强器及摄像机的一端尽量靠近检查部位。

7. 曝光：可选择自动计量或手动模式，根据部位和厚度等因素适当调整，工作人员均有可靠的防护后按下遥控或线控开关。

8. 操作完毕后，将机器推回指定位置并锁上刹车，整理电缆线并清洁机器。

【操作要点】

1. 操作时要注意避免C臂两端与手术床、各种固架、升降架等物件发生碰撞、划刮，手术床应可透过X线。

2. 使用应在防X线的专用手术间，手术间四壁及天花板需用防X线透视的材料制造，手术间需宽敞明亮，便于移动机器。开机自检时，不能进行任何操作。操作人员必须要有可靠的防护措施。

3. 手术间门口悬挂警示标志，使用X线时应打开手术间门口的警示灯。

4. 术中使用时，移动式C形臂X线机两头应套上保护套或使用无菌中单铺于手术区域，照射后撤除。

5. 操作人员须培训后方能使用机器，禁止非专业人员随意摆弄。

6. 保持清洁，保障机器在使用时无尘，防止灰尘引起X线管面放电致使球管破裂，禁止使用易燃易爆清洁消毒剂。

五 全碳素纤维脊柱牵引支架

全碳素纤维脊柱牵引支架（图3-1-8）为手术体位协助器具，可用于强直性脊柱炎、脊柱侧弯，颈椎、胸椎及腰椎等多种手术，最大可承受患者体重达135kg。

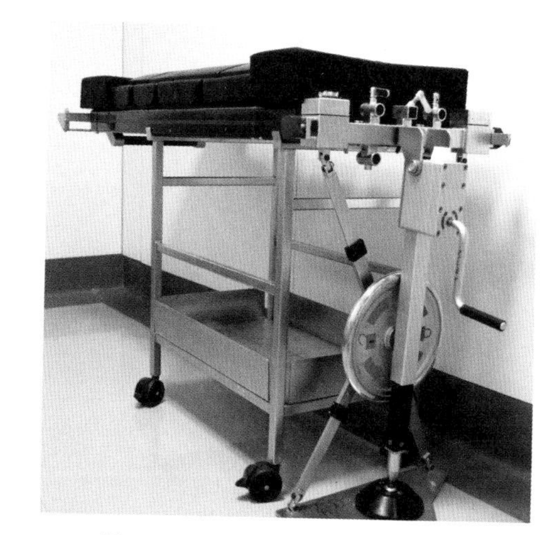

图3-1-8 全碳素纤维脊柱牵引支架

【操作准备】

1. 人员准备：着装整齐，手卫生。

2. 用物准备：与牵引支架匹配的手术床、牵引架及附件。

3. 环境准备：统筹布局手术间内仪器设备，环境宽敞。

【操作流程】

1. 卸下腿板，将图中所示适配器安装于腿板接口。确保整个支撑柱处于垂直状态，若安装后略有倾斜，可上提支撑柱头端，使之调节至垂直状态。

2. 高度调节：摇动手柄，调节支架的高度，全程调节范围为300mm。

3. 降低手术床，低于支架前端螺栓的高度；将小车靠近适配器。

4. 左右倾和折刀位调节：左右倾最大角度为15°；主床和脊柱支架可进行折刀位调节，最大角度为30°，禁止反向调节。确保支架前端螺栓位于适配器上方，小车处于中间位置。升高手术床，直至螺栓完全卡进适配器。

5. 取下摇杆手柄，摇动手柄延长调节柱的高度直至整个脊柱牵引支架完全与安装小车分离。

6. 调节支架时，持调节柱须处于解锁状态，当施行手术时，顺时针旋转圆盘到底，即为锁定状态。

7. 将小车移出，即可实施手术。

8. 依据患者的高矮胖瘦来自由调节垫子间距及手板。

9. 通过弯曲杆，调节金属反光镜支架头端的水平仪，可帮助操作者将支架调节至水平位置。

10. 根据手术需要，可分别配置简易头板、马蹄形头托、Mayfield头架、颈椎牵引滑轮。

【操作要点】

1. 高度、左右倾角度和折刀位调节时，需确保锁定圆盘处于开锁状态。

2. 调节垫子间距时，一定要扶住手板，防止跌落。

3. 调节结束后，旋紧所有螺丝。

六 椎间盘内镜系统

椎间盘内镜系统（图3-1-9）即脊柱内镜，是近年来发展并广泛运用的一种微创脊柱手术设备，常用于椎间盘突

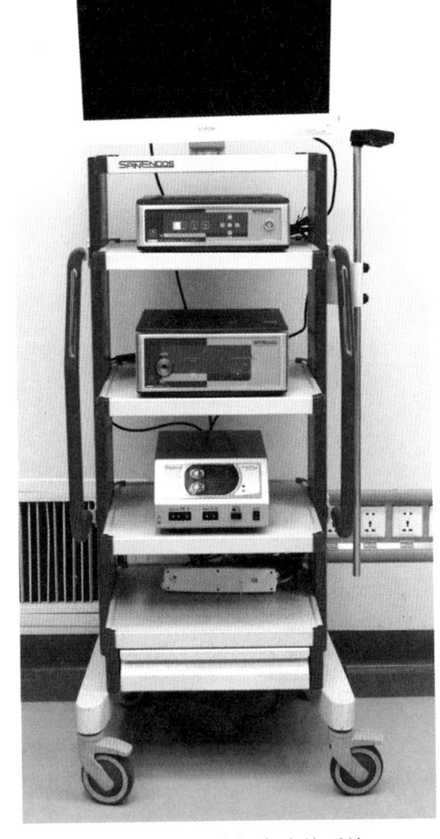

图3-1-9　椎间盘内镜系统

出症。该设备通过一个直的管道内镜，采用后、外侧入路，摘除突出的椎间盘组织，不咬除椎板，不破坏椎旁肌肉，对脊柱稳定性影响小。

【操作准备】

1. 人员准备：着装整齐规范，手卫生。

2. 用物准备：主机及附件、摄像头、导光束、医用保护套。

3. 环境准备：安全、宽敞、明亮。

【操作流程】

1. 检查主机及附件：检查各仪器电源插头与仪器是否接好，接通电源。

2. 摄像头的目镜端与镜头连接并套医用保护套，另一端水平插入信号转移器及显示器接口，打开视频信号转换器及显示器开关。

3. 将导光束接入冷光源接口，打开开关调节亮度与白平衡，开始手术。

4. 手术结束，先将冷光源亮度调至最小，再依次关闭冷光源开关、显示器及视频转换开关。

5. 拔除主机设备电源插头，整理附件，清洁后归位。

【操作要点】

1. 内镜设备开机顺序：视频转换器→显示器→冷光源，关机顺序则相反。

2. 使用专用镜头盒包装，注意保护镜头前端，采用低温灭菌。

3. 摄像头和导光束不能折叠和过度弯曲，要大于90° 盘绕，以免折断。

七 X线防护用品

由于X线会对人体产生危害，因此当患者手术需要X线投射时，需要使用一系列防护设备和措施来减少X线照射对身体的危害。除手术室环境本身的固有安全防护，如屏蔽板、滤光装置、滤线器、含铅的门窗和墙壁外，X线防护用品也必不可少，主要包括铅帽、铅眼镜、铅围脖、铅围裙、铅衣、铅手套等（图3-1-10）。

【操作准备】

1. 人员准备：着装整齐, 手卫生。

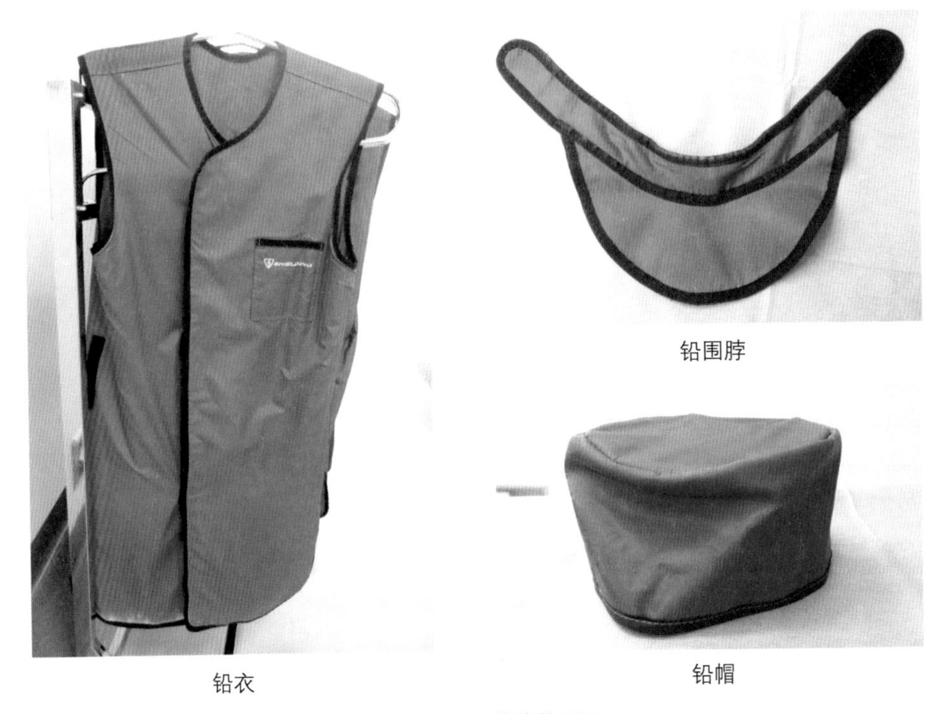

图3-1-10 X线防护用品

2. 用物准备：铅衣、铅帽、铅围脖。

【操作流程】

1. 检查铅衣、铅帽尺寸大小是否合适，内、外表面是否有破损，检查标识上的铅当量是否符合当前环境。

2. 依次穿铅衣，系腰带，戴铅围脖和铅帽。

3. 操作后将铅衣挂起，进行清洁消毒后放置在指定位置备用。

【操作要点】

1. 铅衣使用中尽量避免与尖锐物体接触，以免造成划伤而影响防护效果。

2. 铅衣使用专用铅衣架挂起，避免折叠或挤压影响铅衣使用和防护效果。

3. X线防护用品不可洗涤，可用软布蘸酒精或中性洗涤剂擦拭表面。

4. 防护用品需定位放置，专人管理。定期进行性能检测，及时更换，确保铅当量正常。

血液回收机

血液回收机（图3-1-11）又称自体血液回收仪，是一种将手术或创伤中丢失的血液回输到自身的设备。该设备通过负压吸引装置回收患者丢失的血液至储血器（此过程中适量加入抗凝剂），然后通过血液过滤、离心等步骤将血液成分进行分离，以摒弃破碎细胞、废液和有害成分，达到净化和浓缩红细胞的目的后，再将血液回输至患者体内。其基本构件包括血液回收机、吸引管、储血器、血液回收罐、抗凝药袋、清洗液袋、浓缩血袋、废液袋。

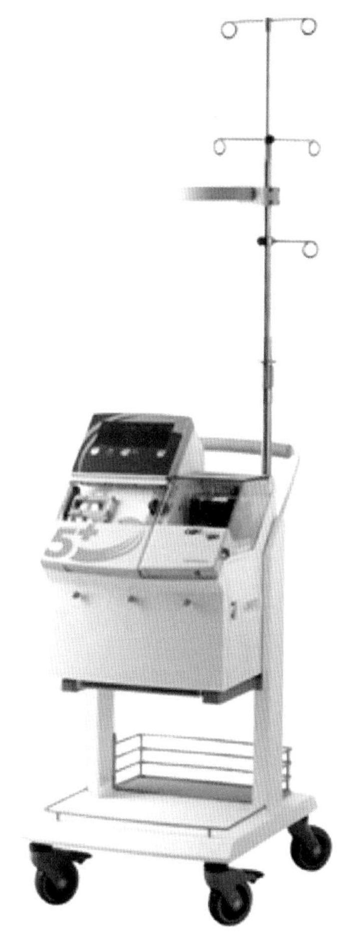

图3-1-11　血液回收机

【操作准备】

1. 人员准备：着装整齐规范，手卫生。

2. 用物准备：吸引管、储血器、血液回收罐、抗凝药袋、清洁液袋、浓缩血袋、废液袋、抗凝剂。

3. 环境准备：手术间宽敞明亮。

【操作流程】

1. 连接各管道，检查是否安装正确。

2.备好抗凝剂，即生理盐水500mL加肝素150mg，抗凝剂剂量与回收血液量比例为1∶8。

3. 接通血液回收机电源，打开电源开关。

4. 按下“进血”按钮，并调节泵速正向至5600r/分钟（流量500mL/分钟），收集在储血器内的原血进入回收血罐。血细胞被留在罐内，废液被分离流入废液袋。

5. 当血层探头探到血层后，按“清洗”按钮，泵速不变，生理盐水（一般用量为1000mL）进入罐内清洗。

6. 当流出液接近无色时，按“排空”按钮，离心机停，调速泵反方向转动，血液被泵入血液袋内。通常一次收血量为250mL，若储血器内仍有血液，可重复以上步骤，直至储血器内血液全部清洗完。

【操作要点】

1. 当原血全部进入血液回收罐内，血层仍薄且血球压积很低，则无法使血层探头感知。此时若血袋内有浓缩血细胞，可按下“浓缩”按钮，使血液袋中的浓缩血细胞进入血液回收罐促进感知。若血袋无浓缩血细胞，可用回血的方式，把血液重新排到储血器中，等收集到更多的血液时，再重新进行回收处理。

2. 在管道设备安装时，为避免感染，需严格执行无菌操作。如果患者为恶性肿瘤、感染、非一类切口，不得进行血液回收。

九 加温毯

加温毯（图3-1-12）由主机和保温毯两部分组成，保温毯的主体为防水布和铝箔双层构造，双层铝箔间设有加温材料，由主机控制加热，提高患者的体表温度，减轻患者在手术过程中的低体温，也可以用于休克患者和手术患者在术前、术后的保暖护理。

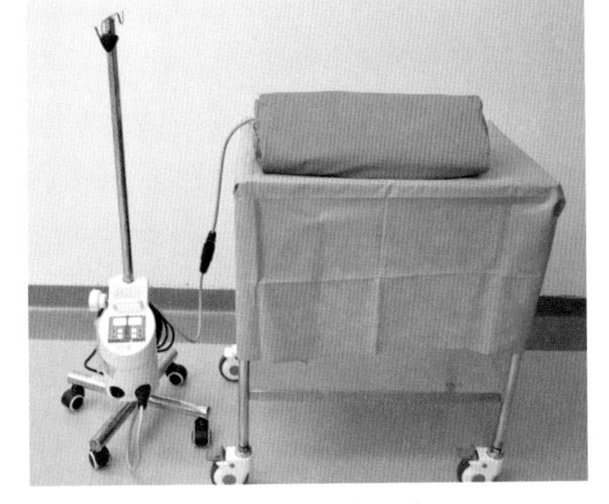

图3-1-12　加温毯

【操作准备】

1. 人员准备：着装整齐规范，手卫生。
2. 用物准备：加温毯、主机。
3. 环境准备：安全、宽敞、明亮。

【操作流程】

1. 将加温毯平铺于手术床，上覆盖清洁中单及一次性手术床单，通过连接器将加温毯与主机相连，待患者平躺后，接通电源。

2. 按下主机“开/关”按钮，待主机自检通过后，按下“启动”按钮，加温毯开始工作。

3. 根据患者的体温，可设定加温温度高低。

4. 关机时，按下主机的“停止”按钮，再按“开/关”按钮，拔掉电源，同时将主机与加温毯的连线拔开，将连线整齐盘好，同电源和主机一起放置于固定位置，以备下次使用。

5. 使用后将加温毯清理干净。

【操作要点】

1. 加温毯应用清洁中单及一次性手术床单覆盖，可防止加温毯与患者接触面过热，同时可防血液、体液污染。

2. 根据患者体温设置加温毯的温度，密切观察患者皮肤情况，防止热力伤。

3. 使用后，将连接线整齐盘好，放置于固定位置，以备下次使用。

十 输血输液加温器

输血输液加温器（图3-1-13）主要由主机、加热管、显示器、按键面板等部件构成，主要用于对输入人体的液体或血液制品进行加温和保温。可以防止患者体温降低、缩短术后恢复时间、加快伤口愈合等。

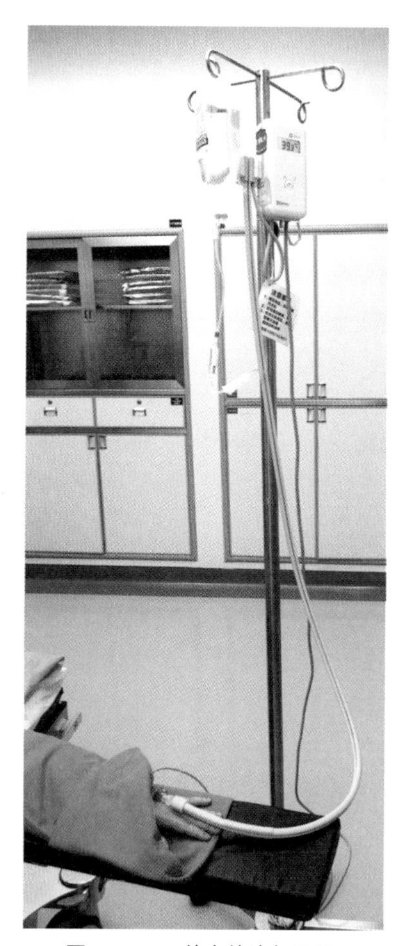

图3-1-13 输血输液加温器

【操作准备】

1. 人员准备：着装整齐规范，手卫生。

2. 用物准备：输血输液加温器、输液器、输液架。

3. 环境准备：安全、宽敞、明亮。

【操作流程】

1. 先将加温器安装于输液架上。

2. 用拇指将输液管或输血管从近患者端至远端轻轻压入加温管内，将输液器的调速器放置于加温管外部，便于调节输液速度。

3. 接通电源，按“开/关”按钮启动。

4. 关机时，按“开/关”按钮关闭电源，将输液管或输血管从加温管内抽出，再将加温器的加温管有序整理，拔除电源后整理好电源线。

【操作要点】

1. 加温器安装于输液架上要防止其高空掉落。

2. 防止其空机运转，不要频繁开/关机。

3. 输液管不得扭曲，会堵塞或妨碍注射液流动。

第二节 脊柱手术常用器械

手术器械是一个专科开展手术之根本，作为专科护士只有掌握基础器械的规格型号、性能用途和功能作用；了解其使用中的注意要点及清洗、保养方法，才能更默契地配合手术。

一 基础器械

（一）枪状咬骨钳

枪状咬骨钳（图3-2-1）又称椎板咬骨钳，外形类似枪型，用于咬除椎体组织、椎管周围韧带。根据刃口的开口角度不同，分为90°、110°和120°，头径有1mm、2mm、2.5mm、3mm、3.5mm、4mm、4.5mm等不同规格，头径宽的用于胸腰椎，窄的用于颈椎。90°型枪状咬骨钳用于咬除靠近棘突的椎板和黄韧带，120°型枪状咬骨钳用于咬除侧方的椎板、关节突和黄韧带。

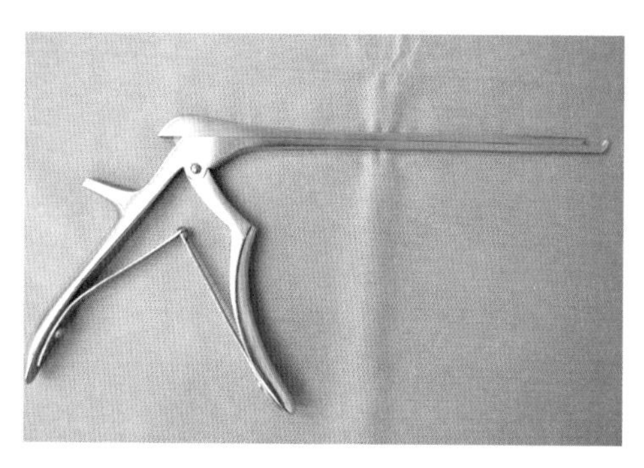

图3-2-1　枪状咬骨钳

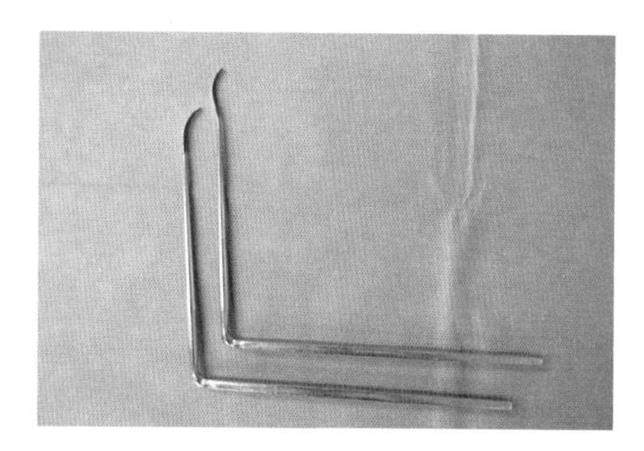

图3-2-2　神经根拉钩

（二）神经根拉钩

神经根拉钩（图3-2-2）是脊柱手术椎管内减压不可缺少的关键性器械，用来牵拉神经，防止神经受损。根据椎管内减压需要，神经拉钩分为90°、120°等不同角度，并有钩宽3mm、4mm、5mm、6mm等不同型号。

【操作要点】

神经根拉钩在颈胸椎和腰椎使用的方法不同。颈胸椎椎管内容纳的是脊髓实质，脊髓无缓冲空间，因此使用神经根拉钩时要特别谨慎，仅能使用神经根拉钩轻轻牵拉脊髓1～2mm，而且不能持续长时间牵拉，每次牵拉时间2～3分钟，持续长时间牵拉将导致脊髓累积性损伤。腰椎与颈胸椎明显不同，腰椎管内容纳的马尾和硬膜属于周围神经，马尾漂浮在脑脊液内，当用神经根拉钩牵拉时，马尾神经有缓冲的空间，而且周围神经的耐牵拉程度远远超过颈胸椎脊髓，因此在腰椎管减压手术中神经根拉钩使用率很高，但使用不慎也会造成神经损伤。

（三）神经剥离子

神经剥离子（图3-2-3）又称神经剥离器，用来剥离神经，防止神经受损，由头端、体端、尾端3部分组成。长约20cm，头端呈薄片状，厚约0.3mm，边缘钝圆；体端呈圆柱形或六棱柱形，便于操作者手指捻转；尾端纤细，圆柱形，直径约0.5mm，尾端弯成直角钩状，钩端打磨成光滑或钝圆，以免伤及神经。好的神经剥离子不但外观设计合理，而且具有良好的柔韧性，否

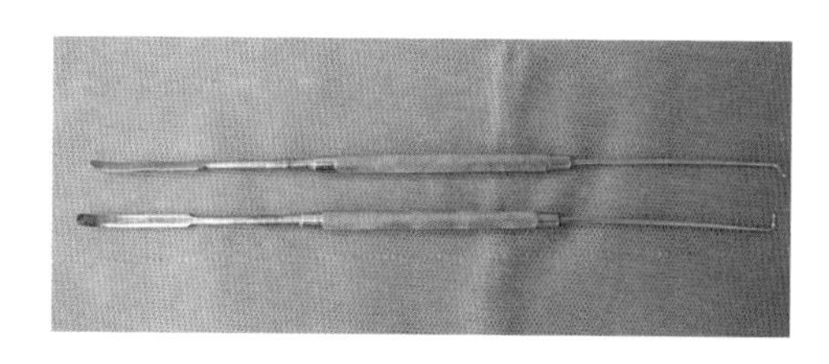

图3-2-3　神经剥离子

则易伤及神经。

【操作要点】

L_1节段以上均为脊髓实质节段，脊髓无缓冲能力，在此阶段须慎用神经剥离子，尤其是推移和牵拉动作在此节段禁用，以免损伤脊髓。L_2以下节段为下腰椎，马尾神经浸泡在脑脊液中，虽对推移、牵拉有一定的缓冲能力，但操作中也有一定的限度，尽量轻柔、准确。

（四）半椎板拉钩

半椎板拉钩（图3-2-4）是一直角板状结构，拉钩深部末端有一三角形尖部作为拉钩支点，半椎板拉钩主要用于下腰椎单侧结构的显露，是腰椎间盘突出手术常用的拉钩。

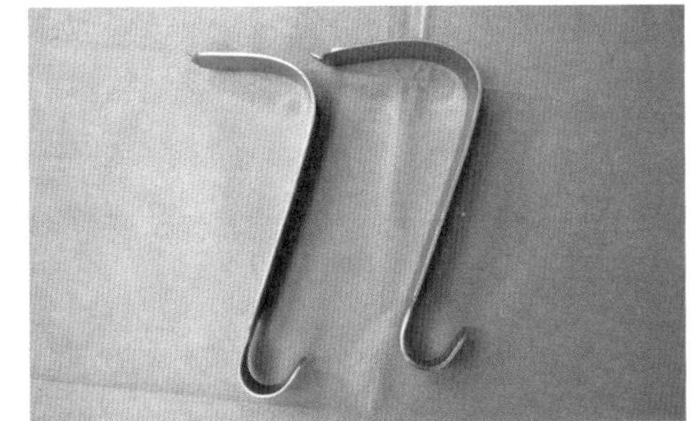

图3-2-4 半椎板拉钩

【操作要点】

为节省人力，操作者可使用无菌绷带，一端固定在手术床侧面，另一端拴在半椎板拉钩的尾端，既可节省人力，又可保证拉钩有效、安全、持续的牵拉作用。

（五）剥离器

脊柱手术中常用的剥离器有圆形剥离器（Cobb剥离器，图3-2-5）和扁平形剥离器（图3-2-6）。圆形剥离器用于剥离棘突两侧及椎板所附肌肉组织，扁平形剥离器多与圆形剥离器配合使用，用于胸腰椎棘突及椎板的显露，根据前端宽窄不一可分为大、中、小等不同型号。

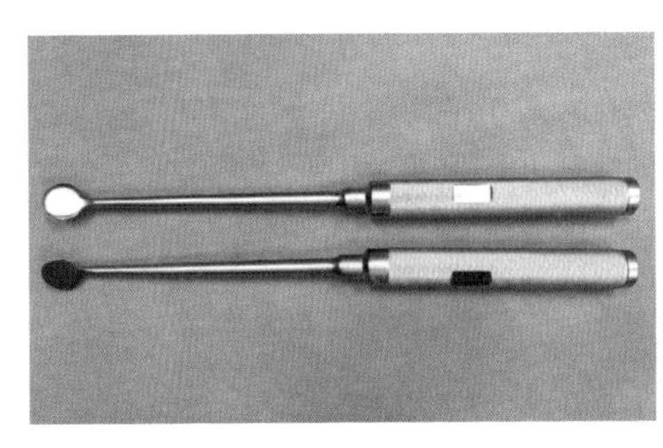

图3-2-5 圆形剥离器

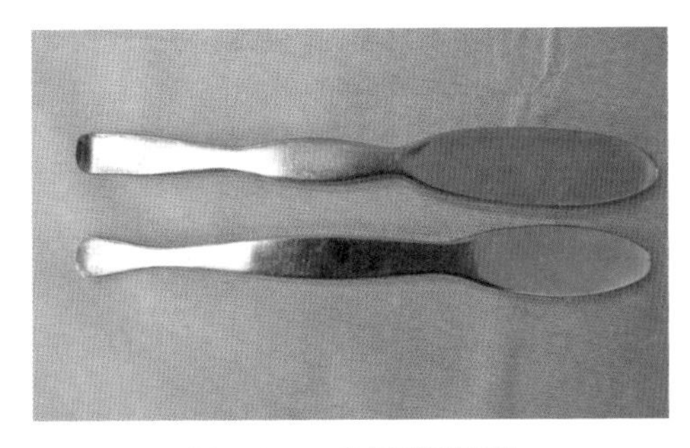

图3-2-6 扁平形剥离器

【操作要点】

使用圆形剥离器时，剥离器圆头沿棘突侧面剥离，然后转向侧方沿椎板表面剥离，剥离的运动轨迹呈弧形，旋转力度大、锐利、有力、速度快，多用于脊柱后路的显露。大、中号扁平形骨膜剥离器多用于显露胸腰椎棘突及椎板，小号用于显露颈椎前后路及肋骨剥离。

（六）髓核钳

髓核钳（图3-2-7）按外形不同分为枪式和圈式两类，每类头部又分直型和弯型两种，每种按尺寸不同分为若干规格，主要用于摘除椎间隙髓核组织。

【操作要点】

1. 髓核钳进入椎间隙时，钳口必须保持闭合状态，以便缩小体积，减少阻力，便于髓核钳进入，且能避免损伤神经。

2. 腰椎髓核钳进入椎间隙深度应控制在3cm左右，操作角度由垂直90° 到60° 倾斜，操作的范围由椎间隙边缘到椎体中线，占椎间隙1/2范围。

（七）植骨棒

植骨棒（图3-2-8）在植骨术中用以夯实植骨材料，适用于：①松质骨骨折、关节面塌陷后的复位和植骨固定术；②关节周围骨折微创间接复位植骨固定手术；③为骨囊肿、骨肿瘤患者的病灶刮除后植骨固定提供有效的植骨后充实填充。

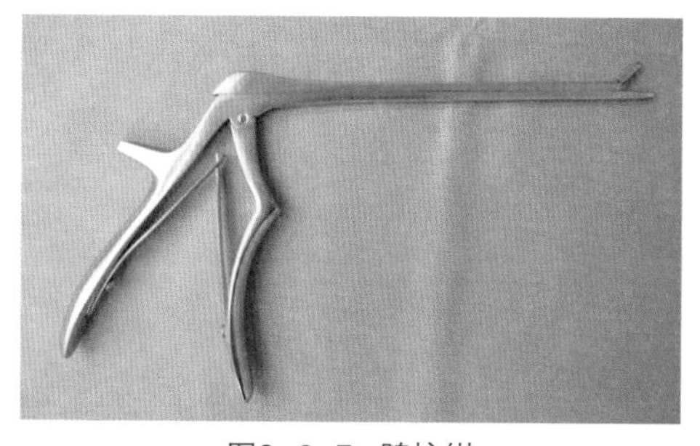

图3-2-7 髓核钳

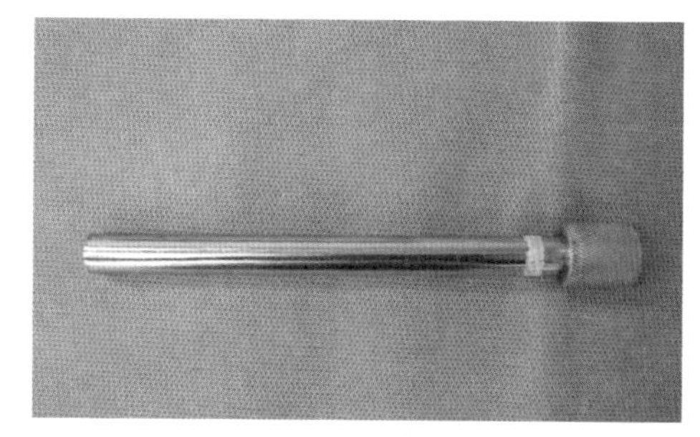

图3-2-8 植骨棒

【操作要点】

术中应使用透视系统及时监控，达到安全准确维持的效果。

（八）咬骨钳

咬骨钳用于咬除骨质或修整骨端。除有各种不同角度和宽度外，还有单、双关节之分。尖嘴咬骨钳（图3-2-9）刃口尖而细，多用于咬除细小骨质和开槽，如脊柱小关节软骨面切除、颈椎单开门或双开门成形术中开槽及颈椎前路椎体切除等。鸭嘴咬骨钳（图3-2-10）的刃口宽而圆，头部侧弯，多用于咬除棘突、横突及块状骨组织。此外，用于后路椎管减压时，对椎管的突破非常安全和实用。

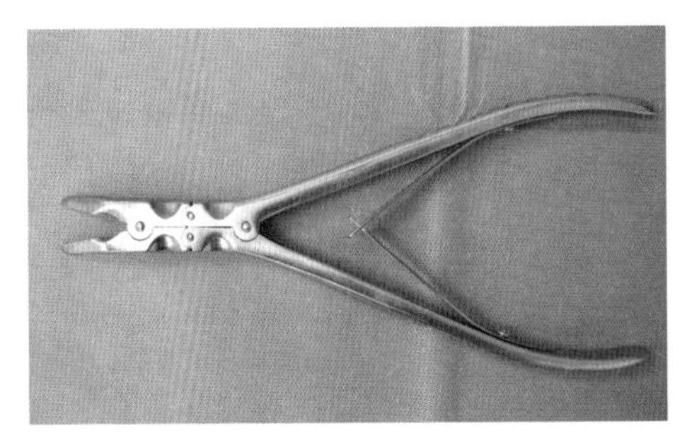

图3-2-9 尖嘴咬骨钳

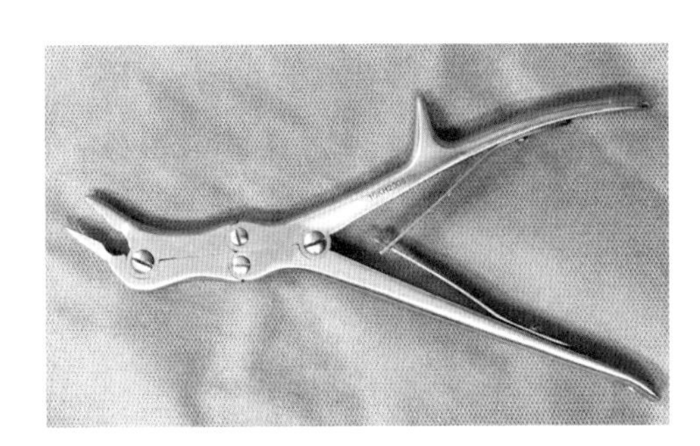

图3-2-10 鸭嘴咬骨钳

【操作要点】

使用尖嘴咬骨钳咬除细小骨质时，需注意控制深度，避免咬骨钳进入椎管，损伤脊髓和硬膜囊。

（九）骨刮匙

骨刮匙（图3-2-11）用于刮除病骨、坏死组织、肉芽组织和椎间盘，常用于椎间融合、椎间隙病灶的清除。根据操作需要，骨刮匙分为10°、20°、30°等不同角度；根据刮匙头宽度不同，直径分为2mm、3mm、4mm、5mm等不同型号。

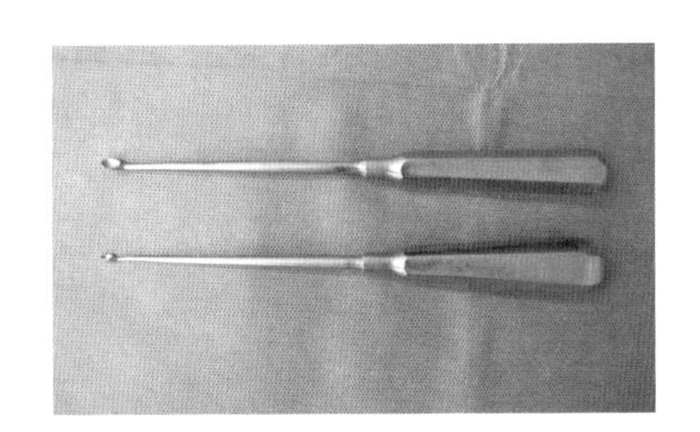

图3-2-11 骨刮匙

【操作要点】

在刮除椎间盘组织时要掌握深度，特别是在刮除椎体后缘组织时要控制深浅度、方向和角度，稍有不慎，刮匙滑入椎管容易造成脊髓神经损伤。

（十）棘突剪

棘突剪（图3-2-12）又称棘突咬骨剪，是脊柱手术过程中用于咬除棘突的器械。

【操作要点】

咬除部分为棘突根部和部分椎板，需注意保留棘突根部、棘上韧带和部分棘间韧带。

（十一）单齿椎板撑开器

单齿椎板撑开器（图3-2-13）多用于脊柱后路显露，设计简单，富有弹性，对视野干扰小，非常实用。根据牵引齿长度不同，分为20mm、40mm、50mm、60mm等型号。齿长20mm多用于小儿手术显露，40mm、50mm、60mm撑开器多用于脊柱后路手术显露。此撑开器既用于局部显露，也适用于广泛伤口显露。

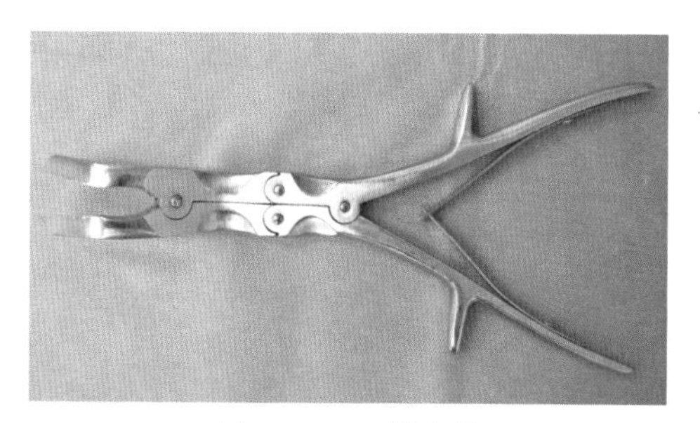

图3-2-12　棘突剪

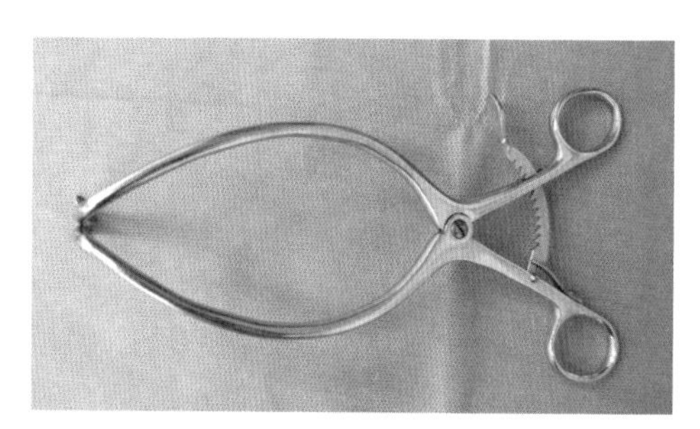

图3-2-13　单齿椎板撑开器

【操作要点】

椎旁的竖棘肌纤维由3列组成，内侧列附于棘突，其深层有多条斜行短肌束，其肌纤维自脊椎的横突斜向上内，止于上位椎骨的棘突。因此，剥离和牵拉竖棘肌时，务必由尾侧向头侧，顺着肌纤维的行走方向，反之会增加出血。

二　专用成套器械

（一）颈椎前路钉板系统

【工作原理及组成】

颈椎前路钉板系统是一种颈椎前路内固定器械，由螺钉和钢板组成，通过将椎间盘切除或将椎体次全切植骨后于椎体前缘行钢板螺钉固定，以获得颈椎的稳定性，维持椎体的椎间高度、颈椎生理曲度及椎管容量，被广泛地应用于椎间盘切除或椎体切除后重建中，主要适用于外伤性颈椎不稳、颈椎退行性变、肿瘤及肿瘤样病变、发育畸形伴颈髓压迫症、颈椎的结核病变等。

【内固定系统及配套工具】

颈椎前路钉板内固定系统及配套工具（图3-2-14）包括：开路锥、钻套、钻头、丝攻、螺钉起子、锁钉起子、撑开钉起子、撑开器、弯板器、手柄等。

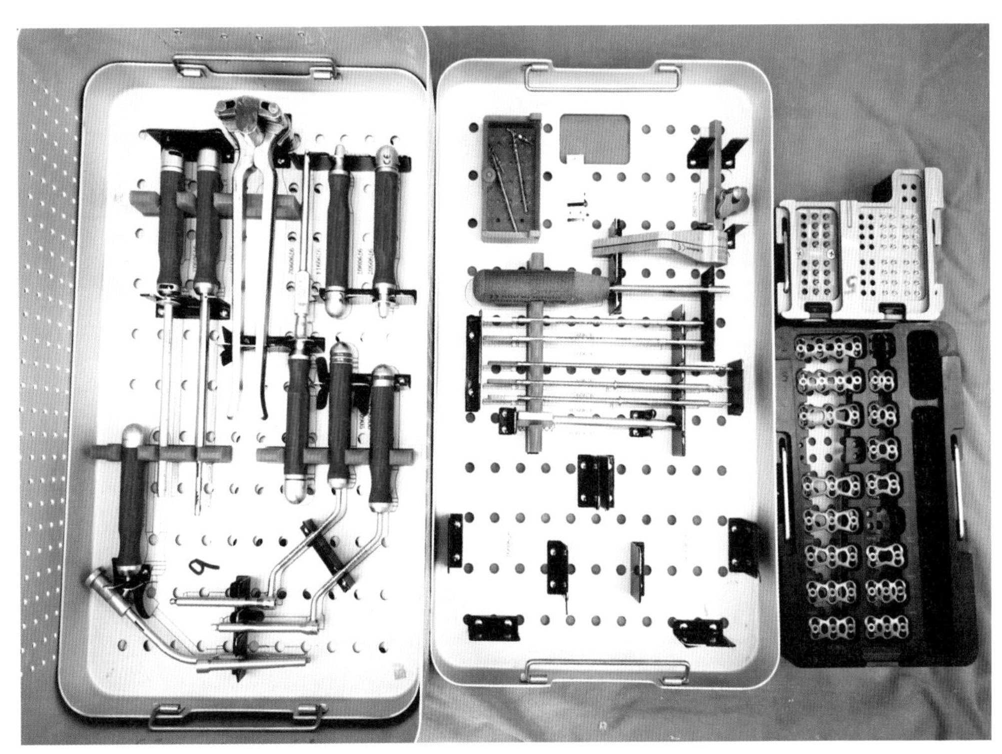

图3-2-14　颈椎前路钉板内固定系统及配套工具

（二）颈椎后路钉棒系统

【工作原理及组成】

颈椎后路钉棒系统是一种颈椎后路内固定器械，由万向螺钉、椎板钩、连接棒和横连接等部件组成。能独立安装角度可调式万向螺钉，并通过侧方连接器将非直线排列的螺钉连接到棒上，可在空间上进行三维调节，与前路钉板系统相比，具有更明显的力学优势。因而更适合于颈椎后路复杂的解剖生理结构，能用于全部颈椎节段、颈胸段和颈枕固定，适用于颈椎创伤、退行性变、颈椎肿瘤及肿瘤样病变、发育畸形伴颈髓压迫症、颈椎的结核病变等。

【内固定系统及配套工具】

颈椎后路钉棒内固定系统及配套工具（图3-2-15）包括：开路锥、钻头、丝攻、螺钉起子、钻套、锁紧螺母起子、探针、弯棒器、持棒器、剪棒器、通用手柄、加压钳、撑开钳等。

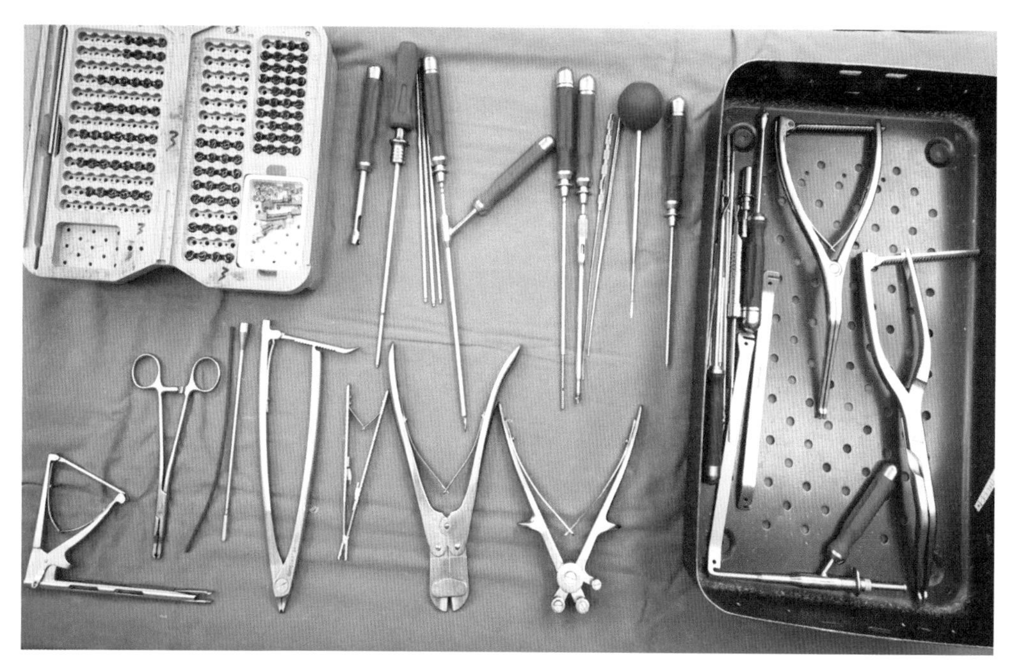

图3-2-15　颈椎后路钉棒内固定系统及配套工具

（三）胸腰椎后路钉棒系统

【工作原理及组成】

胸腰椎后路钉棒系统是一种胸腰椎后路内固定器械，由万向螺钉、单向钉、提拉钉、椎板钩、横突钩、螺帽和连接棒及横连接等部件组成。应用椎弓根螺钉系统固定脊柱前、中、后三柱，达到三维空间矫正的作用，能轴向牵引恢复生理前凸，复位椎管内骨块，并起到短节段坚强固定作用，支撑损伤的脊柱直至达到骨性愈合。能独立安装角度可调式万向螺钉，并通过侧方连接器将非直线排列的螺钉连接到棒上，可在空间上进行三维调节，具有明显的力学优势，从而对胸腰椎实现有效复位和牢靠固定，主要适用于胸腰椎创伤、胸腰椎管狭窄、腰椎滑脱、胸腰椎肿瘤等疾病。

【内固定系统及配套工具】

胸腰椎后路钉棒内固定系统及配套工具（图3-2-16）包括：开路器、探针、丝攻、开路锥、万向钉起子、摇摆钳、持棒钳、蛙式钳、剪棒器、螺塞起子、螺塞临时锁紧起子、平行加压钳、平行撑开器、对抗扳手等。

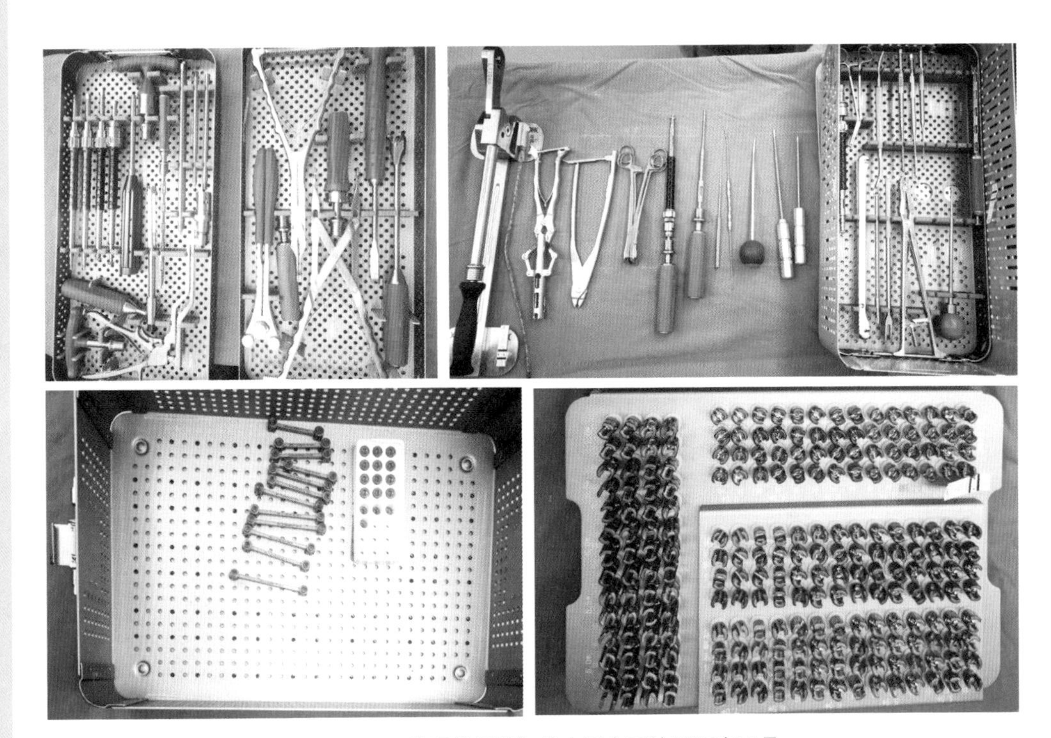

图3-2-16　胸腰椎后路钉棒内固定系统及配套工具

（四）椎间融合器系统

【工作原理及组成】

椎间融合器系统按结构、形状分类，分为圆形和方形；按构成材料分类，可分为钛合金和非金属类。椎体间融合的原理是在椎间隙置入足够高度的融合器，维持椎间隙高度，恢复前柱负重，促进椎体间骨性融合；提供脊柱即刻稳定性，可允许患者早期下床进行功能锻炼，从而缩短住院时间，促进功能恢复，减少融合手术的并发症。

【内固定系统及配套工具】

椎间融合器系统及配套工具（图3-2-17）包括：融合器、撑开器、植入器、

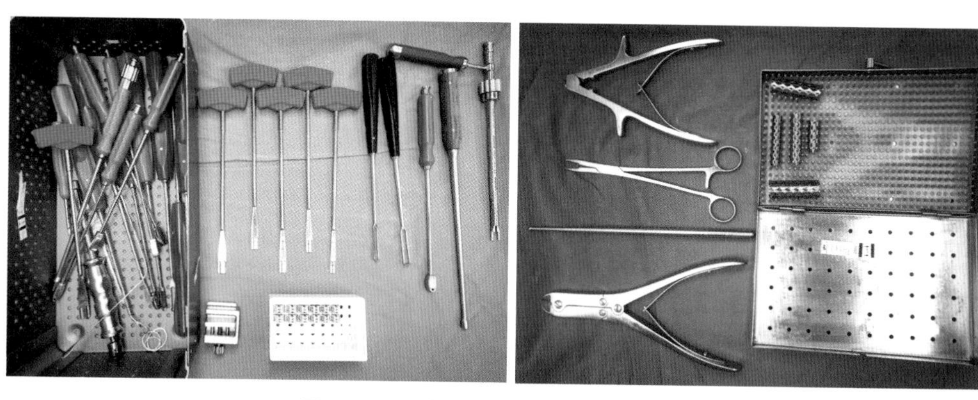
图3-2-17　椎间融合器系统及配套工具

植骨填充块、钛网剪、持钛网钳等。

（五）脊柱畸形去旋转系统

脊柱畸形去旋转系统（图3-2-18）与胸腰椎后路钉棒内固定系统配套使用，专用于脊柱畸形矫形中的椎体去旋转。椎弓根螺钉贯穿脊柱三柱，所承受的力直

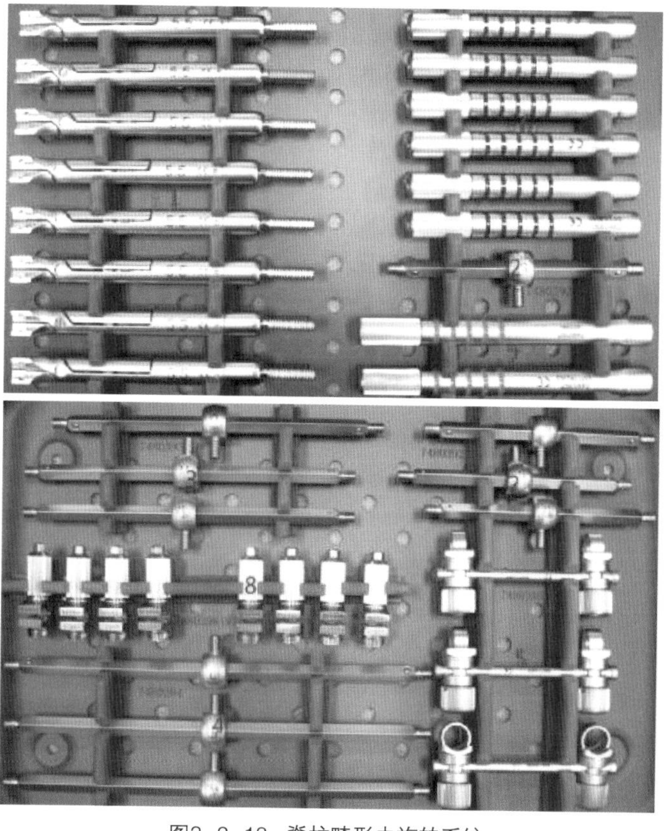
图3-2-18　脊柱畸形去旋转系统

接作用于脊柱三柱，提供了多点稳固支撑。椎弓根螺钉可实现椎体去旋转作用，达到冠状面、矢状面上的脊柱畸形矫正。脊柱畸形去旋转内固定系统连接椎弓根螺钉形成三角形结构，把持椎体，各椎体可连成一体同时去旋转，利于施力，分散应力，避免旋转过程中椎弓根劈裂。脊柱畸形去旋转系统包括：延长杆、连接桥、桥接手柄、螺钉延长杆直接手柄、连接桥夹头等。

（六）颈椎间盘置换系统

颈椎间盘置换系统（图3-2-19）是人工颈椎间盘置换术所使用的专用器械。人工椎间盘是一种可活动的合金装置，在前路颈椎间盘切除术后，于椎间隙置入该装置，代替原来的椎间盘并行使其功能，实现保留运动节段，减少相邻节段继发性退变的目的。颈椎间盘置换系统包括：牵引支架、锥形臂、导引臂、延长导轨、棒固定夹、垂直杆、垂直杆卡环、牵开器挡板把持器、钝头牵开挡板、齿形牵开挡板、锥体间撑开器、椎间高度维持器、固定螺栓起子套、球状磨头、可调钻导向起子、钻头、固定栓螺母、磨削模块等。

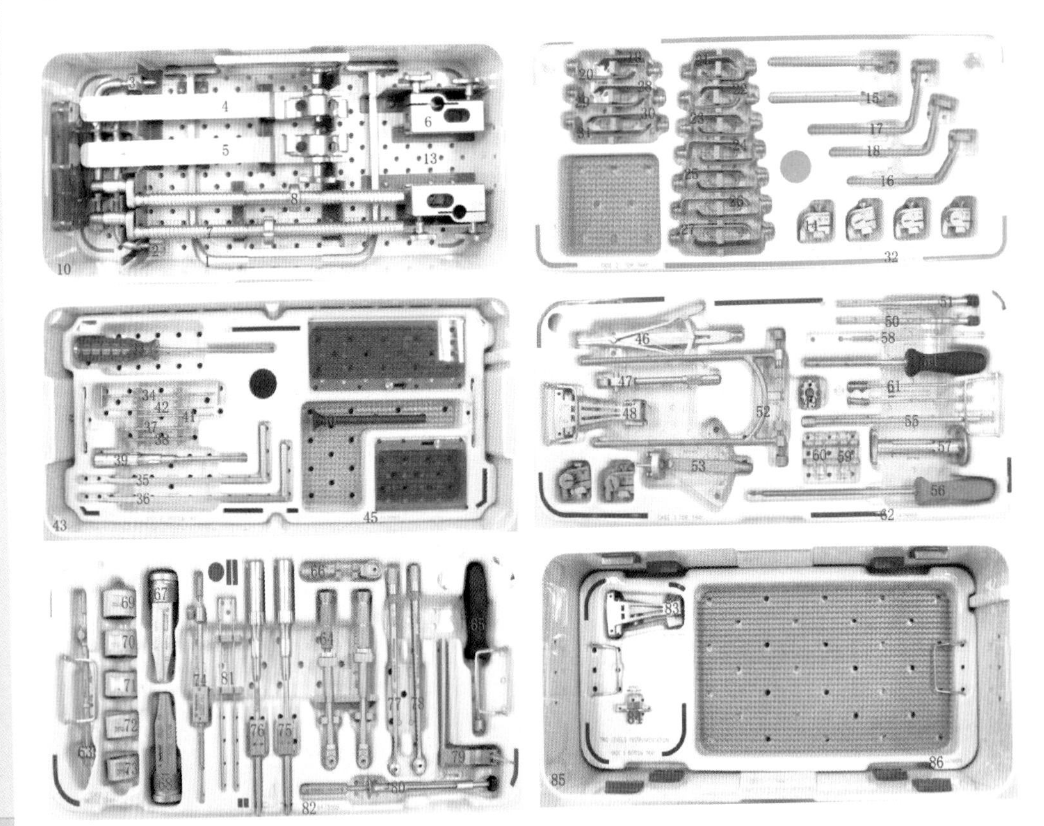

图3-2-19　颈椎间盘置换系统

PART
FOUR

第四章

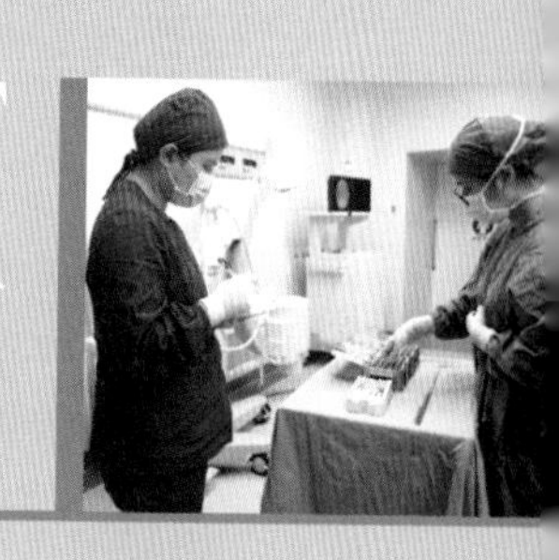

脊柱手术常用设备和器械的规范化管理

第一节 脊柱手术常用设备的规范化管理

设备管理的首要原则是：要建立完备的管理组织及制度，护士长、设备管理负责人、手术护士三级管理责任制。一旦制定各级人员管理职责后，应当严格落实，认真督查。

购入新设备后，应将设备的一般信息（设备名称、型号、生产厂家、购买时间、附件数量、保修时间、责任人等）建立档案，对全部附带资料（使用说明书、操作手册、维修手册、电路图等）分类放入资料夹，进行集中管理，以便查询。在此基础上，应建立各种仪器、设备的使用登记制度（使用日期、患者姓名、手术名称、主刀医生、巡回护士、设备运行状况），制定和组织学习操作流程，严格要求使用者按规程操作。

此外，建议制定专管共用制度和专管专用制度。移动式C形臂X线机、脊柱动力系统等设备实行专管专用，手术室和临床科室各设一人负责管理，使用前检查设备性能，使用后发现问题及时汇报、分清责任、及时处理。由专人管理做好使用记录、计量检定、建档等工作，降低医院成本，提高设备使用率。

在注重设备使用和效益的同时，更应重视设备的保养和维修，培养高水平的使用维修队伍，采取设备管理人员和器械维修人员共同负责的办法，建立设备维修、维护、保养和使用档案，做到设备及时维修、定期维护。

脊柱手术设备、器械多且贵重，管理难度大，手术护士应遵循“四定原则”，即定基数、定位置、定方法、定标识，对脊柱手术设备和器械进行规范化管理。下面以牵引设备、脊柱动力系统、内镜及附件为例阐述如何进行设备的规范化管理。

一 牵引设备

1. 颅骨牵引弓（环形）。手术结束后由手术医生在无菌操作下逐一拧松各螺钉至完整取下颅骨牵引弓（图4-1-1），巡回护士完善信息卡（房间号、交包者、交包时间、日期）后与颅骨牵引弓一起装入密封箱，将信息卡贴在箱的内壁，喷洒保湿液，由供应室工作人员回收，进行清洗—消毒—灭菌。清洁、消毒支撑头部用的木质牵引条（图4–1–2），整理归位。

2. 头托、牵引装置连接杆。术后及时擦干净头托（图4–1–3）、牵引装置连接杆，再拧松头托各关节（图4–1–4），使之处于松弛状态，将头托及相关附件妥善放置（图4–1–5）。

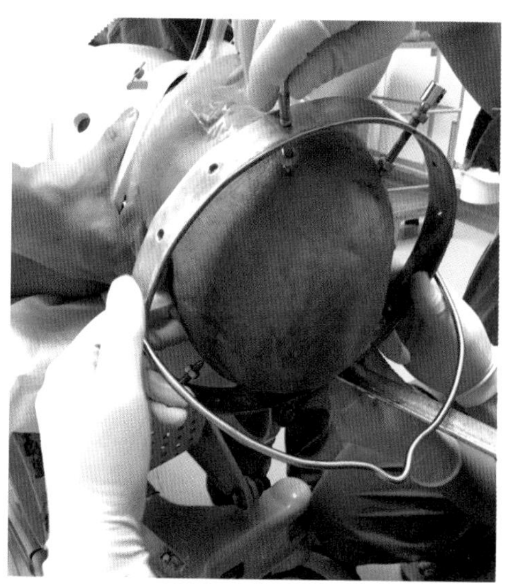

图4–1–1 取下颅骨牵引弓

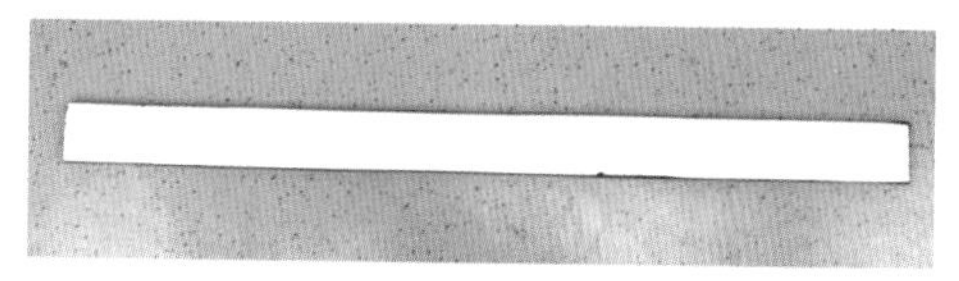

图4–1–2 木质牵引条

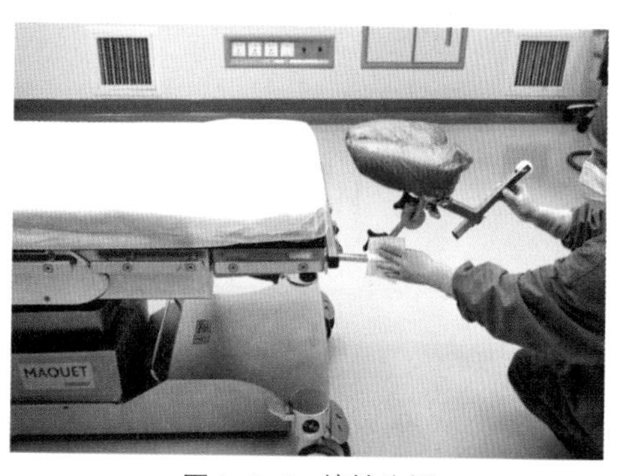

图4–1–3 擦拭头托

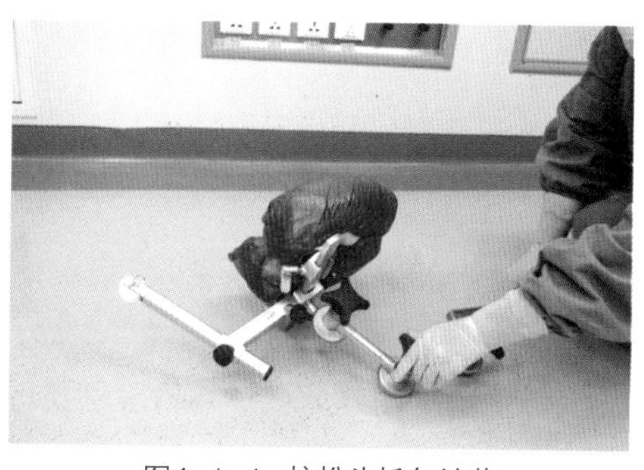

图4–1–4 拧松头托各关节

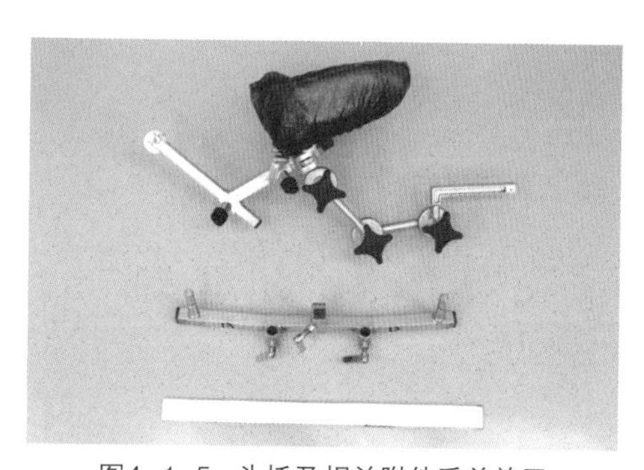

图4–1–5 头托及相关附件妥善放置

二 脊柱动力系统

电钻、磨钻是脊柱手术动力系统中的一类设备，需专人管理，定期保养。电钻有可高温消毒和不可高温消毒两种类型，这里介绍可高温消毒电钻的术后处理流程。

1. 术毕，器械护士打开动力系统主机手柄盖，由巡回护士取出电池，放置在电池储存盒内（图4-1-6）。

2. 主机和附件通过器械护士预处理后（图4-1-7），放置于硬质容器盒内和回收箱中（图4-1-8），由后勤工作人员回收，由供应室进行规范处理，灭菌后备用。

3. 电池严禁高温、高压消毒，且不可长期滞留在主机内，长期不使用的电池需每月充电1次，以防极板老化（图4-1-9）。

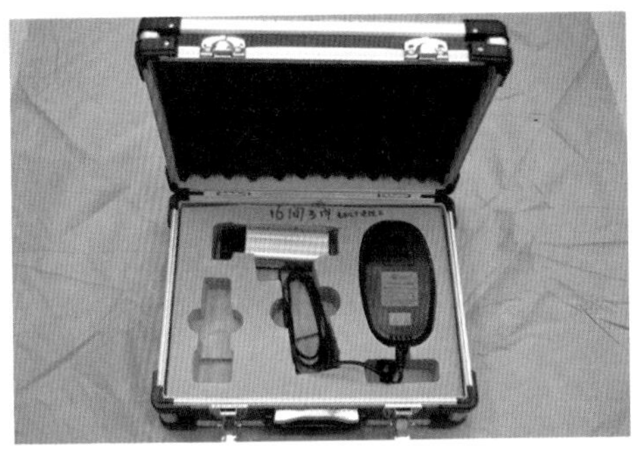

图4-1-6　电池归位

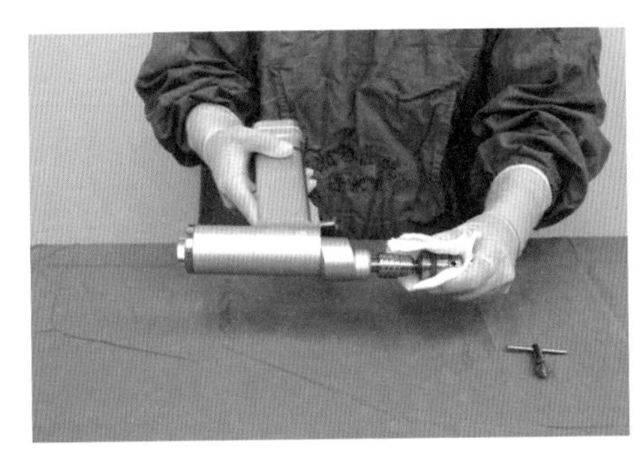

图4-1-7　机身预处理

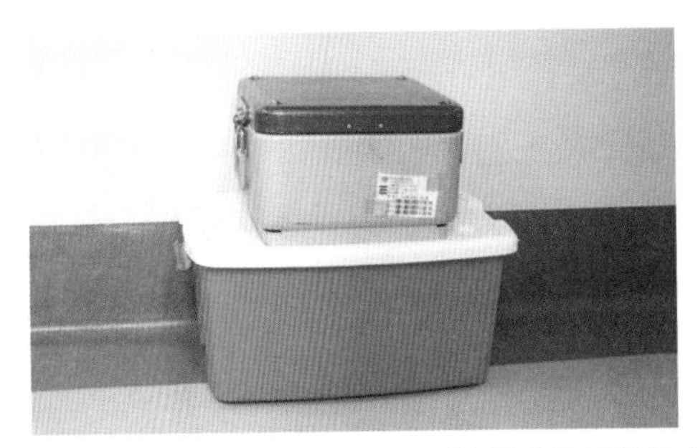

图4-1-8　主机和附件置于硬质容器盒和回收箱中

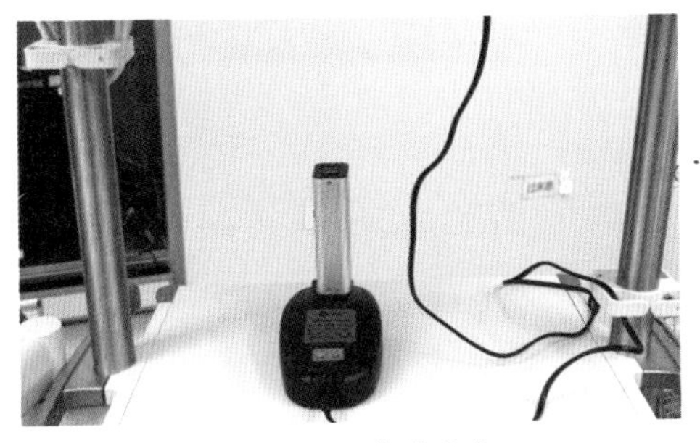

图4-1-9　电池充电

第二节　脊柱手术常用器械的规范化管理

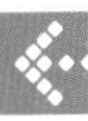

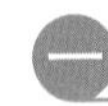

一　外来器械

外来器械是指不由医院自行采购，而是器械公司提供给医院临时使用的手术器械，它是在普通手术器械基础上增加的局部专项操作器械，以满足各类新型手术开展的需求。目前脊柱手术常用的外来器械主要有：颈椎后路内固定器械 、颈椎前路内固定器械 、胸腰椎后路内固定器械、椎间融合器械、人工椎间盘置换器械、脊柱侧弯矫形器械等。这里重点介绍外来器械术后规范化管理。

1. 手术结束后，器械护士清点整理外来器械，并用外来器械专用包布包好。在外来器械信息卡上签写姓名、时间、房间号，放置于回收走道指定位置（图4-2-1）。

2. 通知供应室工作人员回收，并按规范流程处置后与公司人员交接。

3. 如果手术取消，灭菌未用的外来器械由器械护士或巡回护士在包外的信息卡上注明“手术取消”、签名、退包时间、退包手术间（图4-2-2），及时退至指定存放点（图4-2-3），于当日18:00后由专人退回。

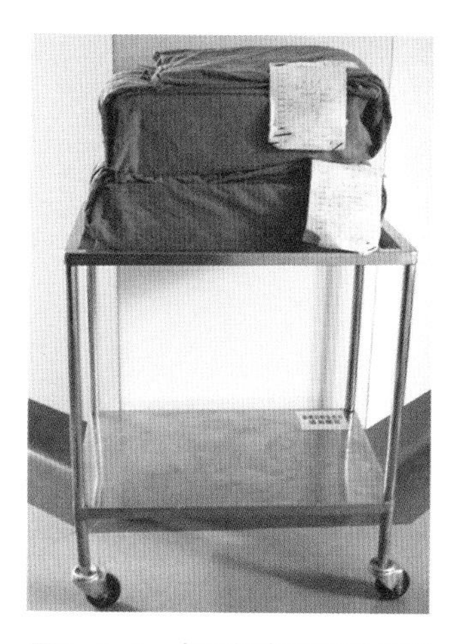

图4-2-1　术后暂存于回收走道指定位置

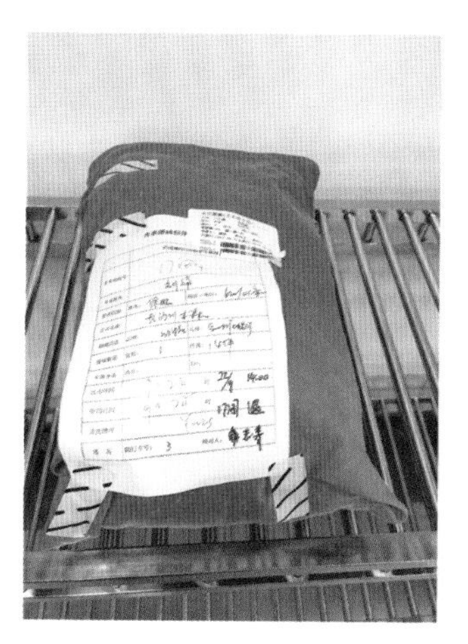

图4-2-2　注明退包信息

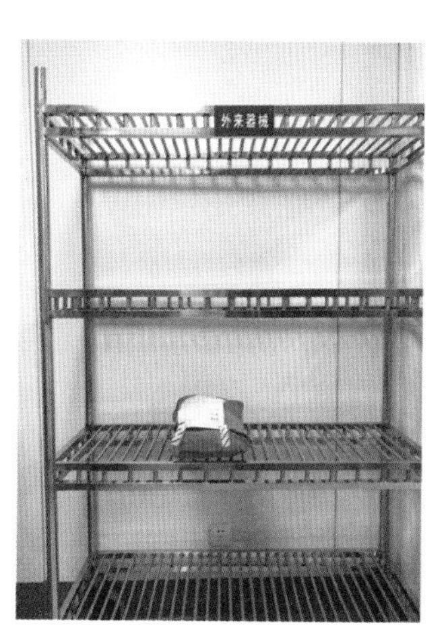

图4-2-3　退包存放点

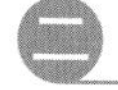

二　内植入物

内植入物是指经由外科操作造成的或者生理存在的体腔中存留时间为30日或者30日以上的可植入型物品。脊柱手术内植入物采取集中统一管理的模式，统一存储在手术耗材库，由专职人员进行耗材入库验收、存储保管、发放回收，达到集中统一、规范化管理耗材的目的。手术耗材库是指由医院物资管理部门统一管理，设定在手术室区域内，集中存放手术耗材的库房。这里重点介绍内植入耗材的术后规范处理流程。

1. 手术结束后，巡回护士与手术医生确认内植入物使用种类及数量，并在内植入耗材单上写上使用数量，手术医生与巡回护士在耗材单上签名。巡回护士通知手术耗材库工作人员回收清点。

2. 耗材库工作人员入手术间与器械护士根据耗材清单的使用数量、剩余数量、规格进行清点检查 ，双方确认签名（图4–2–4），将剩余内植入物装箱（图4–2–5），耗材库人员将耗材单信息条码的一联粘贴在箱内壁并喷洒保湿液后密封，放置于回收走道。

3. 耗材库工作人员与供应室工作人员进行交接，供应室按规范清洗—消毒—干燥后与公司人员交接。

4. 如果手术取消，灭菌未用的内植入物由器械护士面交耗材库人员，双方在耗材清单上签名、退回时间、房间号。

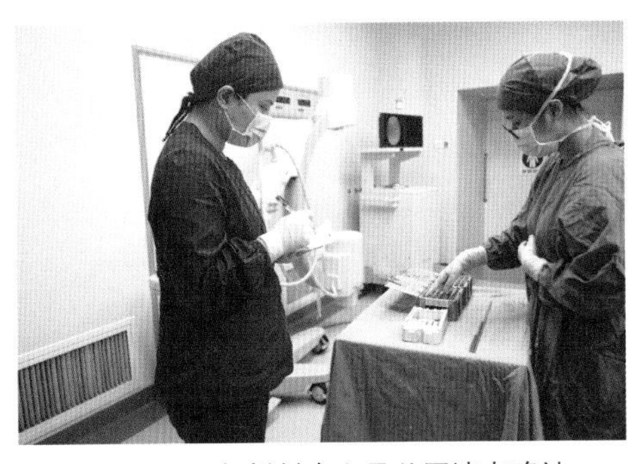

图4–2–4　与耗材库人员共同清点确认

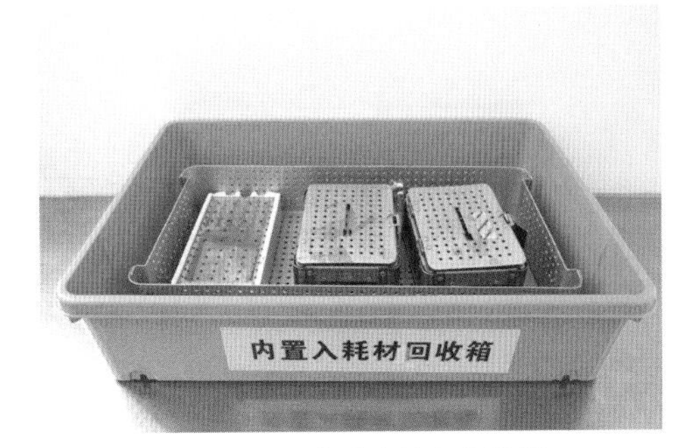

图4–2–5　术后内植入物装箱

三　脊柱内镜及附件

1. 器械护士清点好内镜器械及特殊用物，完善信息卡。

2. 内镜器械专职回收人员到手术间回收内镜器械及附件（图4–2–6）。

3. 分类处置：入手术间后戴手套，将仪器的光源调至最小，关主机再关显示器，最后关闭所有电源，将摄像头、数据线、导光束、射频消融线等从仪器设备上稳妥拔出，将使用后污染的线、内镜器械和物品置于回收箱内密封，镜头置于镜头盒内（图4–2–7），数据线和导光束盘形置于内镜硬质容器盒内（图4–2–8）。

4. 特殊感染手术需注明并用双层密封袋装好。

5. 脱手套后，将密封回收箱运送至内镜清洗工作站进行规范化处理。

6. 内镜仪器设备使用完后清洁整理好，推至仪器设备间指定位置（图4-2-9）。

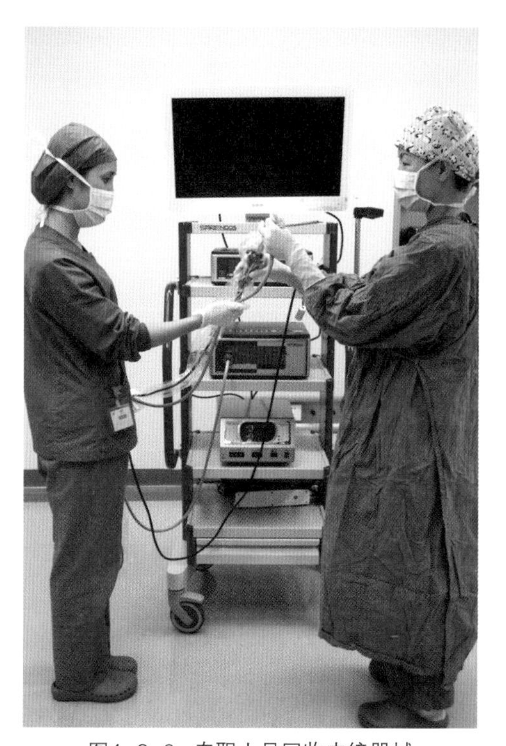

图4-2-6　专职人员回收内镜器械

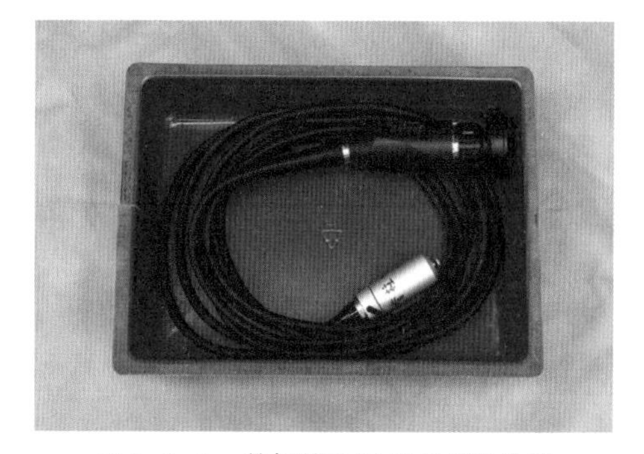

图4-2-8　数据线和导光束盘形放置

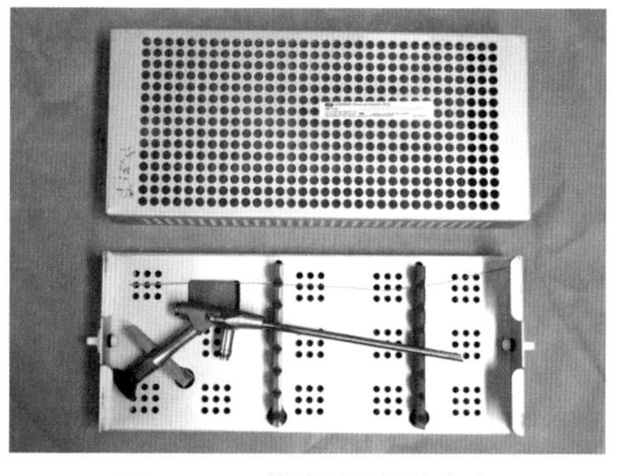

图4-2-7　镜头置于镜头盒内

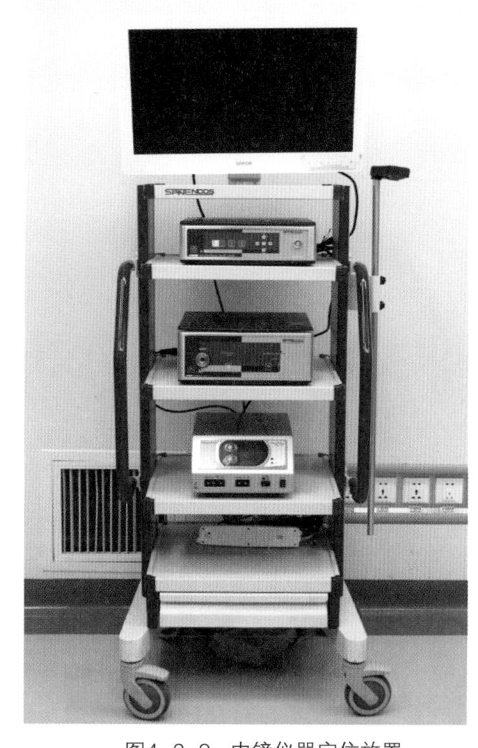

图4-2-9　内镜仪器定位放置

PART
FIVE

第五章

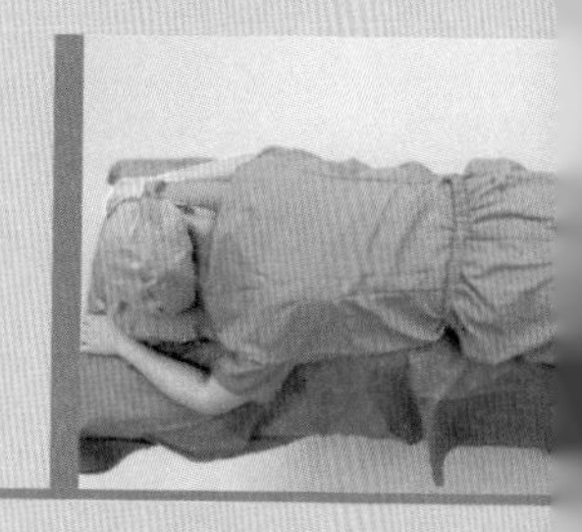

脊柱手术护理基本操作

第一节 脊柱手术体位摆放

手术体位的选择应根据手术方式及主刀医生的习惯来确定。体位改变可能会导致患者呼吸、循环等生理功能的改变，且身体的支撑点、肌肉组织承受的压力和拉力也会随之改变。因此手术室护士必须掌握手术床的机械原理、体位摆放原则及安置方法、患者安全保护技巧，保障患者安全、舒适。

一 摆放原则

1. 在尽量减少对手术患者生理功能影响的前提下，充分显露术野。

2. 保持患者呼吸通畅、循环稳定。

3. 正确约束患者，松紧度适宜（以能容纳一指为宜），维持体位稳定，避免术中移位。

4. 尽量保持人体正常的生理弯曲及生理轴线，维持各肢体、关节的生理功能体位，注意分散压力，防止局部长时间受压而产生皮肤、血管、神经损伤。

5. 摆放体位时，动作应轻柔，避免拖、拉、拽等动作。

二 常用体位

脊柱手术常用体位有仰卧位、侧卧位、俯卧位。仰卧位适用于颈椎前路手术。侧卧位适用于脊柱侧弯前路松解术、胸腰前路病灶清除术。俯卧位适用于颈、胸 、腰、骶后路手术。

（一）仰卧位

1. 环境准备：提前开启洁净空调系统，保持适宜的温度、湿度，保持室内安静、整洁。

2. 用物准备（图5-1-1）：肩垫1个，颈枕1个，小沙袋2个，头圈1个（视情况使用），约束带1根，小被单1个，升降台2个。

3. 手术床单位准备：检查手术床及配件的完整性、性能；手术床单清洁、平整、干燥，其上放置横向对折的小单。

4. 患者准备：手术部位标识清楚；麻醉后生命体征平稳。

5. 操作者准备：清洁洗手，衣帽鞋穿戴符合操作规范。

6. 再次核对患者信息、手术部位，检查皮肤情况。

7. 仰卧位摆放流程：患者仰卧于手术床上，双肩下垫一肩垫抬高肩部与水平成20°角，头后仰；颈下垫颈枕，使下颌与胸部在同一水平线上；枕部垫头圈，头两侧垫沙袋，固定头、颈；双上肢自然放于身体两侧，中单固定肘关节处；双下肢自然伸直，腘窝下放置膝枕，足跟下放置足跟垫，约束带于膝关节下至少5cm处固定。仰卧位摆放如图5-1-2所示。

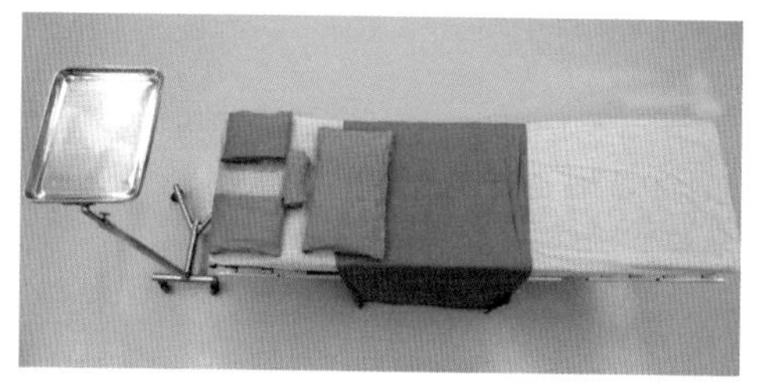

图 5-1-1　仰卧位用物准备

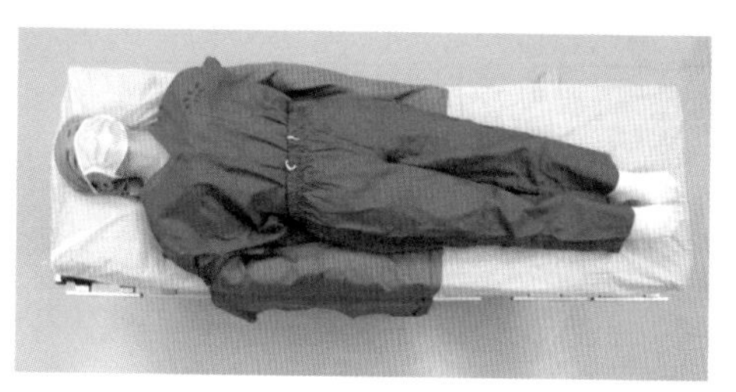

图 5-1-2　仰卧位示例

（二）侧卧位

1. 环境准备同“仰卧位”。

2. 用物准备（图5-1-3）：头圈1个，侧卧位垫1个，软枕3个，约束带2根，托手板1个，托手架1个，凝胶保护垫2个，中单1个。

3. 手术床单位准备：检查手术床及配件的完整性、性能；手术床单清洁、平整、干燥，确保各导管牢固固定。

4. 患者准备：手术部位标识清楚；麻醉后生命体征平稳。

5. 操作者准备：清洁洗手，衣帽鞋穿戴符合操作规范。

6. 再次核对患者信息、手术部位，检查皮肤情况。

7. 侧卧位摆放流程：患者仰卧于垫有侧卧位垫的手术床上，麻醉医生站患者头侧，手术医生站患者两侧，巡回护士站患者脚侧，同时托起患者的头背部、腰骶部及双下肢，使患者头、颈、胸在同一水平上，以脊柱为中心向健侧慢慢旋转90°；患者头部安放于头圈上，防止眼部、耳郭、口唇、气管导管受压；将健侧上肢置于头圈和侧卧位垫之间及托手板上，侧卧位垫距离肩峰10cm，托手板远端稍抬高固定，患侧上肢屈曲呈抱球状置于垫有凝胶保护垫的可调节的托手架上，远端关节稍低于近端关节，固定；受压髋部垫软枕；患侧下肢约45°屈曲，健侧下肢伸直，前后放置，保持两腿呈跑步时姿态屈曲位；双上肢、髋部及小腿用约束带

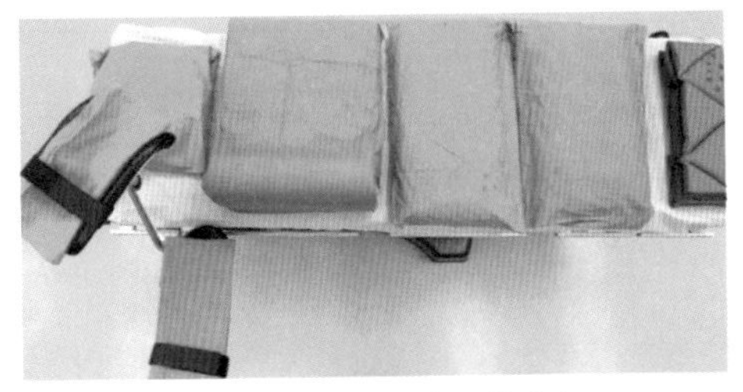

图 5-1-3　侧卧位用物准备

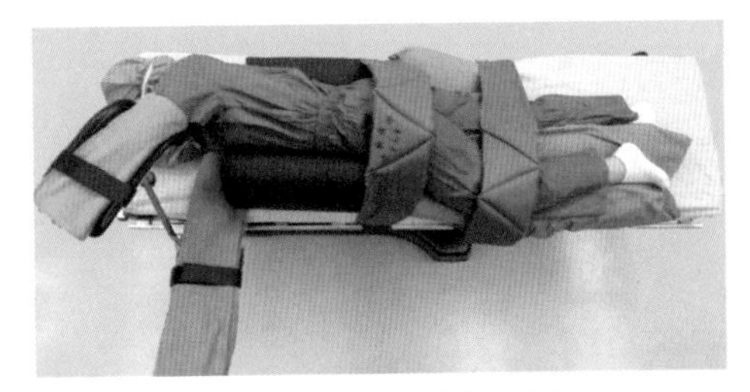

图 5-1-4　侧卧位示例

固定。侧卧位摆放如图5-1-4所示。

（三）俯卧位

1. 环境准备同“仰卧位”。

2. 用物准备（图5-1-5）：头圈1个、弓形俯卧架1个、中单1个、膝部垫圈2个、软枕3个、足背垫1个。

3. 患者准备：手术部位标识清楚，麻醉后生命体征平稳。

4. 手术床单位准备：检查手术床及配件的完整性、性能；撤去手术床上的可拆卸软垫，依次摆放头圈、弓形俯卧架、软枕3个、膝部垫圈、足背垫等体位用物。

5. 再次核对患者信息、手术部位，检查皮肤情况。

6. 俯卧位摆放流程：患者仰卧于手术床上，麻醉医生站患者头侧，手术医生站患者两侧，巡回护士站患者脚侧，同时托起患者的头背部、腰骶部及双下肢，使患者头、颈、胸在同一水平上，以脊柱为中心慢慢旋转180°；将患者躯体呈俯卧状平移到弓形俯卧架上；头颈部手术将头安置于头托上，胸腰部手术将头安置于头圈上；头颈部手术双上肢平放于身体两侧，用预先置于俯卧架上的中单反折包裹上肢，用约束带于患者肘关节处固定，胸腰部手术，双上肢自然弯曲置于头部两侧，用预先放置的中单反折包裹固定；双下肢置于软枕和足背垫上，膝关节下放置好垫圈，约束带固定双下肢。俯卧位摆放如图5-1-6所示。

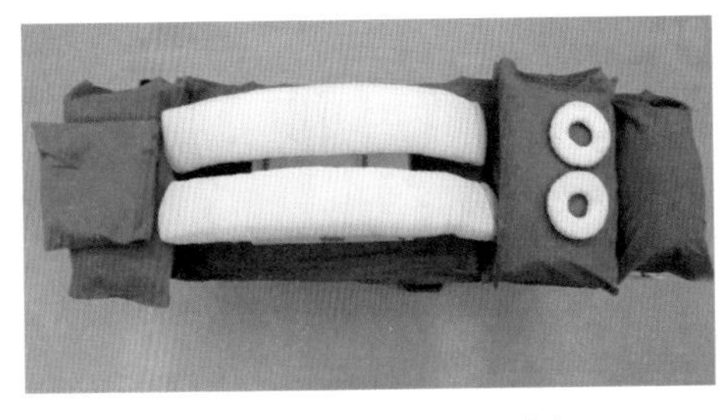

图 5-1-5　俯卧位用物准备

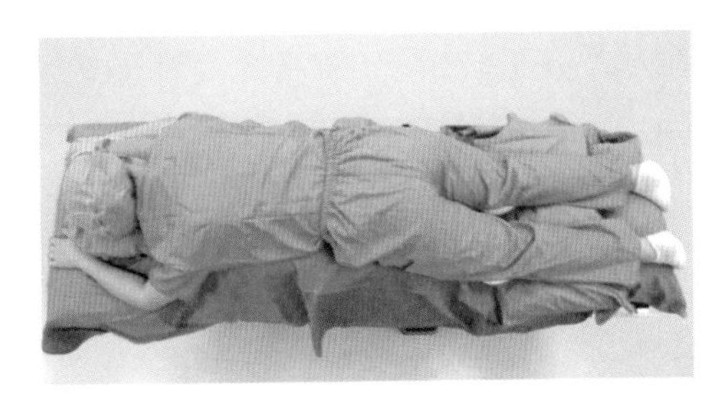

图 5-1-6　俯卧位示例

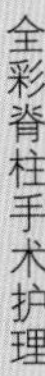

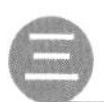

三 注意事项

1. 调节室温，观察生命体征，保持平稳。

2. 根据手术体位要求及患者体型准备合适的体位辅助用物。

3. 全面评估患者皮肤情况，受压部位可使用预防性压疮敷料予以保护；术中，在不影响手术操作的前提下，可将受压部位定时抬起，进行术中间歇减压以促进局部血液循环，预防压力性损伤。

4. 体位摆放前，三方再次核对手术患者相关信息及手术部位标识。

5. 体位摆放时，由麻醉医生主导，发出口令后对患者实施轴线翻身，保证头、颈及躯干在同一轴线上。

6. 患者身体不可直接接触手术床金属部分，防止电灼伤。

7. 确保肢体处于功能位， 确保各管道通畅并放置妥当。

第二节 脊柱手术输液、输血管理

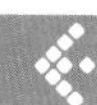

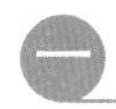

一 静脉治疗

（一）静脉治疗的概念

静脉治疗是指将各种药物，包括血制品以及血液，通过静脉注入血液循环的治疗方法，包括静脉注射、静脉输液和静脉输血。常用工具包括：注射器、输液（血）器、一次性静脉输液钢针、外周静脉留置针、中心静脉导管（CVC）、经外周静脉穿刺的中心静脉导管（PICC）、输液港（PORT）以及输液附加装置等。

（二）静脉治疗的基本要求

1. 静脉药物的配置和使用应在洁净的环境中完成。

2. 实施静脉治疗护理技术操作的医务人员应为护士、医生，并应定期进行静脉治疗所需的专业知识及技能的培训。

3. PICC置管操作应由经过PICC专业知识与技能培训、考核合格且有5年及以上临床工作经验的操作者完成。

4. 应对患者及其陪护者进行静脉治疗、导管使用及维护等相关知识的教育。

（三）静脉治疗操作的基本原则

1. 所有操作应执行查对制度，并对患者进行两种以上方式的身份识别、询问过敏史。

2. 穿刺针、导管、注射器、输液（血）器及输液附加装置等应一人一用一灭菌，一次性使用的医疗器具不应重复使用。

3. 易发生血源性病原体职业暴露的高危病区宜选用一次性安全型注射和输液装置。

4. 静脉注射、静脉输液、静脉输血及静脉导管穿刺和维护应遵循无菌技术操作原则。

5. 操作前后应执行WS/T 313—2019规定，不应以戴手套取代手卫生。

6. 置入外周静脉导管（PICC）时，宜使用清洁手套，置入PICC时宜遵守最大无菌屏障原则。

7. PICC穿刺以及CVC、PORT维护时，宜使用专用护理包。

8. 穿刺及维护时应选择合适的皮肤消毒剂，宜选用2%葡萄糖酸氯己定醇溶液（年龄< 2个月的婴儿慎用）、有效碘浓度不低于0.5%的聚维酮碘或2%的碘酊和75%的酒精。

9. 消毒时应以穿刺点为中心擦拭，至少消毒两遍或遵循消毒剂使用说明书，待自然干燥后方可穿刺。

10. 置管部位不应该接触丙酮、乙醚等有机溶剂，不宜在穿刺部位使用抗菌油膏。

（四）静脉治疗相关并发症及处理原则

1. 静脉炎。

（1）应拔除PIC，可暂时保留PICC；及时通知医生处理 。

（2）将患肢抬高并制动，避免受压；必要时应停止在患者静脉输液。

（3）应观察局部及全身情况的变化并记录。

2. 药物渗出与药物外渗。

（1）应立即停止在原部位输液，抬高肢体，及时通知医生，给予对症处理。

（2）观察渗出范围及外渗区域的皮肤颜色、温度、感觉等的变化及关节活动和患肢远端血运情况并记录。

3. 导管相关性静脉血栓形成。

（1）可疑导管相关性静脉血栓形成时，应抬高患肢并制动，不应热敷、按摩、压迫，应立即通知医生对症处理并记录。

（2）应观察置管患肢肩部、颈部、胸部的肿胀、疼痛、皮肤温度及颜色、出血倾向及功能活动情况。

4. 导管堵管。

（1）静脉堵管时，应分清堵管原因，不应强行推注生理盐水。

（2）确认堵管时，PIC应拔出，PICC、CVC、PORT应遵医嘱及时处理并记录。

5. 导管相关性血流感染。

可疑导管相关性血流感染时，应立即停止输液，拔出PIC，暂时保留PICC、CVC、PORT，遵医嘱给予抽取血培养等处理并记录。

6. 输液反应。

发生输液反应时，应立即停止输液，更换药液及输液器，通知医生给予对症处理，并保留原有药液及输液器，密切观察病情并记录。

7. 输血反应。

发生输血反应时应减缓或停止输血，更换输血器并用生理盐水维持静脉通畅，通知医生给予对症处理，保留余血及输血器并上报输血科，密切观察病情并记录。

二 穿刺部位选择

1. 颈段及上胸段手术，宜选择下肢穿刺。

2. 中下胸段、腰段、骶尾部手术宜选择上肢穿刺。

三 输液管理

（一）术中输液管理目的

1. 补充体液丢失量，维持有效的血容量。

2. 维持水、电解质和酸碱平衡。

3. 维持体液的正常渗透压。

4. 供应脑组织需要的能量。

5. 为给药创造条件，是保证患者安全的重要措施。

（二）术中输液的目标

1. 输入较少的容量。

2. 尽可能避免引发水肿。

3. 达到尽可能快地恢复全身灌注和微循环灌注的目的。

（三）术中输液的原则

1. 输液量、质、速度和先后次序都要有针对性。

2. 术前体液状态的估计。

3. 每日常规维持量。

4. 手术、麻醉对患者体液的影响。

5. 脑组织对糖的需要量。

6. 根据生命体征监测结果和尿量多少调节输液量。

（四）术中液体管理方案

1. 麻醉手术期间液体需要量。

2. 每日正常生理需要量。

3. 术前禁食所致的液体缺失量或手术前累计缺失量。

4. 麻醉手术期间的液体再分布，麻醉导致的血管扩张。

5. 术中失血失液量。

（五）输液管理

1. 输液速度要适宜，除失血和禁食量外，小手术丧失量4mL/（kg·h），中手术6mL/（kg·h），大手术8mL/（kg·h）。术中维持液量1mL/（kg·h），即根据患者需要控制输液速度，一般输速为300～1000mL/h，根据血压（BP）、心率（P）、红细胞比容（HCT）和尿量来调节输液量，达到限制和快速补液的目的。

2. 手术需要快速输液时，可用输液加压装置，帮助快速输液。必要时开通多路输液通路及备血、血浆，有效控制输液速度及量。

3. 在输液过程中密切观察患者生命体征及输液量，如小儿患者、老年患者和特殊患者等要控制输液滴速，以免出现休克、肺水肿和心力衰竭。

第三节　脊柱手术标本管理

一　基本原则

1. 任何人体离体组织未经手术医生同意不得遗弃。

2. 任何人体离体组织不得由家属拿走或送检，须由专人送至病理科。

3. 器械护士应根据医嘱妥善保管人体离体组织，并及时规范处理。

4. 手术室护士有责任督促手术医生及助手按规定固定、保存、送检病理离体组织。

5. 落实病理离体组织信息化管理流程及方法。

6. 严格执行请示汇报制度，出现疑问、特殊情况应立即汇报。

二　管理流程

（一）快速病检手术标本（冻冰切片）送检流程

1. 巡回护士准备标本袋和病检申请单（图5-3-1），并在标本袋上粘贴患者一般信息。

2. 巡回护士在快速病检申请单的“术中所见”栏内填写由主刀医生口述的术中所见。

3. 打开标本袋，器械护士将病理组织标本放入标本袋，封袋口。

4. 核查并确认标本袋、病检申请单、麻醉记录单上患者信息完全一致。

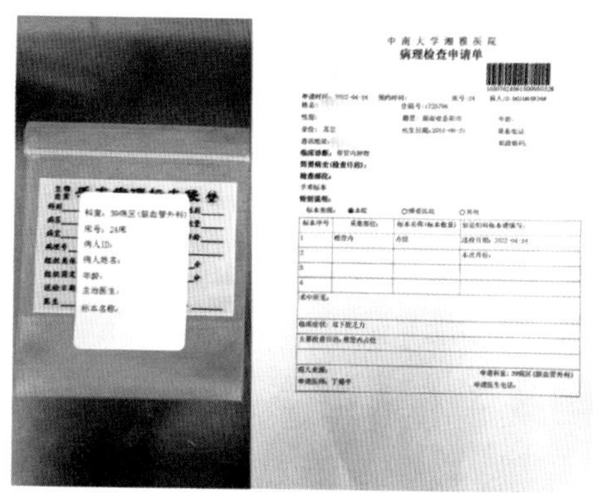

图 5-3-1　标本袋和病检申请单

5. 巡回护士将手术标本及病检申请单一起交给护工，双方核对信息，实施交接。

6. 护工在快速病检手术标本登记本上填写相关栏目内容并签名。

7. 护工拿标本袋、病检申请单、标本登记本至病理科，与接收者交接并签名，或放置于启动的标本传输装置送至病理科，病理科接收并签名。

（二）常规病检手术标本（石蜡切片）送检流程

1. 术毕，器械护士将手术病理组织标本交给手术医生。

2. 手术医生处理标本：

（1）将病理组织标本放入标本袋并封口。

（2）粘贴患者信息于标本袋上，填写病检申请单内相关信息。

（3）将病理组织标本及病检申请单送至标本存放间，在标本袋中加入甲醛固定标本，封袋口，然后放入标本存放车（图5-3-2）。

（4）填写手术标本登记本内信息，并签名。

3. 由护工每日定时送至病理科并进行交接。

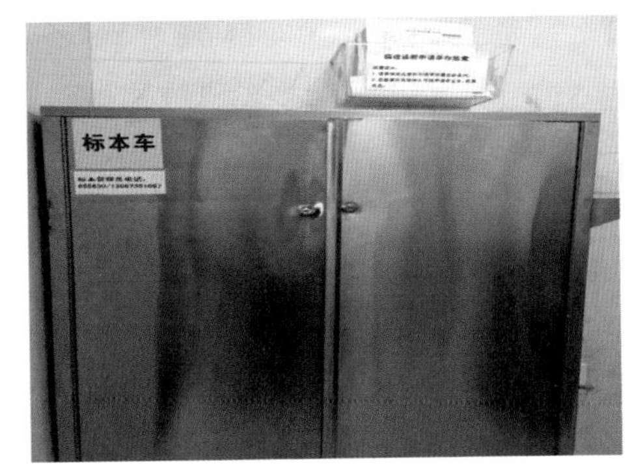

图5-3-2 标本存放车

第四节 脊柱手术物品清点与管理

手术物品清点是手术室护士在手术开始前、关闭体腔前、关闭体腔后、缝合皮肤后的4个时机对手术台上所有用物进行清点的过程。手术物品清点是杜绝手术用物遗留患者体内的关键措施，是保障患者手术安全的重要环节。

一 物品清点

脊柱手术使用的器械除基础器械外还有专科器械，特别是脊柱植入物器械有着种类杂、数量多、零部件体积小等特点，增加了脊柱手术物品清点的难度，所以脊柱手术物品清点时，器械护士应提前20～30分钟洗手上台，有充足的时间对所有器械进行全面整理和检查，包括器械的完整性、性能和洁净度。巡回护士与器械护士应遵循手术物品清点原则，在正确的清点时机对物品进行清点并准确、及时地记录。

二 管理要点

1. 脊柱手术操作力度大，每次回收器械时应及时查看其完整性，防止器械断裂遗留在手术切口内。

2. 脊柱手术因术中使用移动式C形臂X线机，反复覆盖及撤离无菌单时应仔细查看确认无敷料、器械随无菌单丢弃。移动式C形臂X线机的多次移动或移出手术间时，应注意有无带走未及时清离地面的敷料、缝针等物品。

3. 脊柱手术参与人员较多，如外来器械跟台人员、移动式C形臂X线机操作人员等，这些人员频繁出入手术间，有将敷料、器械带出手术间的风险，手术护士应加强人员管理和关注清点物品变化。

4. 脊柱手术内植入物品种类繁多，为防止器械、物品遗留应严格执行双人核对，按照植入物清点单认真清点并核对数目。

5. 器械护士应及时收回暂时不用的器械，督查手术医生及时将钢丝、螺钉残端和引流管碎片等物品归还，避免异物遗留，如直接丢弃时，应与器械护士确认。

6. 应减少术中频繁交接，手术期间若患者病情不稳定，抢救时不得进行交接班。若有特殊情况确需交接时，应进行当面实物清点与交接。

三 管理流程

（一）术前

1. 清理手术间垃圾袋、污物桶、地面。

2. 器械护士建立无菌手术器械台，规范摆放器械、敷料。

3. 器械护士核对器械单上的数量与实际器械的数量是否一致，以及器械的完整性和功能是否良好。

4. 器械护士和巡回护士共同清点器械数量并检查其完整性，逐项清点并记录于术中手术记录单上，清点完毕，再次共同核对记录信息是否一致。

（二）术中

1. 手术台上已经清点的纱布、纱垫一律不得剪开使用。

2. 巡回护士及时登记增减器械、敷料数目，并与器械护士共同核对。

3. 脊柱手术因外来器械多，容易将敷料、器械带出手术间，应防止敷料、器械掉落地面或不知去向。

4. 双切口手术，一处手术结束后需要常规清点，另一处手术结束后同样需要常规清点。准备两份器械清点单分开记录。

（三）术后

1. 术后，器械护士再次清点器械、敷料及缝针，确认无误后，分类处理用物。

2. 按包内器械卡的内容核对器械，交由后勤器械回收护工装入密封箱转运。

3. 记录由于治疗需要留置在患者体内的物品名称与数量。

PART
SIX

第六章

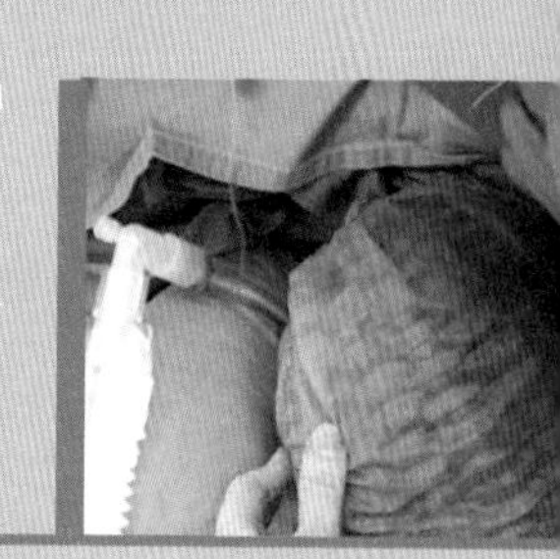

脊柱手术麻醉配合

脊柱手术麻醉特点

脊柱手术麻醉选择与配合

脊柱手术术中神经电生理监测

第一节 脊柱手术麻醉特点

脊柱手术创伤大、出血多、时间长且手术部位、体位特殊，大多采用全身麻醉，其管理面临诸多挑战。在现代麻醉技术的支持下，脊柱手术在手术范畴、方式、预后等方面达到了新的高度。麻醉医生在脊柱手术中的工作不仅限于技术操作，更对麻醉方式选择、术前准备、围手术期并发症防治起到了关键作用。

一 麻醉基本特点

1. 脊柱手术患者具有独特的解剖学特点，如颈椎活动障碍、脊柱侧弯等，这增加了麻醉气道管理难度，气道风险增大。

2. 脊柱外科危、急、重症患者多，大手术多，出血多，术中往往需要大量输血，易引发凝血因子减少，导致凝血功能异常。

3. 脊柱外科手术体位特殊，大多采用俯卧位，呼吸、循环管理难度增加，体位并发症风险增加，如术中压力性损伤、神经损伤、眼球压伤等。

4. 脊柱外伤、脊髓损伤患者，长期卧床，深静脉血栓发生率高，需要高度关注肺栓塞的发生，麻醉风险增大。

二 麻醉相关问题

1. 困难气道。

困难气道指在经过常规训练的麻醉医生管理下，患者面罩通气或气管插管发生困难。脊柱手术患者具有独特的解剖学特点，如强直性脊柱炎致头颈部活动障碍、颈椎外伤等，是造成围手术期严重并发症甚至死亡的主要原因。因此，对困难气道的评估尤为重要。

麻醉前认真访视患者，对患者呼吸道作全面的评估。根据患者的张口度、头颈活动度、喉头位置、上切牙的长度和位置、下颌的宽窄、甲颏距离、头颈部有无外伤或手术史、颈X线摄片等各方面来综合评估是否存在困难气道，并进行分级。术前准备好困难气道处理的设备和器械，包括特殊喉镜、纤维支气管镜、光棒、逆行气管插管设备等，同时也要准备好紧急气道开放器具，如无创的喉罩和有创的气管切开设备等。术中要加强监护，防止气道梗阻，如颈部手术应使用加强钢丝导管。术后要求患者完全清醒，自主呼吸满意，在不吸氧、自主呼吸20分钟以上，脉搏血氧饱和度仍维持在90%以上者方可拔除气管导管。

2. 出凝血机制异常。

脊柱手术创伤大、出血多，如脊柱侧弯矫形、强直性脊柱炎截骨矫形、骶骨肿瘤切除等手术。术中往往需要大量输注液体或同种异体血，可引起稀释性凝血因子减少或凝血机制紊乱，表现为出血时间延长、手术创面广泛渗血、止血困难。化验检查可发现血小板、凝血酶、纤维蛋白原等异常，严重时可发生弥散性血管内凝血（DIC）。术中应及时检测出凝血机制，对症处理。

3. 大量输血输液。

脊柱外科手术创伤大，出血多，术中需要大量输血输液。术前应该开放足够的静脉通道，并要选择大号留置针，必要时行中心静脉穿刺，并在术中进行自体血回收。同时，监测中心静脉压、有创动脉测压、尿量、血中乳酸水平等，评估术中输血输液的效果及重要脏器灌注状况。必要时监测肺动脉压（PAP）、肺动脉楔压（PCWP）、心脏指数（CI）等，评估心功能。

对术中可能失血多的患者，应预先制订好输血、输液计划，进行目标输注。术中应有针对性地进行成分输血，根据需要输入浓缩红细胞、血小板、冷沉淀、新鲜冰冻血浆、纤维蛋白原等，还可采用自体血储存、血液稀释、血液回收、控制性降压等技术。

4. 俯卧位的麻醉问题。

（1）气道狭窄。长时间俯卧位致上呼吸道黏膜水肿和气管导管扭曲或移位，会形成术后气道狭窄。

（2）梗阻血管。上肢动脉或静脉栓塞（可用指末氧饱和度监测），髋关节过于屈曲导致股静脉回流障碍易产生术后深静脉栓塞，腰椎椎板切除术由于体位引起腹压及硬膜外静脉压增高，导致术中出血增加。

（3）神经受压。臂丛神经过度伸展或受压，在鹰嘴部位尺神经受压，腓骨上方压迫造成腓总神经受压，髂嵴部位受压致股外侧皮神经损伤。

（4）头颈部损伤。颈部大幅度过屈或过伸使眼部受压引起视力障碍，眼球缺乏润滑油和覆盖保护，导致角膜摩擦损伤。头托压迫致眶上神经损伤，颈部过度旋转造成臂丛神经损伤及椎动脉供血障碍。麻醉后俯卧位的头面部摆放（图6–1–1）。

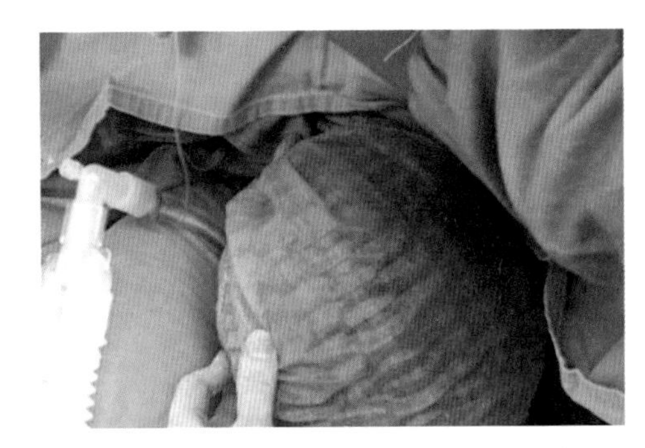

图6–1–1　麻醉后俯卧位的头面部摆放

5. 深静脉血栓。

深静脉血栓是脊柱手术中严重并发症之一。患者由于脊柱外伤、长期卧床等可造成深静脉血栓，多见于下肢静脉。下肢深静脉血栓发生后静脉回流区发生组织肿胀、疼痛，严重者可以坏死。当深静脉血栓脱落后，如栓塞重要脏器静脉血管可造成功能衰竭，如栓塞肺动脉可造成患者猝死。

第二节　脊柱手术麻醉选择与配合

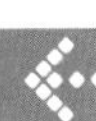

一　麻醉选择

脊柱手术风险高、创伤大、体位特殊，因此大多选用全身麻醉，仅椎间盘内镜手术、单纯椎间盘摘除手术、颅环牵引术可选择局部麻醉。

二　典型手术的麻醉配合

（一）脊髓外伤手术

脊髓手术创伤大，应激反应强，病变部位位于延髓、延髓交界处或高位颈髓，术前呼吸循环功能均差，手术体位对呼吸也有影响，为保证患者安全，首选全身麻醉。

1. 麻醉管理要点。

（1）气管插管时的配合。急性的高位颈髓损伤，常伴颈椎不稳，麻醉医生在气管插管的操作中，最好能保持术前的自然头位，采用轴向牵引，绝对禁止将头过度后仰，以免加重对脊髓的损伤，气管插管困难时，应采用纤维支气管镜引导下气管插管。

（2）术中呼吸管理。中高平面脊髓损伤患者术前肺通气功能已受影响，手术常采取俯卧位或侧卧位，肺活量和潮气量均减少，术中应进行有效的呼吸管理，在手术中随时观察通气量与$PaCO_2$的变化，并及时纠正。

（3）维持循环的稳定。急性脊髓损伤患者术前已有循环功能的紊乱，如脊髓外伤后的脊髓休克之初，由于交感神经的张力降低而出现低血压、心律失常及心肌收缩降低、心排血量减少；手术中麻醉药物的应用又可以使血管舒张功能进一步受到影响；加上体位改变而引发循环的变化，可使体内静脉系统血流重新分布而影响回心血量；不恰当的扩容又可以导致肺水肿，甚至于突然改变患者体位时诱发循环虚脱。因此，术中应严密监测患者的动脉压、中心静脉压和尿量。为保证脊髓的灌注，舒张压不应低于70mmHg。

（4）体温管理。脊髓损伤平面以下体温变化与交感张力分离，即当体温下降时，缺乏交感缩血管反应，导致体温随环境温度而变化。这类患者需注意保温，通过适当提高手术室的室温、采用体表加温、输血输液加温及吸入气体湿化以保持体温正常。

2. 护理配合。

（1）关注手术体位对患者的影响：脊柱手术大多采用俯卧位，脊髓损伤患者，尤其是高颈段脊髓损伤的患者，在搬运或摆放体位时，需注意轴线翻身和对循环的影响。

（2）密切观察生命体征的变化：术前、术中，尤其是改变体位或搬动患者时。

（3）保持静脉通路通畅，术中及时补充血容量，保证脊髓的有效灌注。

（二）脊柱侧弯手术

脊柱侧弯可分为结构性脊柱侧弯及功能性脊柱侧弯，严重者可以继发胸廓畸形，胸腔容积缩小。患者为全身麻醉，术前评估主要是发现并存的心肺疾病和病变程度，应检查有无神经功能缺陷，还应检查颈部活动以及上呼吸道形态，以了解有无气管插管困难和是否需用纤维支气管镜引导行气管插管。

1. 麻醉管理要点。

（1）呼吸功能。脊柱侧弯患者呼吸和心血管系统功能明显受损，肺活量是围手术期呼吸储备的指标，较正常值降低60%以上预示术后需行呼吸支持。脊柱侧弯手术的远期效果是为治疗呼吸功能降低，但术后7～10天可发生呼吸功能急性损害。该类患者呼吸功能改变主要为通气/血流比例失调，导致低氧血症。伴有神经肌肉疾病的脊柱畸形患者预后更差，这些患者术后常常行呼吸支持。

（2）心血管功能。脊柱侧弯患者常合并右心室肥厚，肺血管发生高血压性改变。这类患者还可能伴有先天性疾病，如主动脉缩窄和发绀性心脏病。

（3）术中监测。①血流动力学监测。常用桡动脉穿刺直接监测血压；放置中心静脉导管监测中心静脉压，并指导液体治疗。②行血气分析以维持内环境稳定。③脊髓功能监测。因为手术牵拉脊髓可能影响脊髓前动脉血供，导致脊髓缺血。包括用躯体感觉诱发电位（SEP）和运动诱发电位（MEP）监测来替代传统的唤醒试验，以避免气管导管脱落、术中出血量增加、疼痛、记忆和不能重复试验等弊病。唤醒试验也可作为诱发电位监测的补充。④尿量监测。⑤体温监测。⑥血红蛋白监测。

（4）静脉气栓。静脉气栓是脊柱手术的严重并发症之一，因为大量骨组织暴露，加之手术部位高于心脏水平，常表现为无法解释的低血压、呼吸末二氧化碳水平降低。术中应警惕这一并发症的发生，早期诊断和处理可提高患者存活率。一旦怀疑有静脉气栓，应立即将伤口注以生理盐水覆盖，避免使用N_2O吸入及应用血管收缩药。大量气栓则需将患者平卧，行心肺复苏术。围手术期还应考虑包括体位调整、减少出血、保温、防止静脉气栓、保护凝血功能、术中自体血回输、术中血液稀释、合理使用止血药等问题。

2. 护理配合。

（1）关注手术体位对呼吸、循环的影响。

（2）协助配合术中各项监测，如中心静脉导管监测等。

（3）协助完成血液稀释疗法，术前进行血液稀释。心功能正常的患者可在手术前快速补充胶体500～1000mL，使红细胞比容（HCT）降低，减少血液有形成分丢失。

（4）积极配合完成自体血回收。

（5）保持静脉通路通畅，术中及时补充血容量，避免低血容量。

第三节　脊柱手术术中神经电生理监测

神经系统具有通过电化学活动传递信息的独特功能，当人的意识状态改变时，如昏迷、麻醉，可以通过监测电化学活动评估神经系统的功能状态。然而，传统的生理监测（如血压和血氧）仅能作为反应神经系统功能状态的间接参数。脊柱手术中的神经电生理监测包括躯体感觉诱发电位（SEP）、运动诱发电位（MEP）、肌电图（EMG）等项目。在术中使用神经电生理监测仪（图6-3-1）虽然不能取代“唤醒试验”，但可以发现改变神经功能的手术操作或生理信号的变化，从而帮助手术医生及时、全面地判断麻醉状态下患者神经功能的完整性，提高手术医生术中决策力，降低手术致残率。

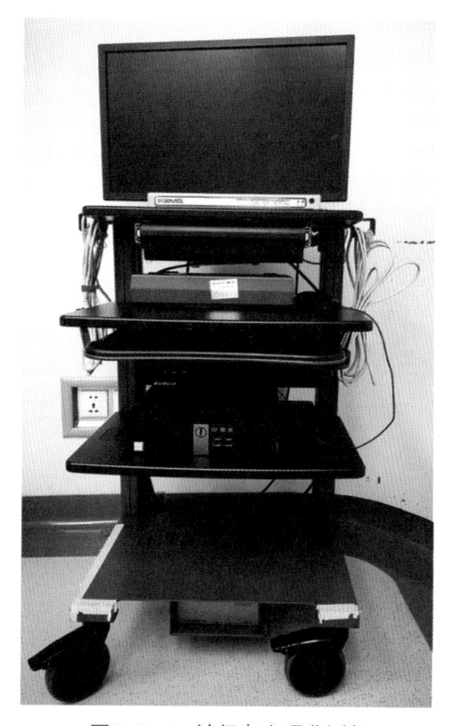

图6-3-1　神经电生理监测仪

一　躯体感觉诱发电位

躯体感觉诱发电位（SEP）是指在传导通路上的不同部位放置记录电极，通过刺激外周神经引发的感觉冲动经脊髓上传至大脑，所记录的神经传导信号经监测仪信号放大器放大后的波形。刺激特定外周神经时，特定记录组合记录到特定波形以波幅（μV）和潜伏期（ms）进行测量，并以电压（μV）-时间（ms）曲线图表示SEP。获取可识别的、可重复的SEP基线波形是成功的术中SEP监测的基础，也是辨别术中SEP变化的基础。包括手术和麻醉影响在内，术中患者内外环境的变化使SEP监测过程极具挑战性，也使得解释SEP显著变化变得非常复杂。术中影响SEP的生理学因素主要有以下几点。

1. 体温：轻度低体温延长皮质SEP潜伏期，对皮质波幅、皮质下或外周反应的影响很小。深低温会导致皮层SEP消失，皮质下、脊髓和外周反应的潜伏期延长，随着温度的进一步降低，这些反应也会消失。复温可以改善潜伏期但不能完全逆转低温导致的负面反应。轻度高温与皮层和皮质下SEP潜伏期延长有关，不会影响波幅。局部温度变化也会影响SEP，例如，由手术暴露或术野低温冲洗引起的手术部位温度变化会影响SEP。此外，无论是否输注低温液体，手术室温度过低都会影响SEP。

2. 组织灌注：血压及与其相关的组织灌注变化会影响SEP。如果低灌注不能满足组织基本的代谢需求，皮质SEP将会减弱。局部因素导致的局部缺血也会影响SEP，如脊髓牵拉导致的缺血、体位性缺血、血管损伤引起的缺血。血细胞比容的变化会改变血液的携氧能力和黏度从而影响氧的输送。通常情况下轻度贫血会引起SEP波幅增加，但当血细胞比容低至10%～15%时SEP潜伏期会显著延长，红细胞比容低于10%则会导致波幅降低和潜伏期的进一步延长。

3. 血氧水平与通气：$PaCO_2$和PaO_2的变化会影响SEP。轻度低氧不影响SEP，术中明显的低氧会引起SEP波幅的降低。当$PaCO_2$升至50mmHg时，高碳酸血症并不会影响SEP。过度通气会增加SEP波幅并轻度延长潜伏期。

4. 麻醉药物：一般情况下，静脉麻醉药对SEP的影响较吸入麻醉轻，可以考虑低浓度的吸入麻醉与静脉麻醉联合应用，但对于SEP波幅较小的患者，全凭静脉麻醉更适合于术中连续SEP监测。另外，由于MEP通常与SEP联合使用，MEP对吸入麻醉药非常敏感，因此通常选静脉麻醉。

5. 其他生理学变量：包括电解质和葡萄糖，总血容量以及中心静脉压在内的其他大量生理学因素也会影响SEP。

二 运动诱发电位

运动诱发电位（MEP）是指用电或磁刺激中枢运动神经（脑功能区或脊髓），在刺激点下方的传出路径或效应器、肌肉记录到的电反应。刺激中枢运动神经主要有经脊髓和经颅刺激两种方法。电刺激脊髓或运动皮质后，在外周肌肉记录到的电位称为复合肌肉动作电位（CMAP），CMAP是广泛使用的测量MEP的方法。MEP是最新引入的术中神经生理监测项目，与SEP通路定位于不同区域，不同的皮质血供区，不同的脑干和脊髓部位。运动功能通路较SEP通路对缺血更为敏感。MEP并发症包括：皮质灼伤、舌裂伤、心律失常、颌骨骨折和术中知晓。放置软牙垫可以减少舌裂伤的发生。术中影响MEP监测的生理学因素有以下几点。

1. 体温：体温的降低可以引起MEP潜伏期延长，刺激阈值增加，但是其对振幅的影响呈双向性，随着体温下降，振幅增加，在29℃时达到峰值，随后开始下降，在22℃时消失。中度低温时会出现MEP波形的改变，32℃以下会出现潜伏期延长，复温至正常体温后MEP恢复正常。

2. 缺氧：吸入氧浓度降至10%时，27%MEP波形消失，潜伏期延长，波幅下降。吸入氧浓度降至5.25%时MEP波形消失。

3. 低血压：轻度和中度低血压对MEP没有影响，对于控制性降压的患者平均动脉压降至50mmHg时MEP波幅降低。

4. 缺血：主动脉或股动脉夹闭30分钟后可以引起下肢缺血，MEP波幅降低，潜伏期延长。完全的主动脉夹闭2分钟后即可引起脊髓缺血，进而影响MEP。

5. 高二氧化碳和低二氧化碳血症：除非呼气末二氧化碳水平极度升高，否则MEP波形变化甚微。

6. 吸入麻醉药：卤族类吸入麻醉药会对CMAP的波幅产生剂量依赖性抑制，临床使用剂量会增加监测的失败。

7. 静脉麻醉药：丙泊酚对CMAP的影响呈剂量依赖性抑制。阿片类药物低剂量或持续输注，对运动诱发电位的影响很小。肌松药会导致CMAP波幅大幅度降低。

三 肌电图

肌电图（EMG）是通过放置针状记录电极到特定的肌肉或其附近，持续评估颅神经和外周神经。它是记录手术区域内的神经根所支配的肌肉群的自发EMG活动，其目的是探查手术区域内的神经根是否有损伤。短时间的刺激一般不会引起永久性损伤，频繁的或持续的刺激可能导致术后神经功能损伤。除神经肌肉阻滞剂外，麻醉药物及术中其他生理学变化对EMG几乎无影响。

为了弥补神经电生理监测的不足，可施行“唤醒试验”，常用做法为：术前对患者解释清楚，争取患者合作。采用七氟醚、丙泊酚-芬太尼类药-肌肉松弛剂的麻醉方式，插管前进行充分的气管表面麻醉。使用神经刺激器监测，维持在较浅的阻滞程度（即四个成串刺激中T_1、T_2、T_3或T_1、T_2存在）。不给予强效吸入麻醉药。当需唤醒患者时，停吸七氟醚，减麻醉深度，3～5分钟后患者能听从指令，活动手和脚，如此可推断脊髓没有受到严重的缺血损害。试验完成后必须立即用静脉麻醉药加深麻醉。术后患者很少有回忆和不适。手术中一般不进行肌肉松弛剂和芬太尼类药的拮抗，因为这会导致患者在手术台上突然惊醒和危险的躁动，但有时为了确定脊髓是否受损，还是值得一用。“唤醒试验”需暂停麻醉和手术，会增加气管内插管脱落的机会，且对小儿、精神病患者和不合作的患者不能应用。

PART
SEVEN

第七章

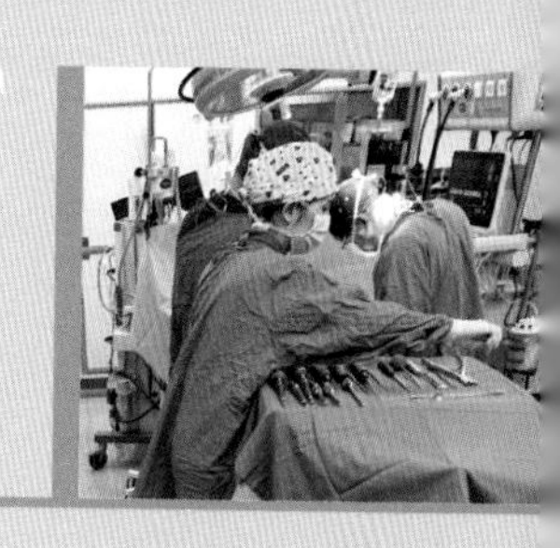

脊柱手术护理程序

护理程序基础知识

运用护理程序实施手术护理

第一节 护理程序基础知识

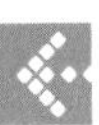

护理程序是指导护理人员以满足护理对象的身心需求，恢复或增进护理对象的健康为目标，科学地确认护理对象的健康问题，运用系统方法实施计划性、连续性、全面整体护理的一种理论与实践模式。

一 基本概念

护理程序中，主要包含四个基本概念：人、环境、健康、护理。

1. 人：是由身体、心理、社会等方面组成的整体，也是各科手术护理中的主体。

2. 环境：分内环境（包括生理环境和心理环境）和外环境（包括社会环境和自然环境）。手术室对于患者来说是一个陌生的外环境，需要自身调节去适应。

3. 健康：是人对环境的一种积极且良好的反应，健康与疾病在个体生活过程中可以相互转化而无绝对明显的界限。

4. 护理：是诊断和处理人类现存的和潜在的健康问题的反应。贯穿整个围手术期，根据患者自身和手术的不同制定个性化护理方案。

二 护理程序步骤

一般可分为五个步骤，即评估、诊断、计划、实施和评价。

（一）护理评估

评估是有计划、有目的、有系统地收集患者资料的过程。手术护理的评估是体现手术室护士对于患者、手术类型方式的全面把控的能力，收集整理并判断患者在围手术期内将会出现的问题。

1. 评估目的。

（1）为分析、判断和正确作出护理诊断或发现护理问题提供依据。

（2）建立病人健康状况的基本资料。

2. 评估内容。

收集资料的内容应该与护理有关，并且尽可能不与其他专业人员重复收集相同的资料。根据手术的需求，收集资料时一般可从下面4个方面进行：

（1）一般情况：包括病人的年龄、职业、单位、职务、民族、文化程度等。

（2）病史：询问现病史、既往史、个人史、婚育史、月经史、家族史等。

（3）运动与皮肤状况；行动是否方便、有无受到限制、对日常和剧烈活动的承受能力等。查看皮肤的颜色、弹性、完整性，有无出血点和瘀斑。

（4）手术内容：麻醉方式、手术方式、体位、时长等。

3. 评估方法：术前访视。

每一个患者对手术都存在着紧张和恐惧，充分调动患者的主观能动性，使之积极配合手术是治疗成功的关键。增加手术室护士对手术患者术前访视，可使患者以最佳状态迎接手术，在围手术期护理中发挥着积极的作用。

（1）访视目的。

① 通过术前访视，护士可掌握患者的情况，制定护理计划，以便在围手术期实施正确的护理。

②缓解患者术前的恐惧心理，介绍手术及麻醉注意事项，增强对手术的信心。

③通过访视，激励护士对护理工作的研究、思考和探索，提高业务水平。

（2）访视方式。访视者为配合手术的巡回护士，访视前首先应与病房联系，取得配合，得到允许后可进行访视，访视时间为手术前一天下午。

① 交谈：交谈是一种特别的人际沟通方式，通过与患者或其家属、朋友的交谈来获取护理诊断所需要的资料信息。在询问患者时应让他感到很自然、轻松，用闲聊的方式来得到资料。交谈时应根据患者的不同年龄、职业、文化程度等运用不同的沟通方式。

② 查阅记录：通过查阅病历，与主管医生、护士联系，了解患者的一般情况、生命体征、诊断、拟定手术名称、麻醉方式、现病史、既往史、家族史、药敏史、实验检查结果、有无活动义齿及隐形眼镜、女性患者是否在月经期、有无感染、营养状态、身高体重、生活史、生活习惯、社会背景、接受手术的态度和程度等。

（3）访视注意事项。

①访视时间适宜，应避开治疗和进食时间，会面时间一般为10～15 min，不宜

过长，以不引起患者紧张感和疲劳感为宜。

② 与患者交谈时，应正视患者，采用通俗易懂的生活用语，尽量少用医学术语，避免强制、教育的态度。

③ 对不清楚的事情不要含糊地回答患者，避免说引起患者不安的话语，以免患者对护士产生不信任感，加重其心理负担。

（二）护理诊断

护理诊断是对一个人生命过程中的心理、社会文化、发展及精神方面所出现的健康问题做出的反应说明，这些健康问题的反应属于护理职责范畴，可以用护理的方法来解决。对于围手术期中所可能出现的问题作出提前的预判，将现有、潜在、可能出现的问题总结并列出。

1. 现有的：指围手术期所会发生的问题。

2. 潜在的：指危险因素存在，在手术结束后可能会影响健康的一系列问题。

3. 可能的：可疑因素存在，根据个体差异所导致的不同结果。

（三）护理计划

制定手术护理计划是解决手术中的护理问题的方式方法，其目的是确认护理对象的安全、手术的顺利。

1. 确定护理重点。

2. 一个患者可同时有多个手术护理问题，制定计划时也同一般护理计划的安排，应按其重要性和紧迫性排出主次，一般把威胁最大的问题放在首位，其他的依次排列，通常可按如下顺序排列：① 首先问题；② 中优问题；③ 次优问题。

3. 制定预期目标的注意事项。预期目标是解决护理问题所研究的问题，预期目标不是护理行为，但能指导护理行为，并在工作结束时作为对效果实行评价时的标准。

（1）手术中可能出现很多需要处理的护理问题，那么可以制定不同的护理目标，但是要注意的是制定的目标不能应对多个问题。

（2）目标应在护理技能所能解决范围之内，并要注意医护协作。

（3）目标陈述的行为标准应具体，以便于评价。

4. 制定护理措施：护理措施是护士为患者提供的工作项目及具体实施方法，是为协助病人达到目标而制定的具体活动内容。

（四）护理实施

围手术期内，针对护理诊断提出的计划，采取护理措施以及完成护理目标的方式方法。

1. 直接提供护理：对手术患者实施护理，对手术的过程和方式有直接影响。

2. 协调和计划整体护理的内容；将计划中的各项护理活动分工、落实任务，共同完成护理任务。比如在等候区进行留置针的穿刺与抗生素的使用等。

（五）护理评价

1. 评价效果。

评价效果是将护理实施的结果与预期目标进行比较。评价的重点是患者的护理效果。

在收集了有关病人健康状况的资料后，护士应列出实施护理措施后病人出现的反应，并将这些反应与目标相比较，衡量目标达标情况。目标实现程度可分为三种，即目标完全实现、目标部分实现、目标未实现。对目标部分实现或目标未实现的原因要进行探讨和分析，并重审护理计划。重审护理计划时，对已解决的问题，停止采取措施，但应进一步估计病人可能存在的其他问题，拟定下一个目标。当问题依然存在，计划的措施适宜，则继续执行原计划。原来认为可能存在的问题，能排除的予以取消。对诊断、目标和措施中不适当的内容加以修改。

2. 评价的内容

（1）整体护理的情况。

（2）护理各环节的护理质量。

（3）观察病情及手术中的各种情况，是否及时修改护理计划。

（4）术后患者的恢复情况，随访记录是否跟进。

3. 评价的方法

（1）观察法：通过对患者的床边观察，随时记录。

（2）对比法：对比同类型手术患者的手术情况。

（3）调查法：制定问卷，或者以访谈等形式进行调查。

第二节 运用护理程序实施手术护理

以脊柱侧弯后路矫形手术为例阐述运用护理程序实施手术护理。

案例：王某，女，18岁，汉族，未婚，学生，无既往史，××病室，××床号，手术名称：脊柱侧弯后路矫形术。

一 护理评估

1. 查看患者的健康活动情况。患者身体状况良好，活动自如，无其他不适。

2. 告知患者手术所需要准备的事宜，做好心理疏导。告知患者术前禁食禁饮时长，做好卫生清洁，并且要调整心态，规律的睡眠。

3. 询问患者的病情主述、既往史、家族史、过敏史、月经期等。患者现活动自如，无其他病症，无既往史，无家族史，无过敏史，未处于月经期。

4. 帮助患者练习床上大小便、深呼吸、有效咳嗽等。

5. 评估手术方式。手术为全身麻醉，时长较长，手术为胸腰段，需做好手术标识。

二 护理诊断

1. 焦虑与担心术后康复程度有关。

2. 低体温与手术有关。

3. 皮肤完整性受损与手术有关。

4. 手术切口感染与切口大，内植入物多有关。

三 护理计划

1. 心理护理：疏导患者，缓解患者术前紧张情绪及术后的焦虑。

2. 预防低体温：调节室温，实施保暖、输血输液加温治疗，以预防术中低体温的发生。

3. 预防术中压力性损伤：做好入室皮肤评估，安放体位时动作轻柔，注意保护受压部位皮肤，实施术中间歇减压，以降低术中压力性损伤风险。

4. 预防切口感染：控制手术间人数和人员流动，严格执行无菌操作，把控抗生素使用时机。

四 护理实施

1. 手术前进行术前访视，评估患者情况，并告知患者术前准备，询问患者基本情况，减轻患者的焦虑与恐慌。

2. 在患者入室前调节室温至22℃～24℃；选择合适的暖风毯为患者进行保温；使用输血输液加温器进行输液加温；使用温盐水进行切口的冲洗；尽量减少体表暴露。监测体温，关注术中出血情况，掌控出入量。手术开始后可以适当调低温度，手术接近尾声时，提前调高室温。

3. 患者手术体位为俯卧位，体位安放前在髂前上棘、前胸、肋缘、前额等受压部位进行保护，可使用流体凝胶垫垫在身下，使用防压疮贴保护受压部位，术中实施间歇减压。

4. 切皮前30分钟内输注完抗生素。

5. 严格控制手术间相关人员，手术间人数控制在10～14人；同时，统筹安排护理操作，减少不必要的走动。

6. 密切关注生命体征，及时补充血容量、液体量，追加抗生素。

五 护理评价

1. 手术时长约6小时，术中患者生命体征平稳，术后患者安全转运至复苏室，苏醒及时。

2. 术毕，皮肤完整，无压红。术后体温正常，并无低体温发生。

3. 手术过程顺利，术前抗生素使用及时，术中输血未发生过敏反应，术中无其他不良反应。

4. 术后1天随访，患者神志清醒，生命体征平稳，主诉无不适，可在床上进行轴线翻身，四肢活动好。

5. 患者自我感觉良好，对手术护理满意。

PART
FOURTEEN

第八章

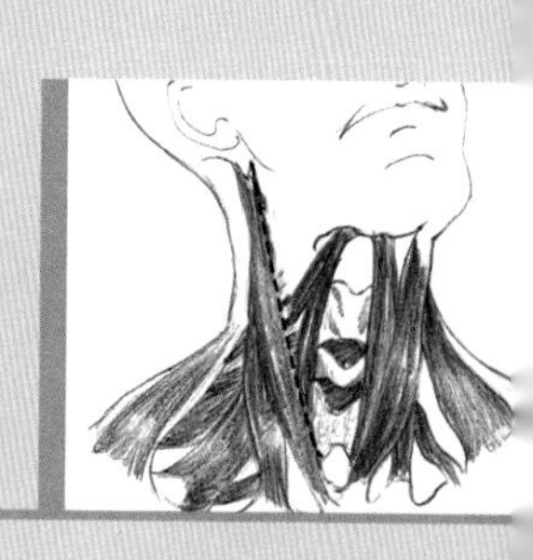

脊柱手术常用手术入路与切口

常用手术入路

常用手术切口

第一节 常用手术入路

1. 寰枢椎前入路：用于寰枢椎骨折、脱位、肿瘤、结核等疾病。

2. 下颈椎前入路：用于颈椎骨折、脱位、椎间盘突出、颈椎病、肿瘤、结核等疾病。

3. 颈椎后入路：用于寰枢椎不稳需后路固定、颈椎骨折伴关节突绞锁或后结构损伤、颈椎内脊髓背侧肿瘤、颈椎黄韧带或后纵韧带骨化、颈椎管狭窄等疾病。

4. 胸椎经胸腔前入路：用于胸椎椎体肿瘤、胸椎椎体感染、胸椎前路减压、胸椎椎体间融合、胸椎椎体活检、矫正脊椎畸形或胸椎间隙松解。

5. 胸椎侧前方入路：用于胸椎椎体活检、胸椎椎体部分切除、胸椎前融合、胸段脊髓前外侧减压、胸椎间盘突出、椎间盘摘除、胸椎结核合并肺功能退行性病灶清除。

6. 胸腰段侧前方联合入路：适用于胸腰段脊柱骨折侧前方减压及椎体内固定、胸腰段脊柱椎间盘突出侧前方减压髓核摘除、胸腰段脊柱肿瘤切除、胸腰段脊柱结核病灶清除、胸腰段脊柱化脓性感染病灶清除术。

7. 胸腰段后入路：用于胸或腰段脊柱骨折脱位、胸或腰段脊柱后路椎管减压、胸或腰段脊柱后路融合术、胸或腰椎肿瘤后路全椎板与重建、胸或腰段黄韧带骨化、脊柱侧凸后路矫形、脊柱后凸后路矫形术。

8. 腰椎前外侧（经腹膜后）入路：适用于腰椎前路融合术、引流腰大肌脓肿及清除腰椎椎体感染病灶、单个腰椎椎体整个切除或部分切除，并同时施行椎体间植骨、腰交感神经节切除、人工腰椎间盘置换术。

9. 骶椎后入路：适用于骶骨肿瘤切除、骶骨病变和骶骨外伤合并神经损伤、骶椎管内囊肿。

10. 腰椎椎间孔入路（微创）：适用于极外侧型腰椎间盘突出症和椎间盘源性疼痛等疾病。

11. 经腰椎棘突旁正中入路（微创）：适用于各种原因引起的腰椎不稳，如腰椎滑脱、椎间盘源性下腰痛、多次复发的椎间盘突出症、退行性腰椎管狭窄等疾病。

第二节　常用手术切口

一　切口选择原则

切口的选择是手术显露的重要步骤，对各部位手术的切口选择应根据手术的特殊性以及术野显露的需要进行全面分析而定。在切口选择上应考虑以下几点：

1. 切口应选择于病变部位附近，通过最短途径以最佳视野显露病变。

2. 切口选择应避免损伤大血管、神经和腺体，以免影响该部位的组织或器官机能。

3. 切口选择应沿皮肤纹理切开，整齐的切缘和良好的分层有利于切口愈合，同时要注意预防感染，尽量照顾美观，不遗留难看的瘢痕。

4. 应根据患者的体型、病变深浅、手术难度及麻醉条件等因素来计划切口的大小。

二　颈椎前入路切口

（一）寰枢椎前入路切口（图8-2-1）

1. 体位：患者取仰卧位，头略后伸，肩部垫高，使用头圈或颅骨固定支架固定头部。

2. 切口：手术医生首先用示指经口腔在咽后壁触及并确认寰椎前结节，以保证切口的中线准确定位。以寰椎前结节为中点做咽后纵向切口，上至软腭平面，下至C_2椎体上缘。如果需要显露斜坡和枕骨大孔者，切口需要向上延长切开软腭。

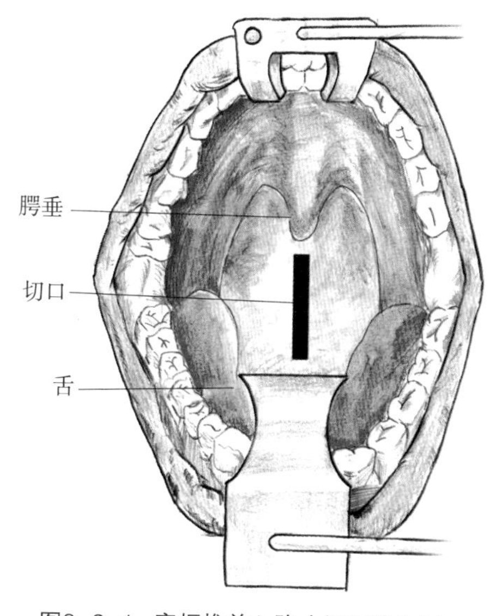

图8-2-1　寰枢椎前入路（经口腔）切口

（二）下颈椎前入路切口（图8-2-2）

1. 体位：患者取仰卧位，肩胛部垫一软枕，头偏向健侧，头两侧垫沙袋固定。

2. 切口：在病变颈椎的相应平面做皮肤横切口，自胸锁乳突肌中点至颈中线对侧1cm，切口水平高度视病变部位而异。C_3～C_4椎体切口水平高度以舌骨为参照点，C_5～C_6椎体切口水平高度以甲状腺软骨为参照点，C_7～T_1椎体在胸骨柄上1横指处。如病变暴露范围大，可选斜切口，切口方向沿胸锁乳突肌内侧缘，切口长度根据病变范围可以上下延长。

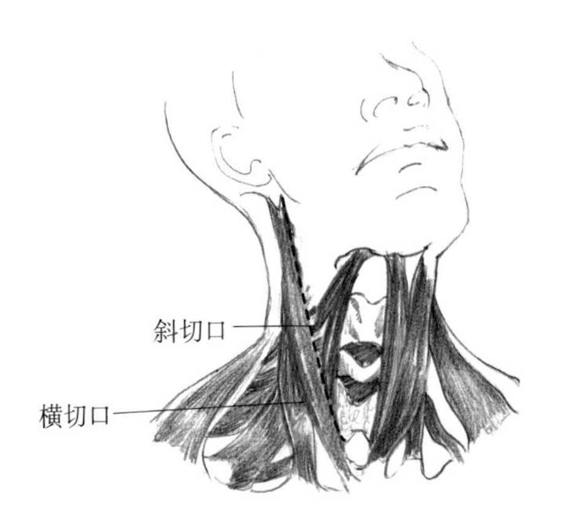

a. 横切口及斜切口示意

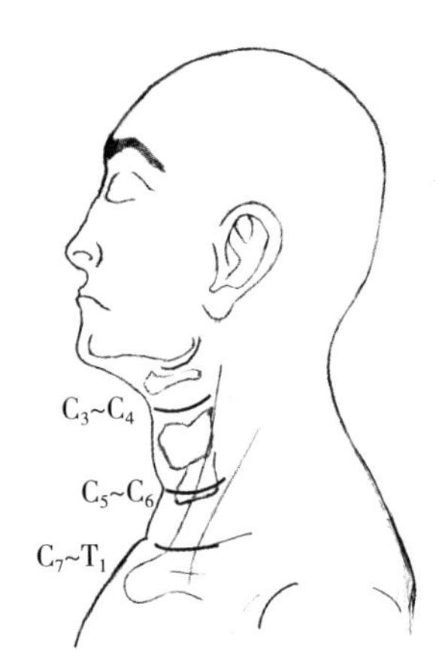

b. 横切口水平选择

图8-2-2　下颈椎前入路切口

三　颈椎后入路切口（图8-2-3）

1. 体位：患者采取俯卧位，头部置于颈椎手术支架上，颈椎轻度屈曲，以便棘突间隙张开。

2. 切口：颈椎后部骨性标志是确定正确手术节段的关键。后方可触及的骨性突起有C_2、C_7椎骨粗大的棘突。以病变脊骨棘突为中心，做颈后正中直切口，长度根据所需显露的椎骨数而定。如果单纯施行寰枢椎手术，其切口以显露枕骨大孔后缘、寰椎后弓和枢椎椎板即可，如果行下颈椎手术，切口选择在枢椎棘突以下，其切口可延伸到C_6～C_7椎骨棘突。

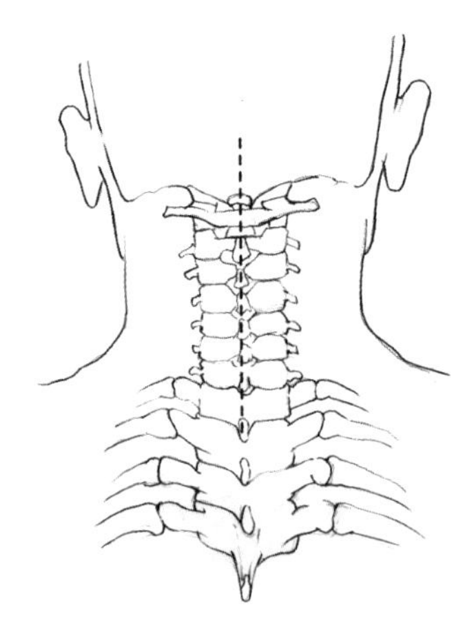

图8-2-3　颈椎后入路切口

四 胸椎前入路切口

（一）经胸腔前入路胸椎切口（图8-2-4）

1. 体位：患者采取侧卧位，患侧朝上，腋下垫软枕以利于胸肋显露，手术侧下肢屈髋屈膝，对侧下肢伸直，两大腿间垫软枕以防受压，手术侧上肢伸向前上方并固定。

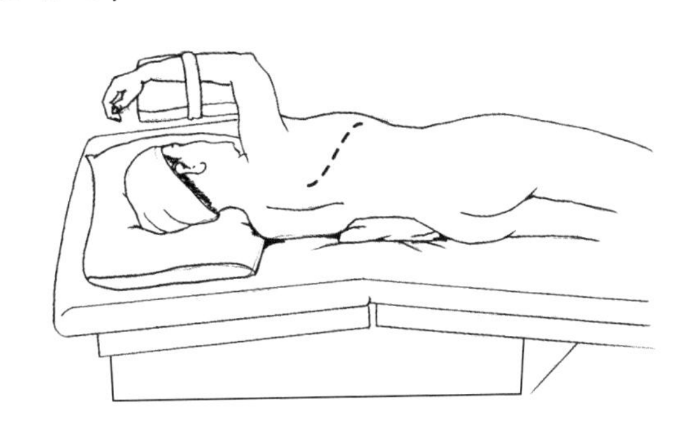

图8-2-4 经胸腔前入路胸椎切口

2. 切口：应根据病变椎体的位置选择预定切除的肋骨，作为开胸的入路。上胸椎的手术切口起自肩胛骨下角下2横指，向前弧形切向乳房下皱襞。切口后方向上延伸到胸椎，终止于肩胛骨内缘的中点及肩胛骨与脊柱之间的中点处。切口通常在第7肋骨或第8肋骨之上。

（二）胸椎侧前入路（切除肋骨横突）切口（图8-2-5）

1. 体位：患者侧俯卧位，使胸壁与手术台平面成60°～70°，病变较为严重的一侧在上，腋下垫软枕以利于胸肋显露，并可防止下方肢体臂丛神经及血管受压。

2. 切口：以病变节段为中心，在棘突旁2横指处做纵向切口或凸向外侧的弧形切口，切口的上下端至少应包括病变椎体上下各一个椎体，术中也可根据需要适当延长切口。

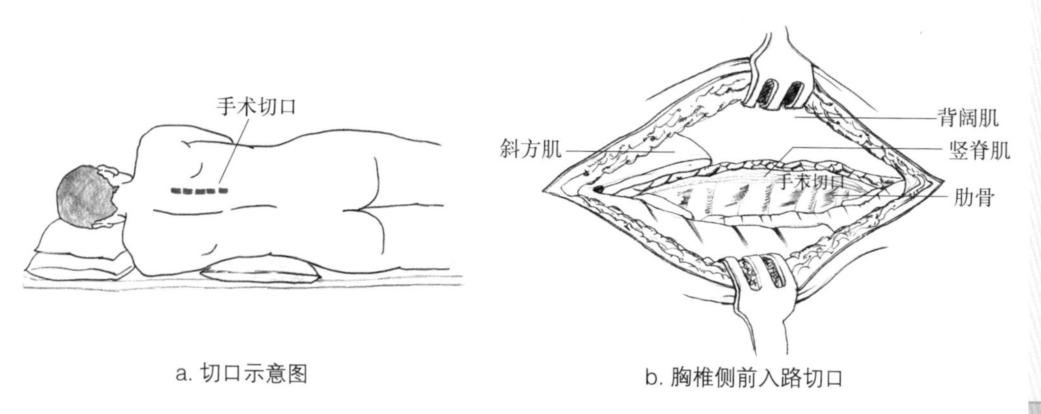

a. 切口示意图　　b. 胸椎侧前入路切口

图8-2-5 胸椎侧前入路（切除肋骨横突）切口

五　胸腰椎前入路切口

（一）胸腰段侧前方联合入路切口（图8-2-6）

1. 体位：患者侧俯卧位，使胸壁和手术台平面成60°～70°，病变较严重的一侧在上，腰下垫软枕，使季肋部与髂嵴之间的距离增宽，便于手术操作。

2. 切口：切口起自T_{11}椎体棘突旁2cm，先与棘突平行向下，至第12肋骨下方，再沿第12肋骨下缘弯向前下方，止于腋前线。

（二）胸腰椎前外侧（经腹膜后）入路切口（图8-2-7）

1. 体位：患者侧俯卧位，身体与手术台平面成45°，背部向手术医生，髋关节及肩下垫沙袋或用腰托撑起腰部。

2. 切口：从第12肋骨后半部向下到脐及耻骨联合中点平面的腹直肌外缘做腹侧方斜切口。

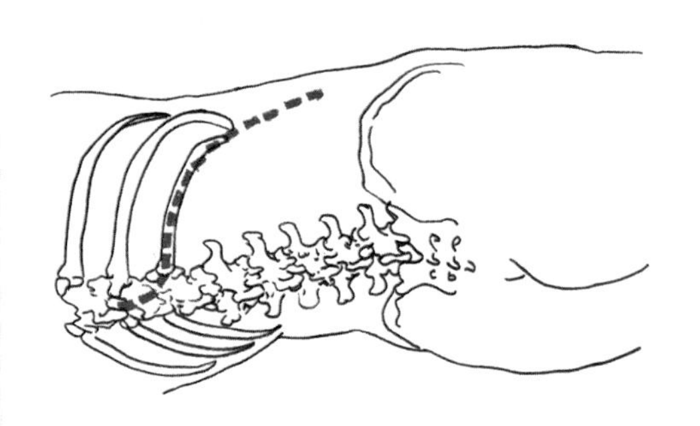

图8-2-6　胸腰段侧前方联合入路切口

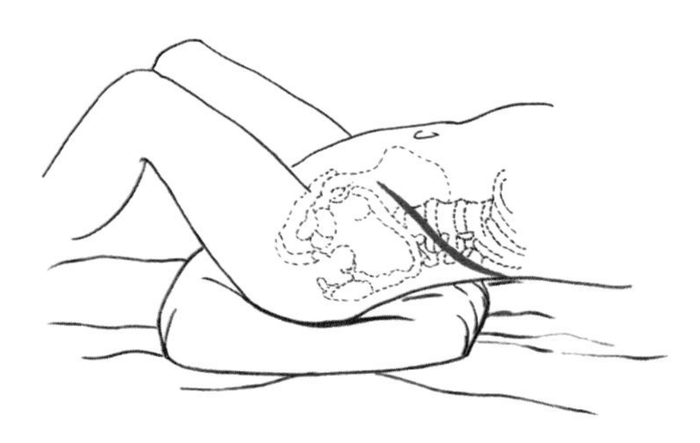

图8-2-7　胸腰椎前外侧（经腹膜后）入路切口

六　胸腰椎后入路切口

（一）胸腰段后入路切口（图8-2-8）

1. 体位：患者俯卧位，胸腹两侧各垫枕垫，以使前胸壁悬空，使无瓣膜的椎管内静脉丛的血液能回流到下腔静脉，以减少手术中出血。

2. 切口：以病变节段为中心，根据病变范围确定切口大小，后正中直线切口，即沿脊柱后正中线经棘突做纵行切口，该切口由于居中，出血少，显露容易，兼顾两侧，且利于切口向上、下

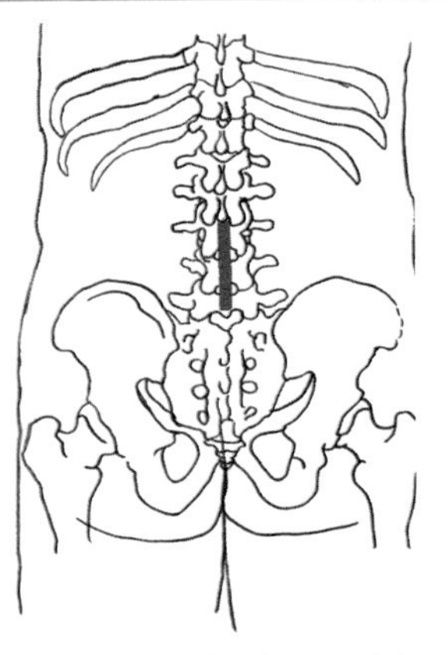

图8-2-8　胸腰段后入路切口

延伸。

（二）腰椎椎间孔入路（微创）切口（图8-2-9）

1. 体位：患者俯卧位。

2. 切口：1983年，Kambin等人首次提出腰椎间盘后外侧穿刺的“安全三角”——Kambin三角概念，其界限背侧为下一椎体上关节突，腹侧为出口神经根，尾侧为下一椎体的上终板。在该区域进行腰椎间盘穿刺造影或椎间孔镜的操作被认为是最安全的手术入路。

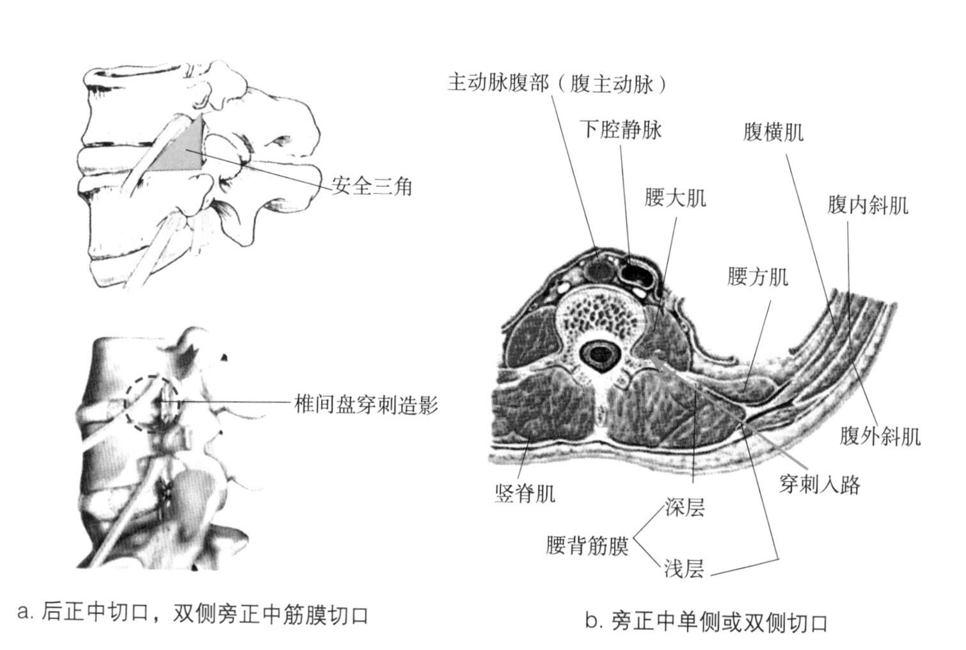

a. 后正中切口，双侧旁正中筋膜切口

b. 旁正中单侧或双侧切口

图8-2-9 腰椎椎间孔入路（微创）切口

（三）经腰椎棘突旁正中入路（微创）切口（图8-2-10）

1. 体位：患者俯卧位，两侧各垫枕垫，以使前胸壁离开手术台平面悬空，使胸廓得以扩张；枕垫应有足够长度，能垫起髂前上棘，让前腹壁离开手术台悬空，使无瓣膜的椎管内静脉丛的血液能回流到下腔静脉，以减少手术中出血。

2. 切口：①后正中切口、双侧旁正中筋膜切开暴露（图8-2-10a）。沿棘突做直线切口，切口长度4～5cm，在游离皮肤和皮下组织之后，分别左、右旁开中线2横指宽度处做筋膜切开。②旁正中单侧或双侧切口（图8-2-10b），行单侧或双侧暴露，分别旁开中线2横指宽度，行双侧皮切口及暴露。

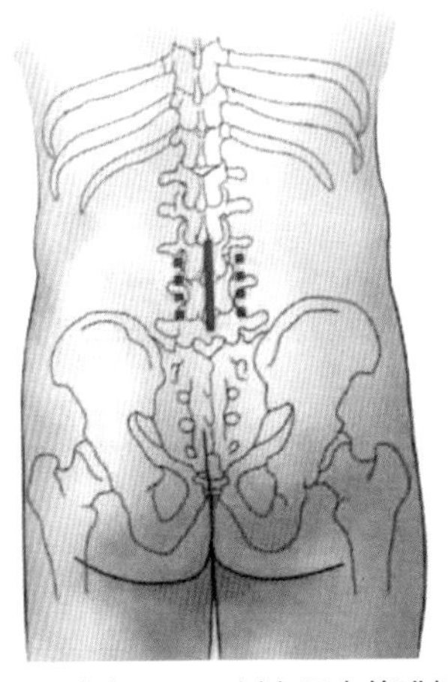

a. 后正中切口、双侧旁正中筋膜切口

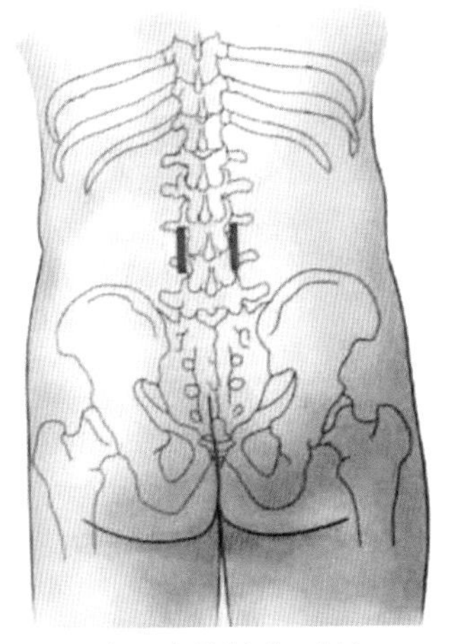

b. 旁正中单侧或双侧切口

图8-2-10 经腰椎棘突旁正中入路（微创）切口

七 骶椎后入路切口（图8-2-11）

1. 体位：患者取俯卧位。

2. 切口：①工形切口（图8-2-11a），切口上缘可平L_5椎体，两侧可延伸至髂棘。下缘至S_5椎体，两侧可延伸至骶骨外缘。可根据病变位置、大小调整。② Y形切口（图8-2-11b），切口上缘可平L_5椎体，两侧可延伸至髂棘。下缘至S_5椎体，可根据病变位置、大小调整。

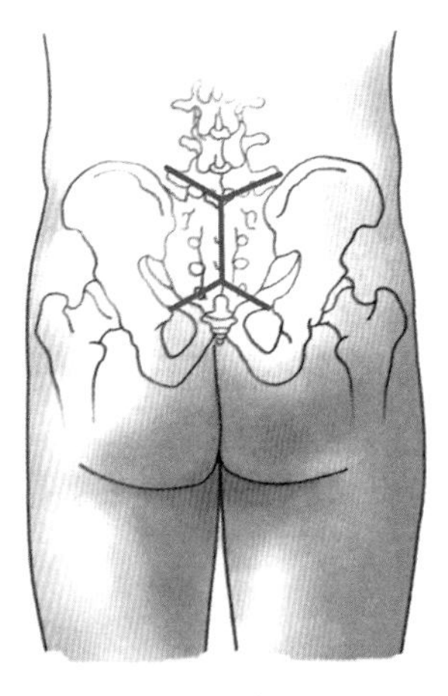

a. 工形切口

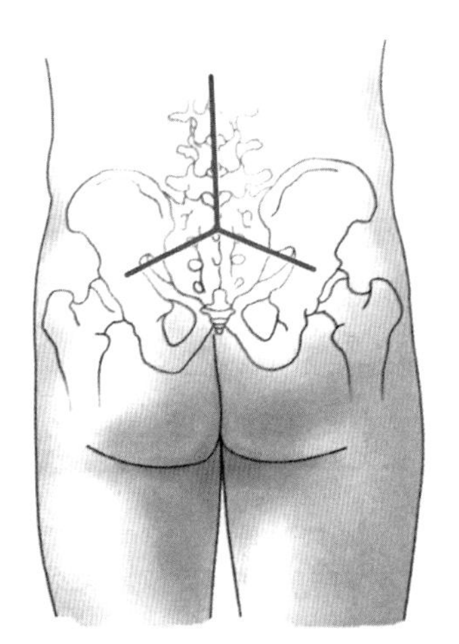

b. Y形切口

图8-2-11 骶椎后入路切口

PART
NINE
第九章

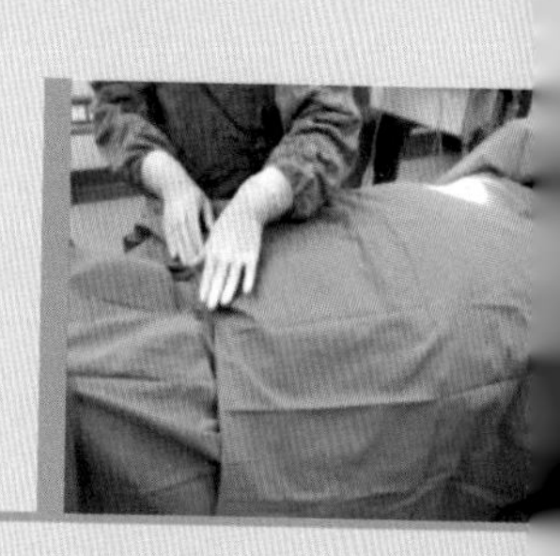

脊柱手术消毒、铺单

第一节 皮肤消毒

一 手术前皮肤准备

手术部位皮肤准备是指对拟实施手术患者的手术区域皮肤进行清洁，即洗浴或擦浴，必要时对手术区域毛发进行去除的操作，应避免损伤皮肤。其目的是去除毛发和污垢，尽量减少皮肤上的细菌数量，预防切口感染。

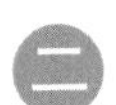

皮肤消毒法及注意事项

（一）皮肤消毒法

杀灭切口处及周围皮肤上的微生物， 消毒范围包括切口周围15～20cm的区域。

1. 环形或螺旋形消毒：用于小手术野的消毒，应从手术野中心部开始向周围涂擦。

2. 平行形或迭瓦形消毒：用于大手术野的消毒。

3. 离心形消毒：清洁切口皮肤，消毒应从手术中心向周围涂擦。

4. 向心形消毒：感染伤口、肛门或会阴部的消毒，应从手术区外周向感染伤口、肛门或会阴部涂擦。

（二）注意事项

1. 消毒前检查皮肤有无破损及感染，皮肤有破口或疖肿者，应停止手术。

2. 手术医生外科手消毒后，用无菌消毒钳夹持纱布消毒术野皮肤或黏膜。手术医生的手勿接触患者的皮肤及其他物品，消毒钳用后不可放回无菌手术器械桌。

3. 蘸消毒剂量不可过多，一般从切口中心向四周涂擦，但肛门或感染伤口的手术，应由外周涂向肛门或感染伤口。

4. 已接触消毒范围边缘或污染部位的消毒纱布，不能再返回擦拭清洁处。

5. 如有延长切口的可能，则应扩大消毒范围。

6. 在选择消毒剂时，要做皮肤过敏测试，避免刺激性皮肤反应的产生。

三 各手术部位皮肤消毒范围

1. 颈椎前入路（图9–1–1）：上至下唇，下至乳头，两侧至斜方肌前缘。

2. 颈椎后入路（图9–1–2）：上至颅顶，下至两腋窝连线，如取髂骨，上至颅顶下至大腿上1/3，两侧至腋中线。

3. 胸椎前入路（图9–1–3）：上至下颌及上臂中上1/3，下至髂嵴水平，前至对侧腋前线，后至对侧腋后线。

4. 胸椎后入路（图9–1–4）：上至肩，下至髂嵴连线，两侧至腋中线。

5. 腰椎前入路（侧卧位）（图9–1–5）：上至腋窝连线，下过臀部，前至对侧腋前线，后至对侧腋后线。

6. 腰椎后入路（图9–1–6）：上至两腋窝连线，下过臀部，两侧至腋中线。

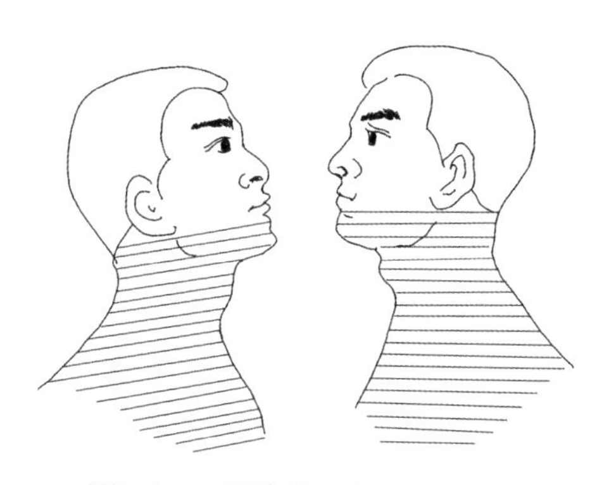

图9–1–1　颈椎前入路手术消毒范围

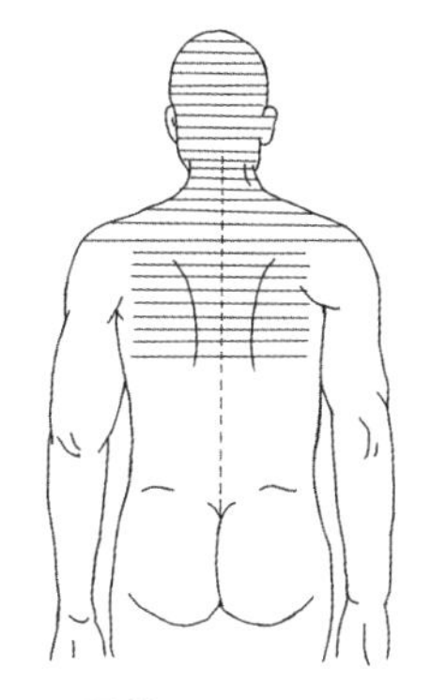

图9–1–2　颈椎后入路手术消毒范围

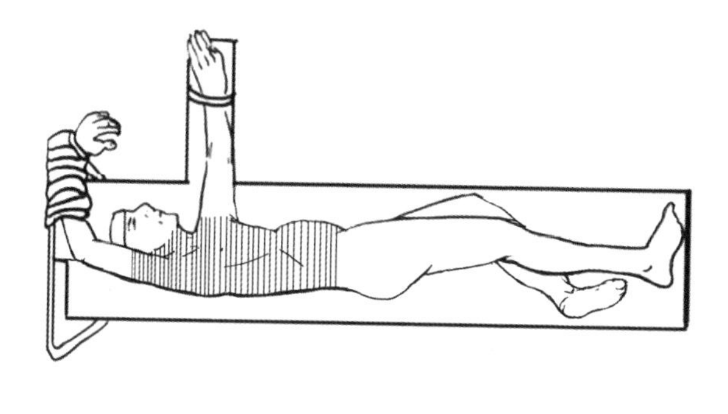

图 9–1–3　胸椎前入路手术消毒范围

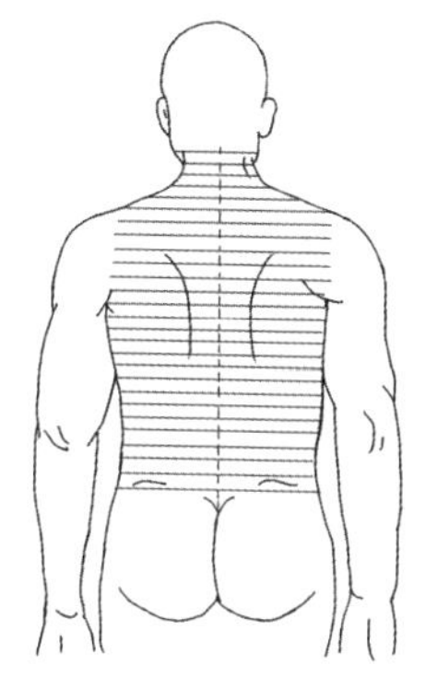

图9–1–4　胸椎后入路手术消毒范围

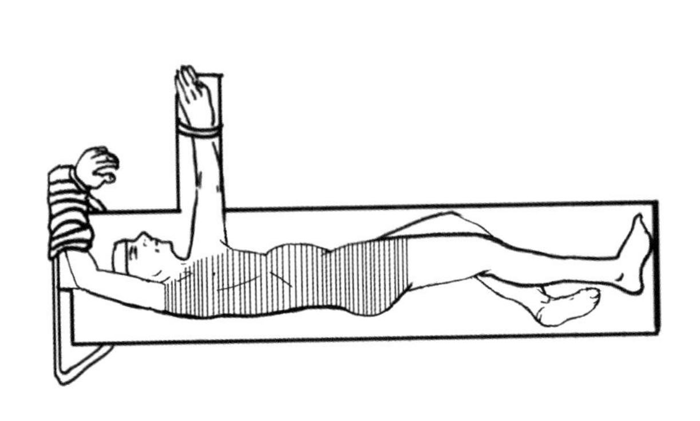

图9-1-5　腰椎前入路（侧卧位）手术消毒范围

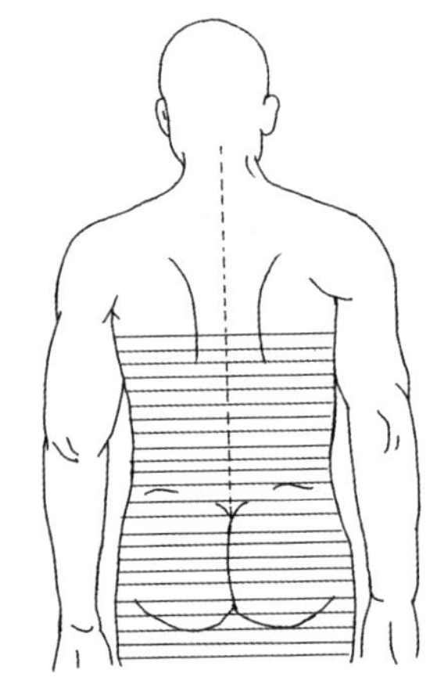

图 9-1-6　腰椎后入路手术消毒范围

第二节　铺无菌单

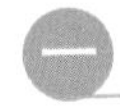

一　不同入路手术铺单法

1. 颈椎前入路（图9-2-1）。

将两块无菌巾揉成球形，填塞颈部两侧空隙；中单横铺于胸前；无菌巾以切口为中心依次对折铺好；头侧托盘上铺对折中单一块；按先下后上原则，于切口上下各铺一块大单；以切口为中心铺孔被；小单对折铺器械升降桌。

2. 颈椎后入路（图9-2-2）。

将两块无菌巾揉成球形，填塞颈部两侧空隙；中单对折铺于切口下方，3块无菌巾分别铺于对侧、上方托盘及术侧，中单对折覆盖上方托盘；再用2块大单铺于切口上、下方；铺孔被，贴切口保护膜。

3. 胸椎（经胸腔）前入路（图9-2-3）。

分别铺中单于腹侧与背侧；无菌巾依次铺在切口头侧缘、上缘，骨盆侧和下缘；切口上下各铺一块大单；再以切口为中心铺孔被；贴切口保护膜。

4. 胸腰椎后入路（图9-2-4）。

中单纵向铺于切口两侧；无菌巾以切口为中心依次对折铺好；切口上下分别

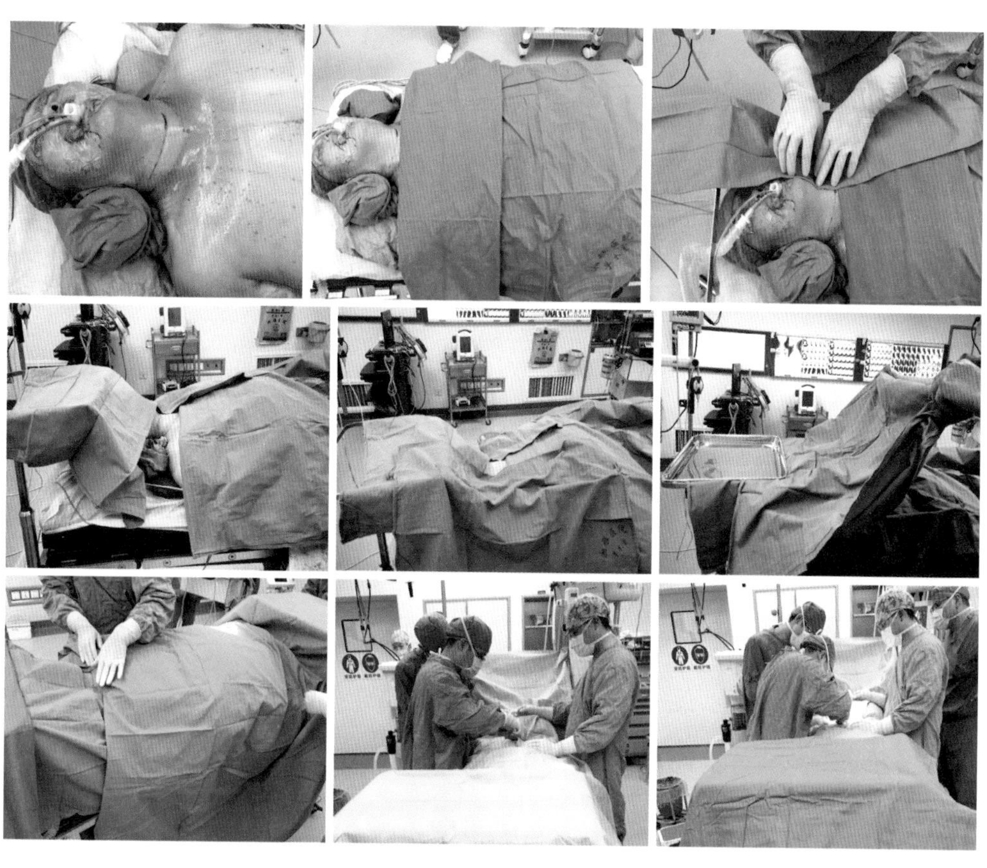

图9-2-1　颈椎前入路手术铺单法

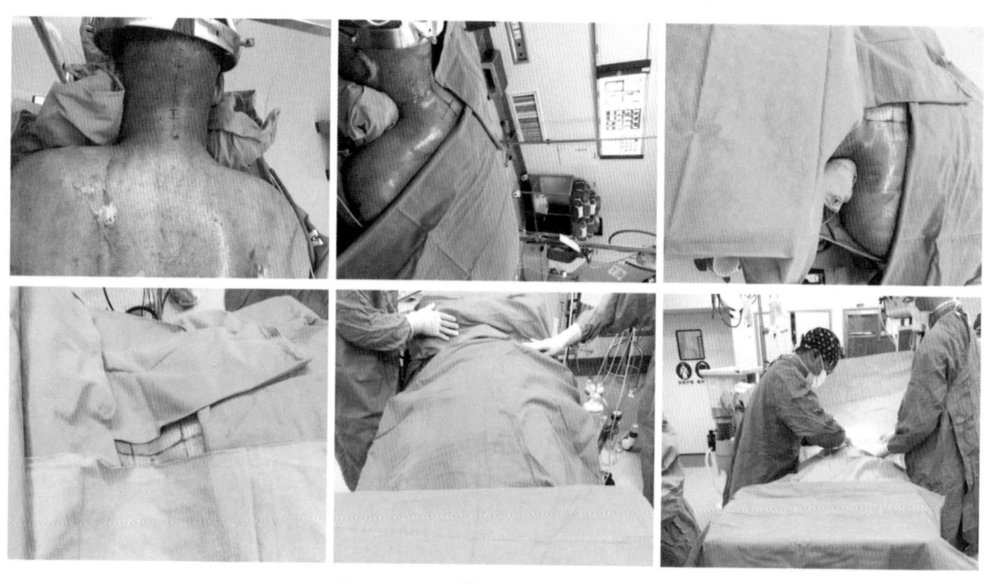

图9-2-2　颈椎后入路手术铺单法

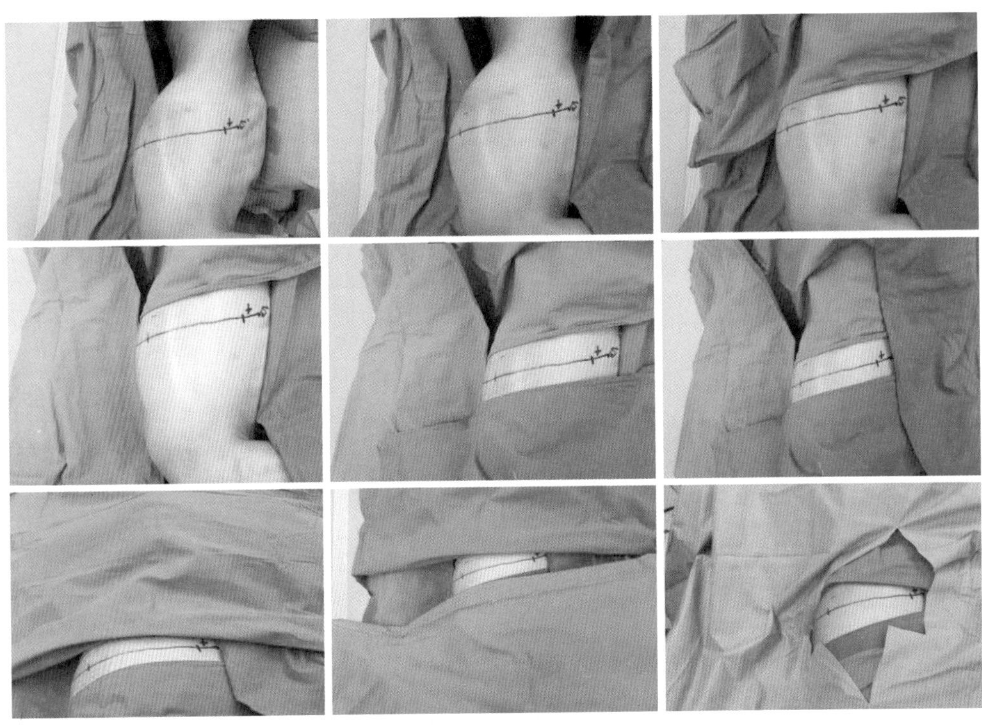

图9-2-3　胸椎（经胸腔）前入路手术铺单法

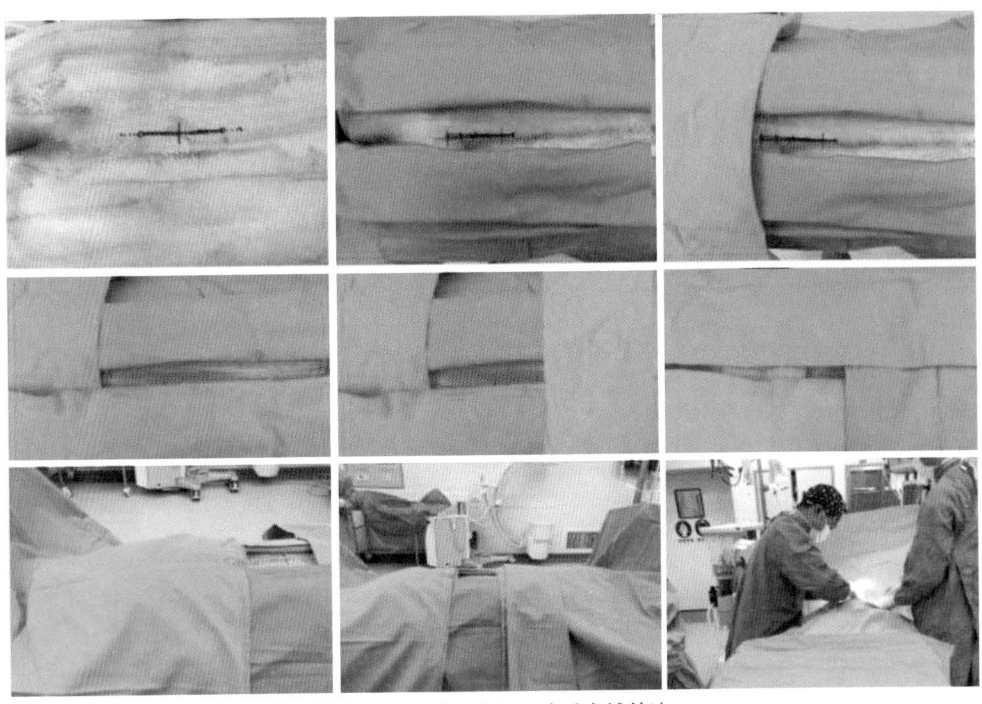

图9-2-4　胸腰椎后入路手术铺单法

铺大单；再以切口为中心铺孔被；小单对折铺器械升降桌。

 铺无菌单的注意事项

1. 铺无菌单前应先确定手术切口部位。

2. 铺单时，除显露手术切口所必需的最小皮肤区域外，尽量遮盖患者其他部位，使手术周围环境形成一个较大的无菌区域。

3. 铺单时，操作者双手应保持在手术台平面和腰部平面以上进行，不得触及有菌物品。

4. 无菌单遮盖范围的大小层次，因手术性质和部位而不同，手术切口四周的无菌单为4～6层。

5. 铺单完成后，不得随意移动，如必须移动，只能自手术区向外移动，否则重新更换铺单。

6. 无菌单的头端应盖过麻醉气管导管，两侧和尾部应下垂超过手术台边缘30cm。

7. 器械护士展开无菌单时要手持无菌单向内翻转遮住手臂，身体距离手术床30cm以外，避免污染手套及手术衣。在铺单过程中，戴手套的手不能与消毒过的皮肤接触。

8. 若无菌单被血或水渗湿，应加盖无菌单遮盖或更换无菌单。

PART
TEN
第十章

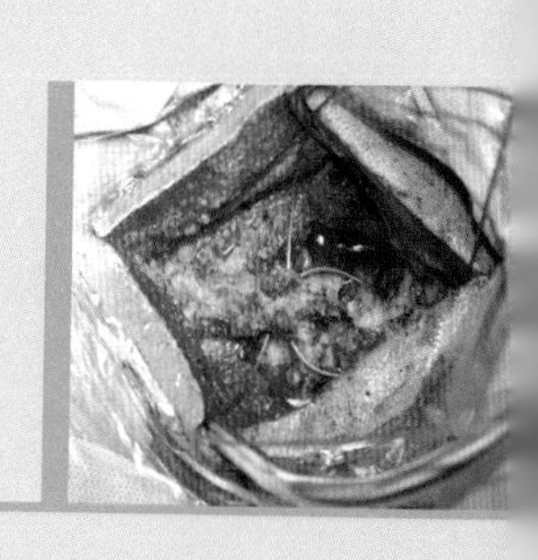

脊柱损伤手术

第一节　颅环弓牵引术

颅环弓牵引术可达到复位和固定的双重目的，主要用于治疗颈椎骨折脱位，特别是骨折脱位伴脊髓损伤，上颈椎畸形脱位、脊柱侧弯，也作为术前及术中的辅助治疗。

【用物准备】

1. 基本用物：颅环弓牵引包。

2. 一次性用物：无菌手套、10mL注射器。

3. 特殊用物：颅环弓牵引用支撑条（图10-1-1）、2%利多卡因10mL。

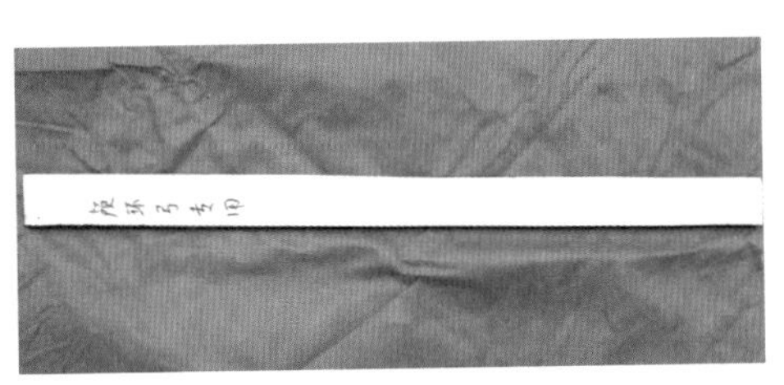

图10-1-1　颅环弓牵引用支撑条

【体位】

患者取仰卧位，戴上颈围。将患者头部悬空置于颅环弓牵引用支撑条上，一名医生固定患者头部。

【入路】

颈椎后入路及上胸段后入路手术。

【步骤与配合】

1. 皮肤消毒剂消毒皮肤，铺无菌单。

2. 定位：医生戴无菌手套进行定位，前方颅骨钉钉在患者双侧眉弓外上1cm处，后方颅骨钉钉在患者双侧枕鳞外侧。

3. 局部麻醉：各个进钉点用0.5%的利多卡因行局部浸润麻醉。如果在手术前施行颅环弓牵引术，则在患者全身麻醉后施行牵引术。

4. 上颅环弓：将颅环弓置于患者头部，按定位点将颅骨钉拧入颅骨，颅骨钉要穿透颅骨外板，不能穿透颅骨内板，成人一般进钉深度约0.5cm，儿童一般进钉深度约0.3cm。用直手术钳或六角起子将颅骨钉对称拧紧（图10-1-2）。

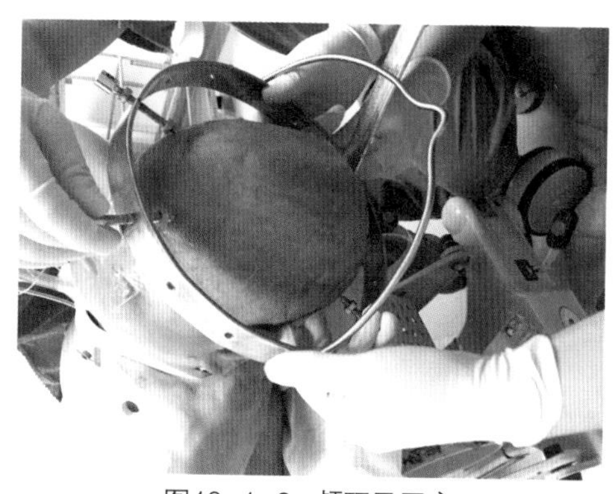
图10-1-2 颅环弓固定

【护理要点】

1. 注意进钉点出血情况。

2. 如果是局部麻醉患者，操作过程中要注意与患者保持沟通，安慰患者，以缓解其紧张焦虑。

第二节 寰枢椎融合术

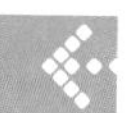

齿状突骨折及头颈部外伤可导致寰枢椎复合体失去稳定性，使上部的脊髓处于危险状态，可出现急性脊髓损伤，危及生命；也可能渐进性发展形成慢性高位颈脊髓病，使患者瘫痪。寰枢椎的不稳定及脱位通常需做寰枢椎融合术。1987年，Magerl首先报道了经寰枢关节螺钉内固定治疗寰枢椎不稳。试验和临床报道都已证实，这是一种可靠的内固定方法，术后即刻稳定性好，医疗费用低，安全性好，融合率高。

【用物准备】

1. 基本用物：椎间盘包、全椎板包、脊柱小器械、脊柱小骨刀、肢体布类包、大衣包。

2. 一次性用物：20、11号刀片，2-0带针慕丝线，0号、2-0可吸收缝线，2号、3-0免扎缝线，45×45BP型、30×20切口膜，自体血回输抽吸管、灯柄保护套、显影纱布、12号橡胶导尿管、10mL注射器、防反流引流袋、多功能引流管、明胶海绵、骨蜡、孔被、电刀笔、电钻保护套、Φ1.5mm克氏针。

3. 特殊用物：双极电凝、电凝镊、外来器械及内植入物、防压疮贴。

【体位】

患者入院后即行颅骨头环牵引术，全身麻醉后取俯卧位，用头架将头置于中立位稍屈曲。

【切口】

颈部后正中切口，若取髂骨还应备后髂切口。

【步骤与配合】

1. 皮肤消毒剂消毒皮肤，协助手术医生铺无菌单。

2. 暴露切口：取颈部后正中切口入路，将枕下小肌群由中线分开，暴露寰枢椎后弓。

3. 钉道准备与空心钉植入：用巾钳夹持枢椎棘突，先用电钻将Φ1.5mm的克氏针植入寰椎下关节面，轻轻提拉暴露寰枢椎间关节（图10–2–1），用Φ1.5mm克氏针经枢椎峡部，在寰枢关节的中、后1/3交界处进入寰枢关节，针尖对准寰椎的前结节行引导（图10–2–2），用空心钻头建立钉道（图10–2–3），中空丝攻攻丝（图10–2–4），选择空心钉的直径，测量空心钉的长度，用螺钉起子植入空心钉（图10–2–5），同法植入对侧空心钉（图10–2–6）。

4. 髂骨取骨：用宽骨刀取髂骨后部（图10–2–7），骨质表面出血用骨蜡止血。

5. 钛缆固定：用粗头持针器将钛缆从寰椎后弓穿过（10–2–8），然后交叉从枢椎棘突穿过（图10–2–9），用双关节咬骨钳将寰枢椎后弓咬成粗糙面，植入髂骨，将钛缆呈8字形固定，锁紧（图10–2–10）。

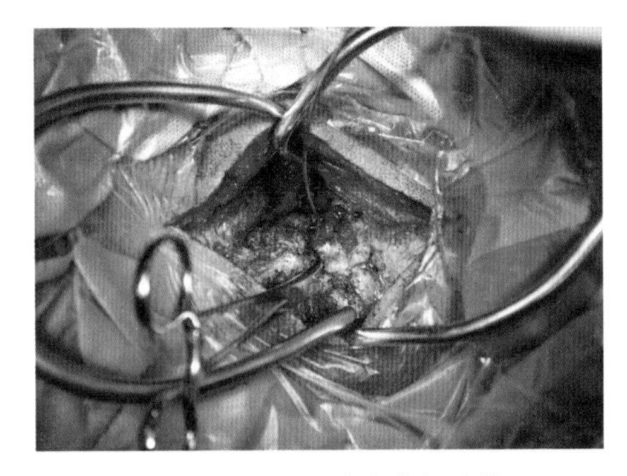

图10–2–1　暴露寰枢椎间关节

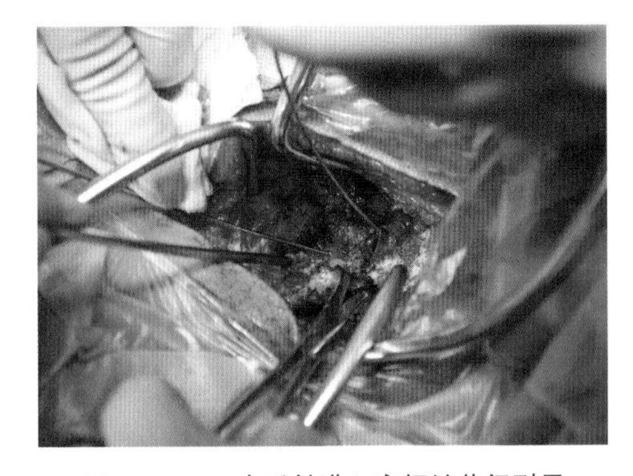

图10–2–2　克氏针进入寰枢关节行引导

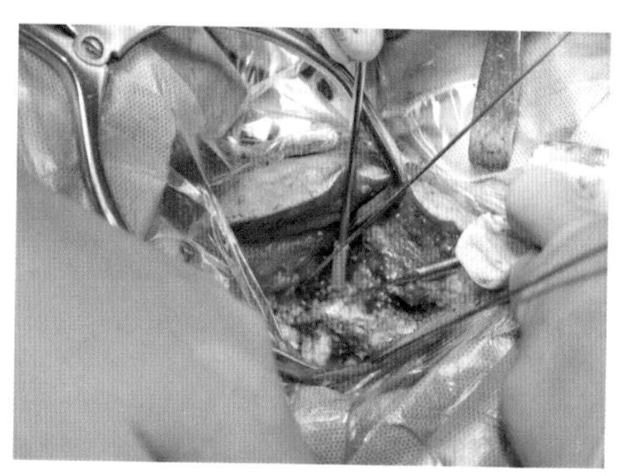

图10-2-3　空心钻头建立钉道

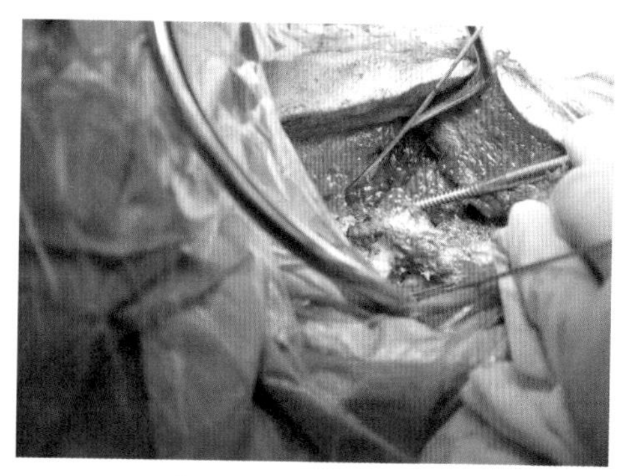

图10-2-4　丝攻攻丝

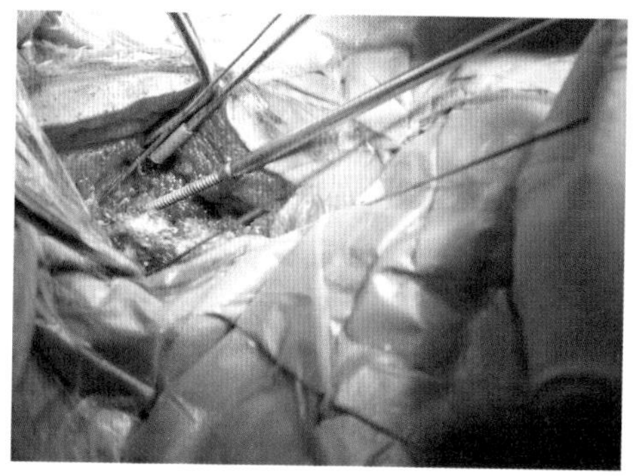

图10-2-5　植入空心钉

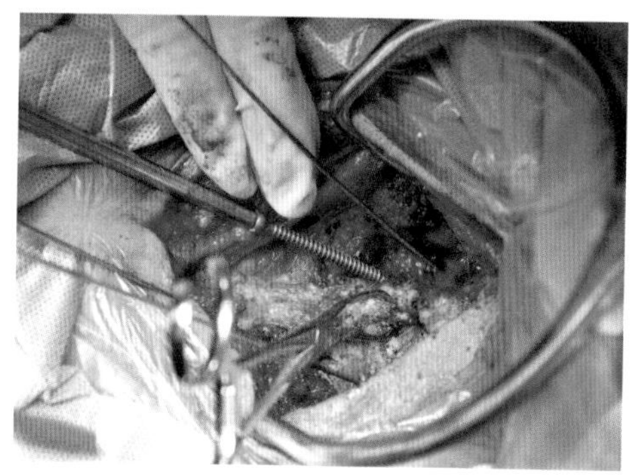

图10-2-6　植入对侧空心钉

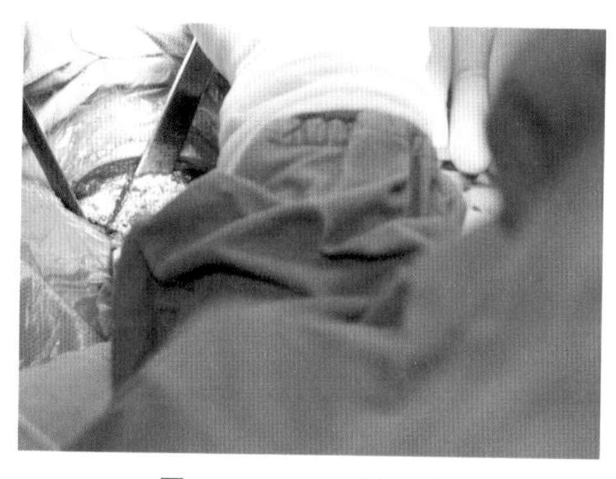

图10-2-7　取髂骨后部

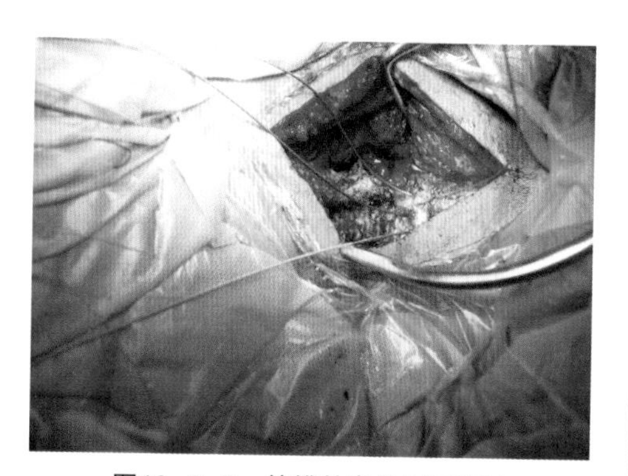

图10-2-8　钛缆从寰椎后弓穿过

6. 放置引流管，缝合切口：放置多功能引流管，2-0带针慕丝线固定，缝针、敷料核对无误后，2号免扎缝线缝合肌肉筋膜，2-0可吸收缝线缝合皮下，3-0免扎缝线行皮内美容缝合，覆盖敷料。髂骨切口部位放置多功能引流管，2-0带针慕丝线固定，0号可吸收缝线缝合肌肉筋膜，2-0可吸收缝线缝合皮下，3-0免扎缝线行皮内美容缝合，覆盖敷料。

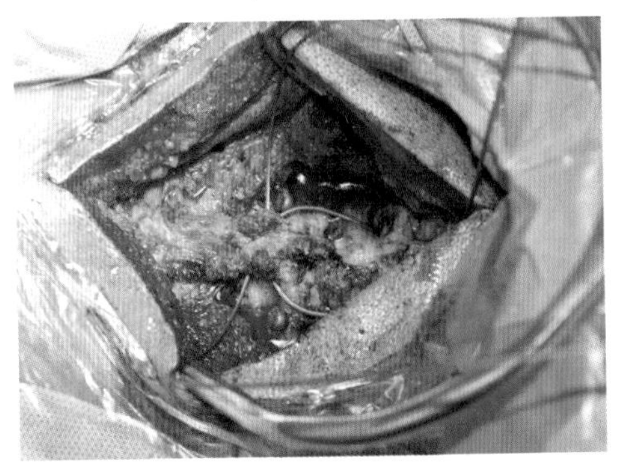

图10-2-9 钛缆从枢椎棘突交叉穿过

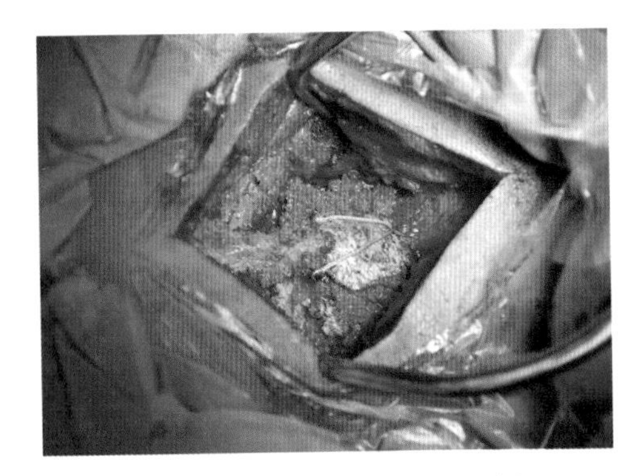

图10-2-10 植入髂骨，钛缆锁紧

【护理要点】

1. 保护颈椎，防止损伤。

（1）患者入院后即行颅骨牵引术，在转运过程中以及入室后应将患者头及颈部垫起，防止其悬空。

（2）摆放体位时，注意保护患者头颈部，戴好颈围，呈轴线翻身置于弓形俯卧架上，头部置于头托上。

（3）术后患者需戴好颈围，翻身后取下颅环弓。

2. 预防术中压力性损伤。

（1）保持床单及各体位固定带平整。

（2）体位摆放前，用防压疮贴保护患者受压部位骨隆突处。

（3）注意眼球及颜面部不受压。

（4）在不影响手术的情况下，每隔2小时将患者受力点抬起实施间歇减压，以改善局部血液循环。

3. 调整体位以适合手术操作。患者体位摆好后，为使手术野维持水平，应调节手术床，形成头高足低位后将腿板抬高，防止弓形俯卧架下滑，防止下肢静脉血栓。

4. 确保管路固定稳妥，保持通畅。摆放俯卧位和术后翻身时，气管导管、输液管、各引流管应固定妥帖，防止意外拔出，患者定位后检查管路是否通畅。

5. 保障动力系统电能充足。

（1）术前检查电钻的电池是否充满，电量不足应及时充电，充电毕，应等待电池冷却后方可使用。

（2）术后应取出电钻电池并充电，下次备用。

第三节　颈椎后路减压侧块螺钉内固定术

颈椎骨折脱位大多有单、双关节绞锁，单纯颅骨牵引复位困难。后路手术可直接看到绞锁的关节，复位过程较为直接，并可行椎板切除进行减压。颈椎侧块位于颈椎椎板两侧，上界是上关节突的最低点，下界为下关节突的最下缘，外界即为下关节突外缘，侧块内侧是椎管。侧块螺钉内固定术具有操作简单、安全性好、并发症少等优点。

【用物准备】

1. 基本用物：椎间盘包、全椎板包、脊柱小器械包、肢体布类包、大衣包。

2. 一次性用物：20、11号刀片，2-0带针慕丝线、2-0可吸收缝线，2号、3-0免扎缝线，45×45BP型切口膜、自体血回输抽吸管、灯柄保护套、显影纱布、12号橡胶导尿管、10mL注射器、多功能引流管、防反流引流袋、明胶海绵、孔被、电刀笔。

3. 特殊用物：双极电凝、电凝镊、外来器械及内植入物、防压疮贴。

【体位】

患者取俯卧位，持续颅环弓牵引，用头架将头置于中立位。

【切口】

颈部后正中切口。

【步骤与配合】

1. 皮肤消毒剂消毒皮肤，协助手术医生铺无菌单。

2. 暴露切口：递电刀和骨膜剥离器骨膜下分离显露手术节段后部所有结构，两侧至关节突的外侧缘，显露需固定的侧块。

3. 植钉：用开路锥先突破进钉点皮质骨（图10-3-1），然后用空心钻头缓慢钻透侧块深处皮质骨（图10-3-2），用探针探测钉道（图10-3-3），丝攻攻丝

（图10-3-4），选取合适规格螺钉后用螺钉起子拧入螺钉（图10-3-5），按上述步骤依次在所需固定节段拧入螺钉。测量所需钛棒的长度，用弯棒器预弯钛棒，用螺栓固定钛棒于螺钉凹槽内。

4. 椎板减压（图10-3-6）：棘突剪剪除需减压节段棘突，用尖嘴咬骨钳将椎板皮质骨咬除，递小枪式咬骨钳依次咬除椎板，显露硬膜囊。

5. 放置横连接，植骨（图10-3-7）：冲洗伤口，放置横连接，将减压咬下的

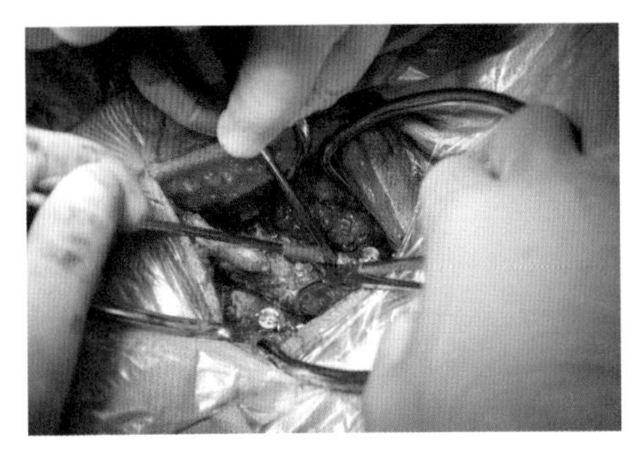

图10-3-1　开路锥开口

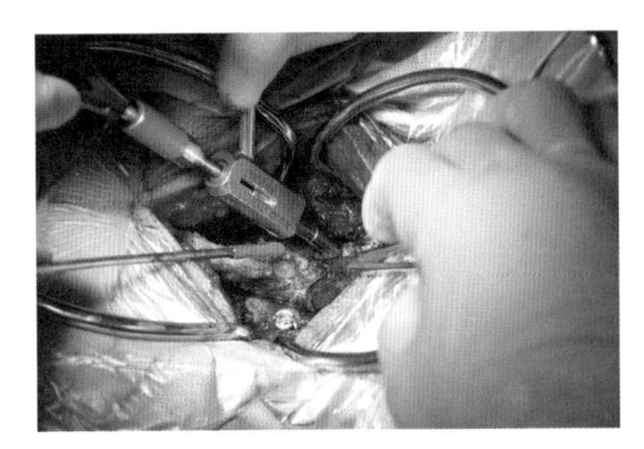

图10-3-2　空心钻头建立钉道

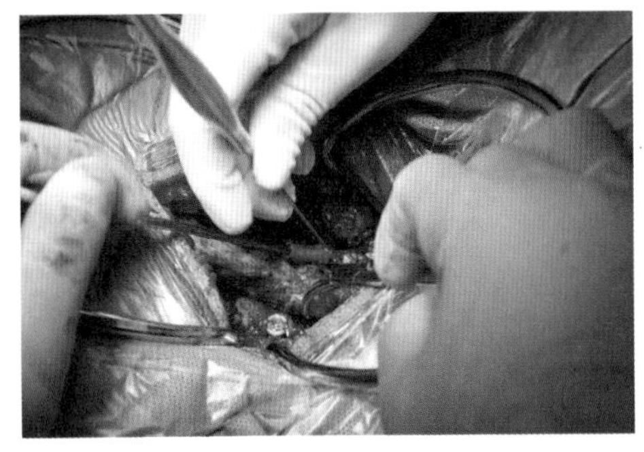

图10-3-3　探针探测钉道

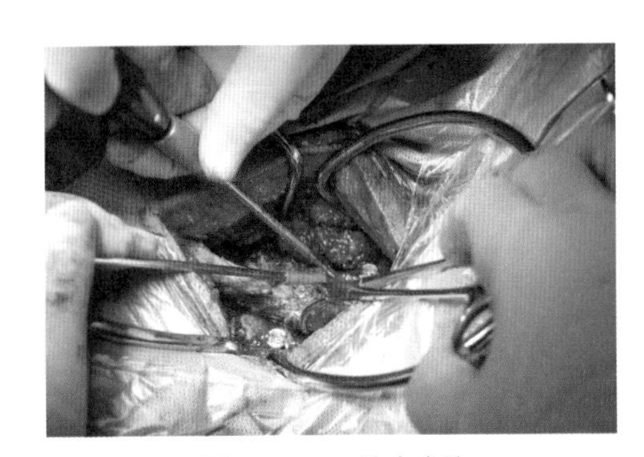

图10-3-4　丝攻攻丝

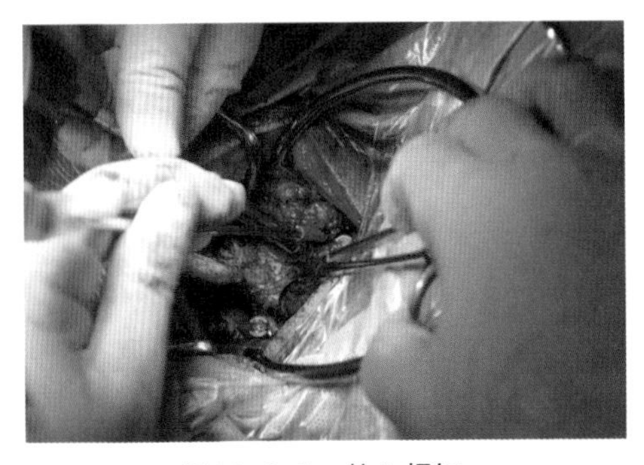

图10-3-5　拧入螺钉

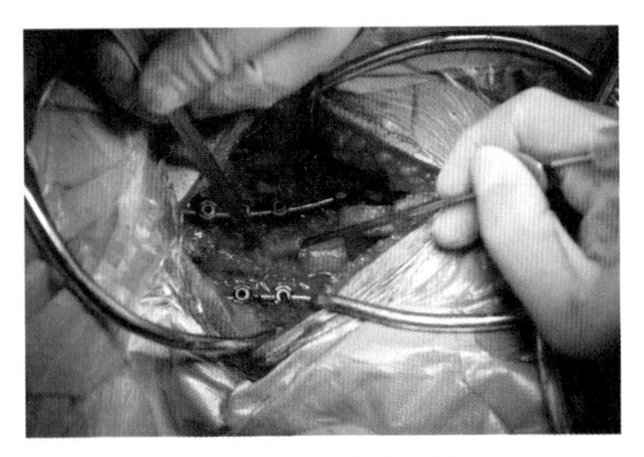

图10-3-6　椎板减压

自体骨经过修整后行侧块间植骨。

6. 放置引流、缝合切口：放置多功能引流管，缝针、敷料核对无误后，2号免扎缝线缝合肌肉、筋膜，2–0可吸收缝线缝合皮下，3–0免扎缝线行皮内美容缝合，覆盖敷料。

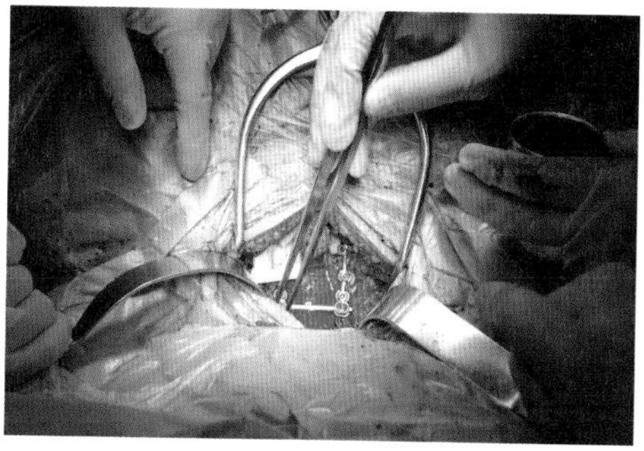

图10–3–7 放置横连接，植骨

【护理要点】

1. 保护颈椎，防止损伤：①摆放体位时，注意保护患者头颈部，戴好颈围，呈轴线翻身置于弓形俯卧架上，头部置于头托上。②术后患者先戴好颈围再翻身，然后取下颅环弓。

2. 预防术中压力性损伤：①体位摆放前，使用防压疮贴保护受压的骨隆突处，保持床单平整。②注意眼球、颜面部受压部分的保护。③在不影响手术的情况下，每隔2小时抬起受压部位实施间歇减压。

3. 调整体位以适合手术操作：患者体位安置好后，为使术野处于水平位，应调节手术床至头高足低位后将腿板抬高，防止弓形俯卧架下滑，防止下肢静脉血栓。

4. 确保管路通畅，防止意外拔出：摆放体位和术后翻身时都要妥善安置各管路，防止意外拔出，翻身后应仔细检查，妥善放置。

第四节 颈椎前路减压植骨融合内固定术

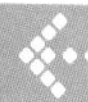

颈椎前路手术可从前方直接去除致压物体，并完成椎体间植骨，恢复颈椎生理曲度。如颈椎爆裂性骨折、碎骨块及破裂的椎间盘突入椎管压迫脊髓，实施前路手术可去除致压骨块，清除椎间盘组织，达到椎管减压、椎体间植骨融合、颈椎稳定的目的。颈椎前路手术与其他部位手术相比，具有解剖复杂、血管神经变异多、邻近重要器官组织密集、手术操作范围有限等特点。

【用物准备】

1. 基本用物：椎间盘包、颈椎前路包、脊柱小器械包、肢体布类包、大衣包。

2. 一次性用物：20、11号刀片，2–0丝线、2–0带针慕丝线，4–0、3–0免扎缝线，45×30BP型切口膜、自体血回输抽吸管、灯柄保护套、显影纱布、10mL注射器、多功能引流管、防反流引流袋、明胶海绵、骨蜡、孔被、电刀笔。

3. 特殊用物：双极电凝、电凝镊、外来器械及内植入物。

【体位】

患者取仰卧位，肩下垫一小薄枕，后颈部垫一圆柱型颈枕，头颈自然向后仰伸，头两侧放置沙袋固定头部。

【切口】

1. 横切口：平行于颈皮纹，自胸锁乳突肌中点至颈中线对侧1cm，切口水平高度视病变部位而定。

2. 斜切口：沿胸锁乳突肌内侧缘由外上至内下切口。

【步骤与配合】

1. 皮肤消毒剂消毒皮肤，协助手术医生铺无菌单。

2. 暴露切口：根据术前确定的节段长度依次切开皮肤、皮下组织及颈阔肌，递小弯钳将胸锁乳突肌及肩胛舌骨肌分离后牵向外侧。以手指触及颈动脉搏动后，于其内侧，即沿血管神经鞘及内脏鞘（甲状腺、气管、食管）间隙向下分离，直达椎体前方。颈部拉钩牵开，平针头插入所需手术节段的椎间隙（图10–4–1），移动式C形臂X线机透视定位。

3. 椎体次全切除与重建：适合爆裂性骨折等颈髓前部压迫范围较大的患者。椎体次全切除范围通常为1～2个椎体，根据脊髓压迫情况选择需要减压范围。以颈第5椎体次全切除为例：先用电刀矩形切开颈第4～5椎间盘（图10–4–2），递11号刀片沿颈第4下终板和颈第5上终板水平切开椎间

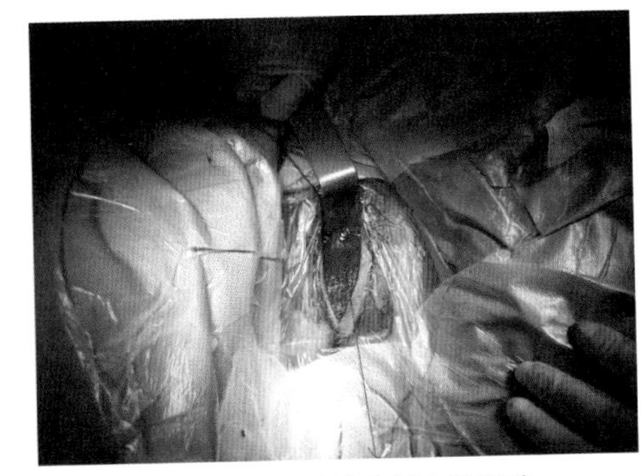
图10–4–1　平针头插入椎间隙

盘前缘附着点，再垂直切开纤维环（图10–4–3），髓核钳夹取椎间盘（图10–4–4），用15° 颈椎小刮匙刮除椎间盘及上下软骨终板（图10–4–5）。同法切除颈第5～6椎间盘。用尖嘴咬骨钳沿颈第5椎体纵向咬除椎体，用神经剥离子加骨蜡行骨面止血（图10–4–6），递超薄小枪式咬骨钳切除椎体后壁及后纵韧带，咬除突入椎管的骨块，直到受压硬膜膨胀为止。

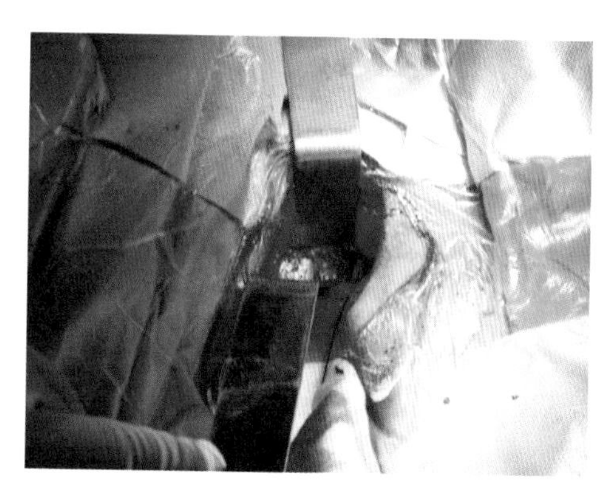

图10–4–2　矩形切开椎间盘

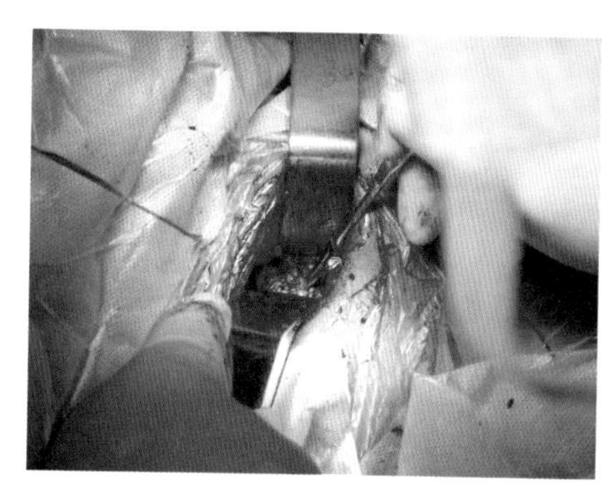

图10–4–3　11号刀片切开纤维环

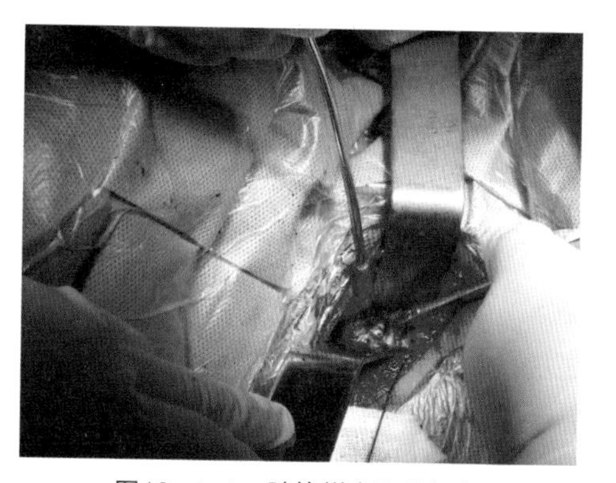

图10–4–4　髓核钳夹取椎间盘

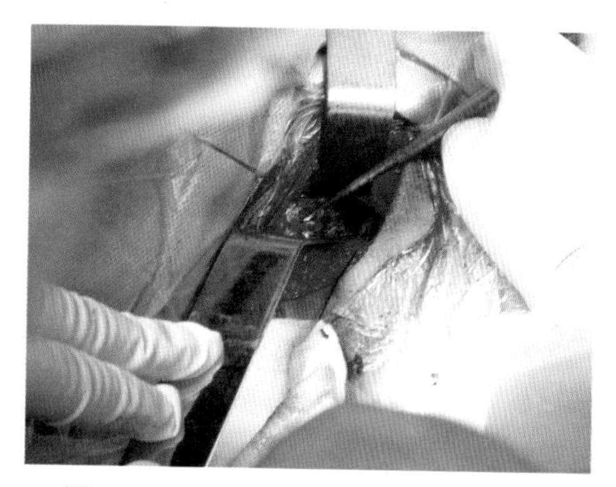

图10–4–5　刮除椎间盘及上下软骨终板

4. 钛网植入与钛板固定：修剪大小合适的钛网，其内放置咬除椎体的自体骨或异体骨，用植骨棒和骨锤将钛网轻轻敲击嵌入到椎体减压区（图10–4–7）。准备长度合适的钛板按照颈椎生理弧度预折弯，用开路锥、钻套器及钻头建立钉道（图10–4–8），测量螺钉长度，选用螺钉起子拧入螺钉（图10–4–9），移动式C形臂X线机透视钛网、钛板和螺钉位置，满意后用锁钉起子锁紧螺钉。

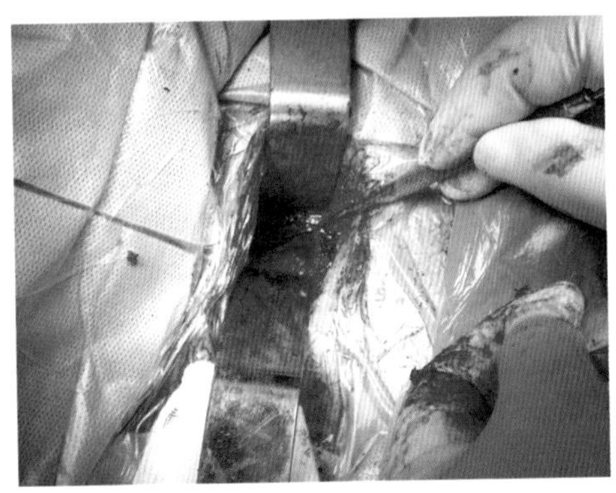

图10-4-6　神经剥离子加骨蜡行骨面止血

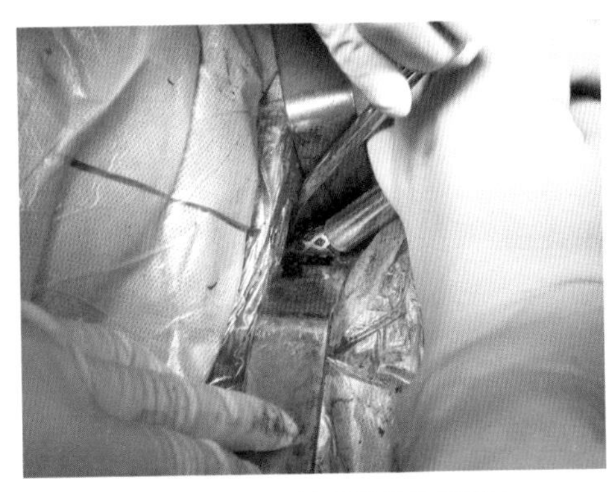

图10-4-7　用植骨棒将钛网植入

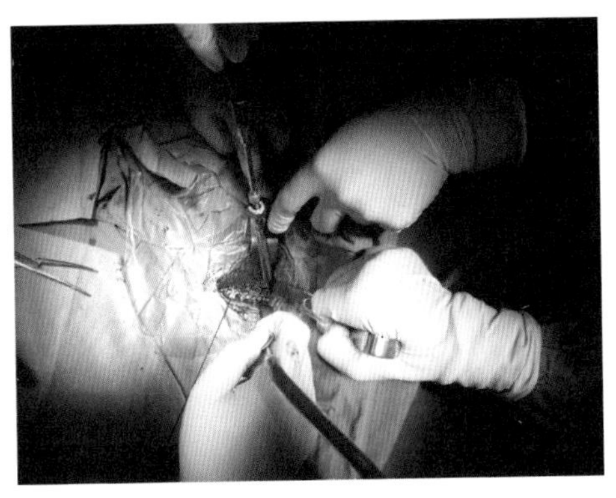

图10-4-8　建立钉道

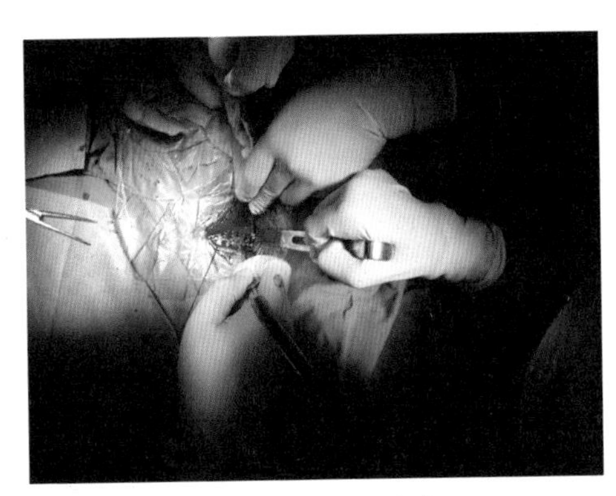

图10-4-9　拧入螺钉

5. 关闭切口：冲洗伤口，彻底止血，放置多功能引流管，2-0带针慕丝线固定引流管，缝针、敷料核对无误后，3-0免扎缝线缝合肌肉、筋膜，4-0免扎缝线行美容缝合，无菌敷料覆盖伤口。

【护理要点】

1. 颈椎患者手术体位摆放极其重要，既要有利于手术，又要避免过度后伸或扭曲。搬运患者时应让患者戴好颈围，保护患者头部置于中立位，限制颈部活动。

2. 颈前路手术术野小而深，应调节好无影灯角度，使灯光对准手术区，保证手术部位清晰，中心吸引保持通畅。

3. 自体骨咬下后用干净湿盐水垫包裹回收，放置于干净的无菌小杯内，用庆大霉素浸泡。

4. 移动式C形臂X线机透视定位时，尤其注意无菌，以保护手术区域不被污染。

5. 术后搬运患者前一定要先戴好颈围，同时保持头、颈、躯干一致。

第五节　胸腰椎骨折后路椎管减压内固定术

脊柱骨折及骨折脱位最常发生在胸椎和腰椎交界处，就是脊柱的胸腰段（胸11～腰2）。胸腰段具有较大的活动度，又是胸椎后凸和腰椎前凸的转折点，在脊柱屈曲时以胸腰段为弯曲的顶点，因此最易由传导暴力造成屈曲型和屈曲旋转型损伤。胸腰椎骨折多分为单纯压缩骨折、爆裂型骨折、屈曲牵张型骨折、骨折脱位型。

【用物准备】

1. 基本用物：椎间盘包、全椎板包、脊柱小骨刀、肢体布类包、大衣包。

2. 一次性用物：20、11号刀片，2-0带针慕丝线、2-0可吸收缝线，2号、3-0免扎缝线，45×45BP型切口膜、自体血回输抽吸管、灯柄保护套、显影纱布、12号橡胶导尿管、10mL注射器、多功能引流管、防反流引流袋、明胶海绵、骨蜡、孔被、电刀笔。

3. 特殊用物：双极电凝、电凝镊、外来器械及内植入物、骨折复位器、防压疮贴。

【体位】

患者俯卧于脊柱弓形俯卧架上。

【切口】

背部后正中切口。

【步骤与配合】

1. 皮肤消毒剂消毒皮肤，协助手术医生铺无菌单。

2. 暴露切口：切开皮肤及皮下组织，显露腰背筋膜、棘突及棘上韧带，递骨膜剥离器及电刀，自棘突侧方切开腰背筋膜及竖脊肌，用骨膜剥离器紧贴棘突及椎板行骨膜下剥离，依次将两侧竖脊肌推向外侧，直至小关节外缘，用盐水垫填塞压迫止血，用单齿自动牵开器将竖脊肌向两侧牵开，显露手术椎体后部所有结构，包括两侧至关节突的外侧缘和横突。

3. 椎弓根螺钉植入：选定进钉点后递尖嘴咬骨钳咬除横突进钉点皮质骨（图10–5–1），开路锥钉道开口（图10–5–2），开路器建立钉道（图10–5–3），探针探查钉道（图10–5–4），移动式C形臂X线机透视定位，看钉道位置是否合适，丝攻攻丝（图10–5–5），根据探针探测的深度选择合适的椎弓根螺钉植入（图10–5–6），依次植入其他椎弓根钉。测量金属棒的长度，用螺塞固定。

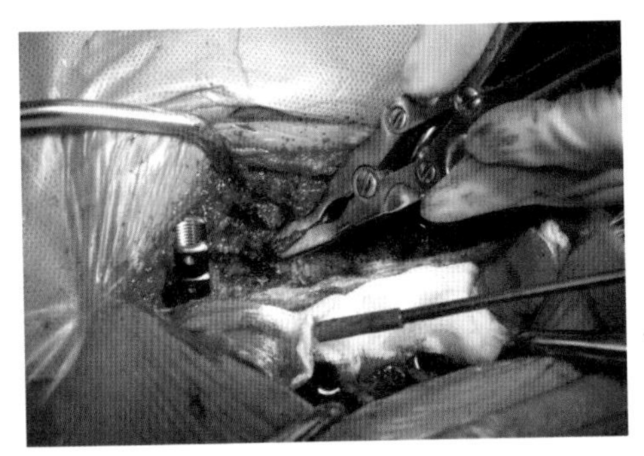

图10–5–1　尖嘴咬骨钳咬除开口处皮质骨

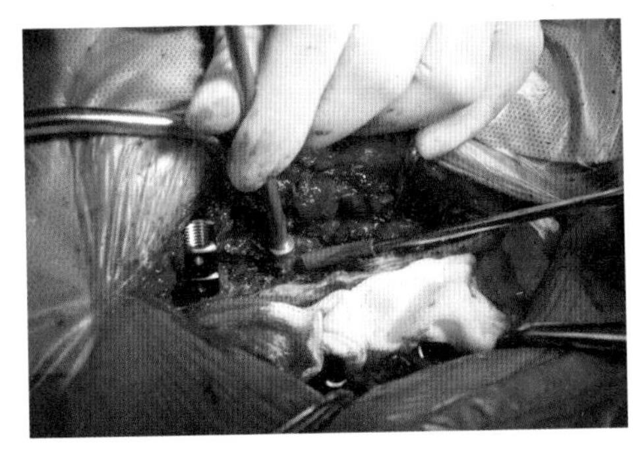

图10–5–2　开路锥开口

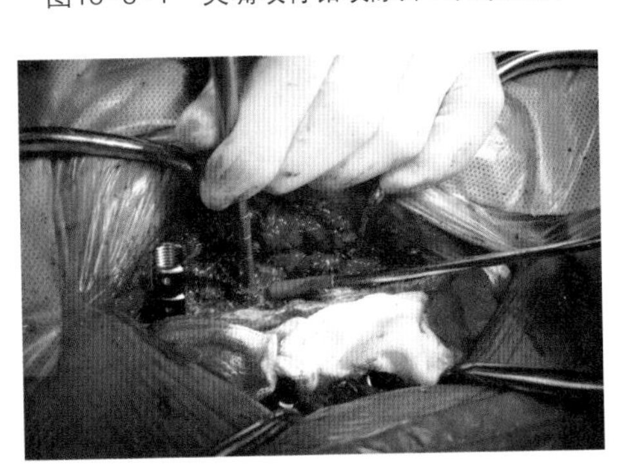

图10–5–3　开路器建立钉道

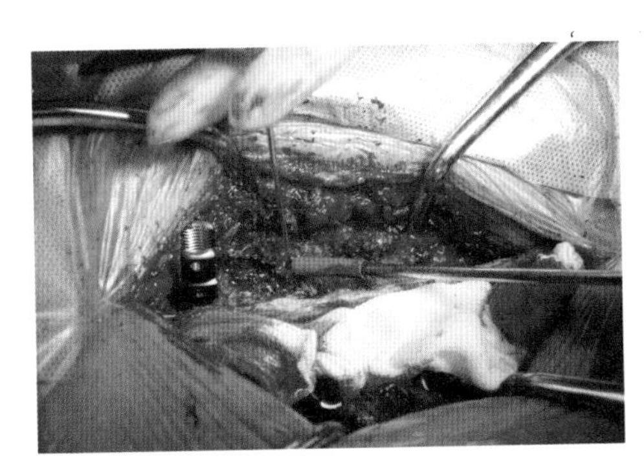

图10–5–4　探针探查钉道

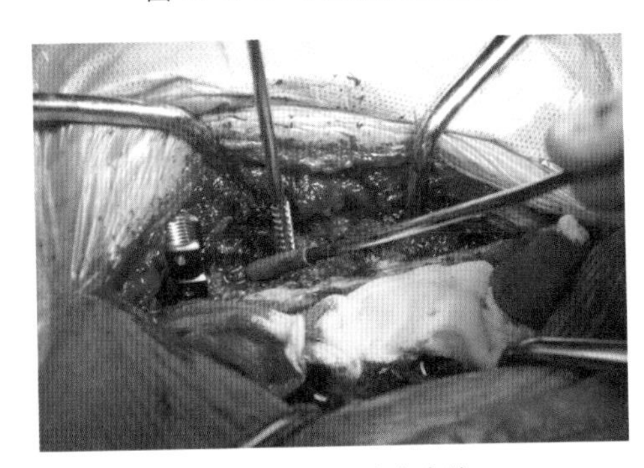

图10–5–5　丝攻攻丝

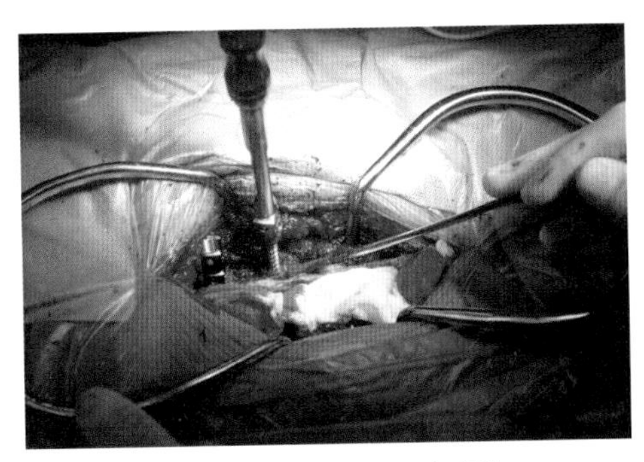

图10–5–6　植入椎弓根螺钉

4. 椎管减压：对于胸腰段或下腰椎爆裂型骨折造成的椎体后缘骨折片向椎管内移位压迫脊髓或马尾神经，通过椎管减压用骨折复位器完成后缘骨折片的复位。递棘突剪咬除需复位节段的棘突，用侧弯咬骨钳（图10-5-7）、尖嘴咬骨钳和枪式咬骨钳咬除该节段椎板，打开椎管（图10-5-8），用干净湿纱布接取咬下的骨块，放入干净的不锈钢杯内用庆大霉素浸泡，神经根拉钩将脊髓轻轻牵向椎管中线，然后用骨折复位器将突出椎体后缘的骨折片推向椎体，使骨折片复位。

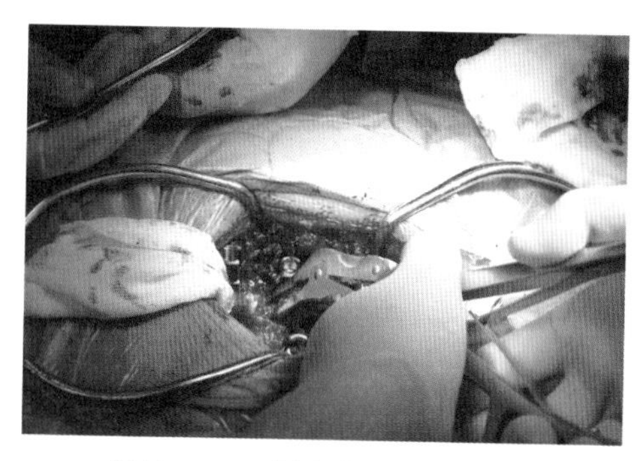

图10-5-7　侧弯咬骨钳咬除椎板

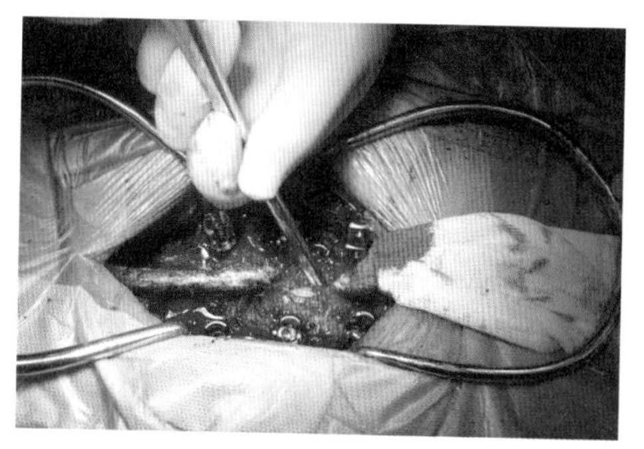

图10-5-8　枪式咬骨钳咬除椎板，打开椎管

5. 纵向撑开复位：椎弓根钉棒系统完成安装后，螺钉与金属棒暂时不锁定，用撑开钳将椎弓根螺钉沿着金属棒上、下纵向撑开，使压缩的椎体逐渐获得撑开复位。

6. 放置横连接，植骨融合（图10-5-9）：彻底止血，冲洗切口，用骨刀将固定节段的椎板打成粗糙面，将咬除的自体骨和异体骨植于固定区域椎板表面及上下关节突之间。

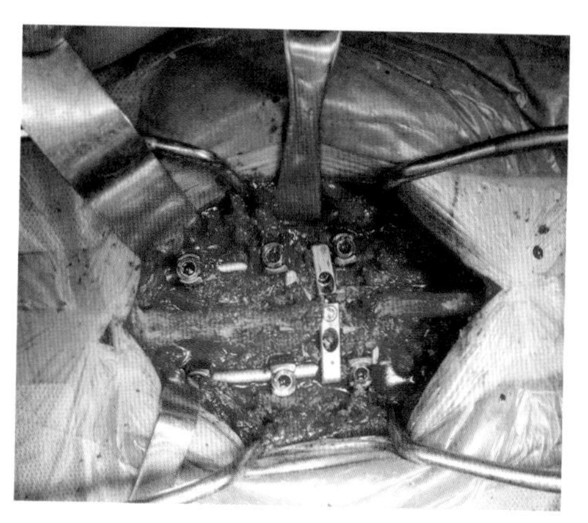

图10-5-9　放置横连接，植骨融合

7. 放置引流管，缝合切口：放置多功能引流管，2-0带针慕丝线固定，清点缝针、敷料对数后，2号免扎缝线缝合肌肉及筋膜，2-0可吸收线缝合皮下，3-0免扎缝线行美容缝合，覆盖无菌敷料。

【护理要点】

1. 术前仔细评估患者皮肤，骨隆突处用防压疮贴保护，保持床单的平整、干燥。头面部置于头圈上，防止眼球及面部器官受压。

2. 摆放体位时须确保轴线翻身。

3. 翻身时须妥善安置各管路，防止意外拔管。

第六节 胸椎与腰椎骨折经皮椎体成形术

经皮椎体成形术（percutaneous vertebroplasty，PVP）是指经皮通过椎弓根或椎弓根外向椎体注入骨水泥，以达到增加椎体强度和稳定性、防止塌陷、缓解疼痛，甚至部分恢复椎体高度为目的的一种微创脊椎外科技术。为了减轻或消除骨质疏松性椎体压缩性骨折引起的疼痛，同时改善或预防脊柱后凸畸形，1998年，一种可膨胀性气囊获得美国FDA的批准，可应用于骨折复位和在骨松质内造成空腔。Garfin等首先提出了经皮椎体后凸成形术（percutaneous kyphoplasty，PKP）的设计构想。与PVP不同，PKP既可以恢复压缩椎体的强度和硬度，又可部分恢复压缩椎体的高度，还可矫正后凸畸形，这种方法是将球囊样的装置经皮置入压缩椎体，并使该装置膨胀，从而抬高终板，恢复椎体高度。然后取出球囊样装置，向椎体注入骨水泥，达到椎体复位与强化的目的。多适用于骨质疏松性椎体骨折患者，也适用于椎体肿瘤患者，比如椎体血管瘤、骨髓瘤等。禁忌证：未纠正的凝血障碍和出血体质、成骨性肿瘤、一次性同时治疗三个及以上节段、对手术所需的任何物品过敏、骨髓炎或全身感染患者。

【用物准备】

1. 基本用物：脊柱内镜包、肢体布类包、大衣包。

2. 一次性用物：11号刀片、3-0带针慕丝线、抽吸管、10mL注射器、20mL注射器、孔被、显微镜保护套、220mm × 14mm医用保护套。

3. 特殊用物：2%利多卡因、碘海醇。

【体位】

患者取俯卧位。

【切口】

椎弓根入路（棘突旁开2～3cm处，穿刺针与人体矢状位面成15°～20°角）或后外侧入路。

【步骤与配合】

1. 移动式C形臂X线机透视：确定穿刺部位。

2. 消毒、铺单，麻醉：常规消毒铺单，用1%利多卡因行局部浸润麻醉。

3. 穿刺，建立工作通道（图10-6-1）：穿刺针经椎弓根直接进入塌陷的椎体，置入导针，拔出穿刺针管，将工作套管连同扩张管一起沿导针置入，将针心取出，拔出导针和扩张器，完成建立工作通道，另一侧建立工作通道方式与此相同。将椎体钻置入工作套管，如需取活检，可选用空心椎体钻，在X线下观察，达到所需深度后取出椎体钻。

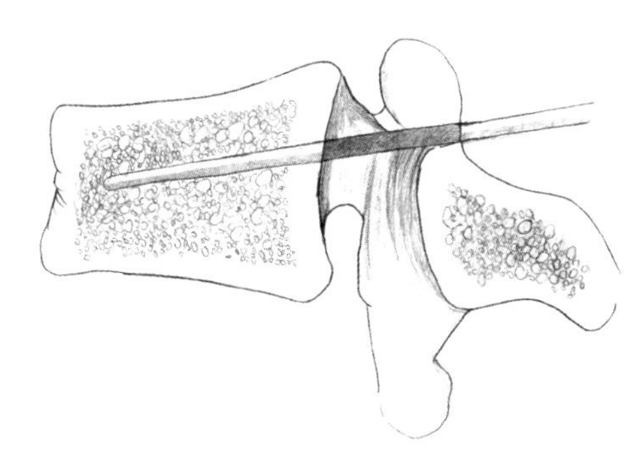

图10-6-1　穿刺，建立工作通道

4. 置入球囊：在X线透视下通过工作套管放入没有扩张的球囊，达到椎体的最前端（图10-6-2），通过注射装置开始扩张（图10-6-3），使球囊压力增加到约50psi以防止其移位。将钢丝从球囊轴内取出，记录存储器内造影剂的量。逐步扩张球囊，每次增加造影剂0.5mL，并且不时地停下来检查球囊内压力是否降低。

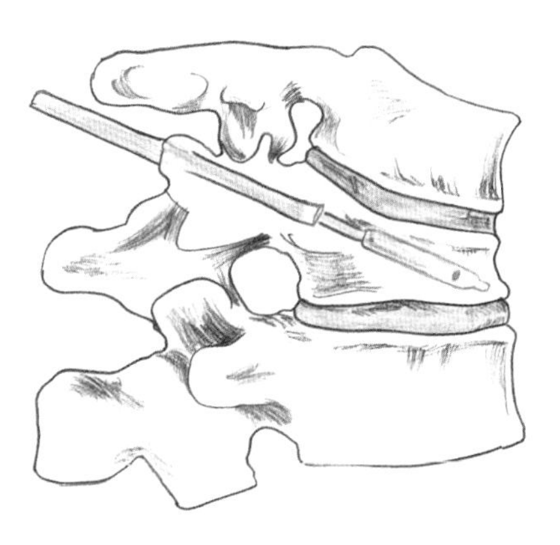

图10-6-2　置入球囊至椎体前端

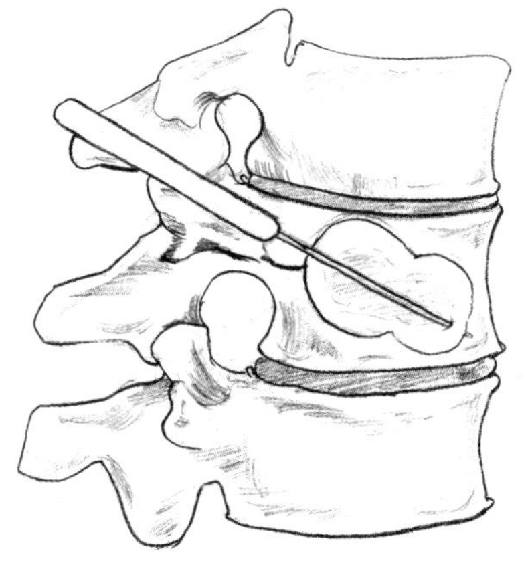

图10-6-3　球囊充气扩张后椎体高度恢复

5. 骨水泥注入：一旦球囊已充分扩张，就可以混合骨水泥。在稀释状态时用注射器注入到骨水泥注入器内，当骨水泥呈膏状时沿工作套管置入椎体，在X线透视下用心杆将骨水泥向椎体内的空腔填充好。

4. 拔针，包扎：注射完毕后将工作套管旋转取出，3-0带针慕丝线缝合切口，局部加压包扎。患者继续俯卧于手术台上直至骨水泥完全变硬。

【护理要点】

1. 骨水泥有自凝时限，不宜调配过早，防止实施注射时硬化。同时，可适当降低手术室室温，以延长骨水泥操作时限。

2. 推注骨水泥前，静脉注射甲泼尼龙或地塞米松，预防骨水泥过敏反应。同时，密切观察患者生命体征，观察双下肢感觉、活动情况，及早识别过敏性休克或肺栓塞等严重并发症，以判断是否有脊髓压迫或损伤。

PART
ELEVEN

第十一章

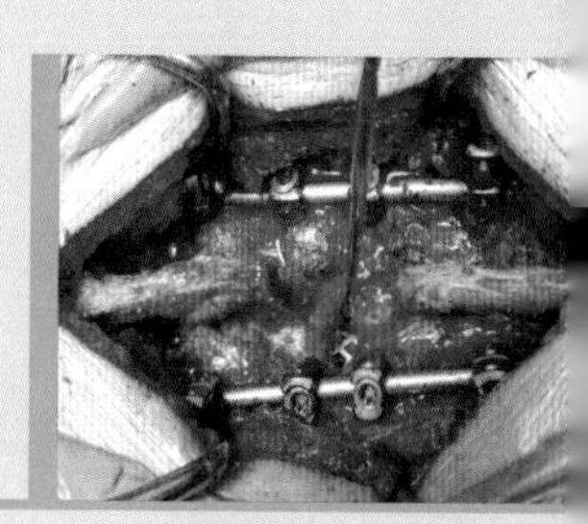

脊柱结核手术

第一节 颈椎结核病灶清除术

骨关节结核约占结核病的13%，其中脊柱结核发病率最高，而颈椎结核占脊柱结核的4.2%～12%。结核病灶多累及前中柱，椎体破坏、塌陷可导致颈椎后凸畸形；结核性肉芽组织及脓肿常致脊髓受压而造成四肢瘫痪。采用颈椎前方入路进行病灶清除，一期植骨及钛板内固定治疗，可取得良好效果。下面以颈椎结核前路病灶清除植骨内固定术为例进行详述。

【用物准备】

1. 基本用物：椎间盘包、颈椎前路包、脊柱小器械包、肢体布类包、大衣包。

2. 一次性用物：20、11号刀片，2-0慕丝线、2-0带针慕丝线，4-0、3-0免扎缝线，45×30BP型切口膜、抽吸管、灯柄保护套、显影纱布、12号橡胶导尿管、10mL注射器、多功能引流管、防反流引流袋、明胶海绵、骨蜡、孔被、电刀笔。

3. 特殊用物：双极电凝、电凝镊、外来器械及内植入物。

【体位】

患者取仰卧位，双肩垫软枕，颈下垫颈枕，头颈自然向后仰伸，头两侧用沙袋固定。

【切口】

颈前横切口，如果病灶范围广，多为斜切口。

【步骤与配合】

1. 皮肤消毒剂消毒皮肤，协助手术医生铺无菌单。

2. 暴露切口：置两块干小盐水垫于切口两侧，递20号刀片切开皮肤，递电刀、有齿镊切开皮下和颈阔肌，电凝止血。递甲状腺拉钩拉开切口，将胸锁乳突肌和肩胛舌骨肌分离后牵向外侧。以手指触及颈动脉搏动后，递无齿镊提起，组织剪剪开并分离血管神经鞘和内脏鞘，直达椎体前方。

3. 定位针定位（图11-1-1）：选择长度为0.8～1cm的定位针头1枚，递弯钳将其由椎间隙前方垂直刺入结核累及的椎间盘，移动式C形臂X线机透视确定病变间隙。

4. 病灶切除：以C_5椎体结核为例，先矩形切开受累间隙C_4～C_5椎间盘（图11-1-2），递11号刀片沿C_4椎体下终板和C_5椎体上终板水平切开椎间盘前缘附着部，再分别于椎间隙左右两侧垂直切开椎间盘前外侧纤维环（图11-1-3），递髓核钳夹取椎间盘（图11-1-4），递小刮匙刮除椎间盘与上下软骨终板（图11-1-5），递尖嘴咬骨钳及刮匙清除C_5椎体病变骨组织直至出现骨面出血的健康骨质为止。骨面出血用神经剥离子粘取骨蜡止血（图11-1-6），如累及C_5～C_6椎间盘，同法切除C_5～C_6椎间盘，交替用髓核钳、刮匙清除坏死髓核及椎间盘组织，清除脓肿及肉芽组织，神经剥离子探及后缘，后纵韧带直至硬膜囊，充分减压和彻底清除病灶。遵医嘱留取病变组织放入无菌培养试管，用生理盐水反复冲洗术野，双极电凝和明胶海绵彻底止血。

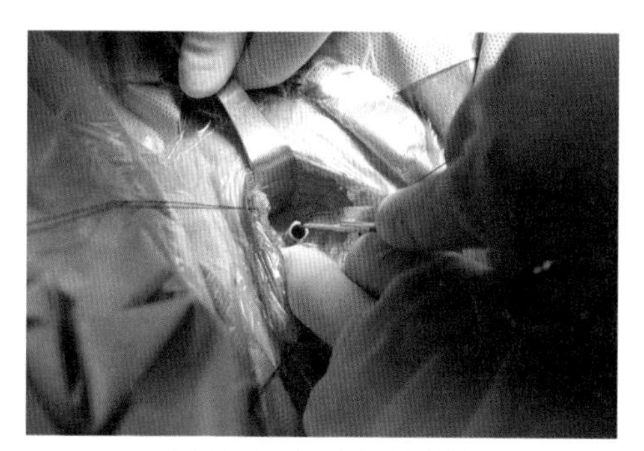

图11-1-1　定位针定位

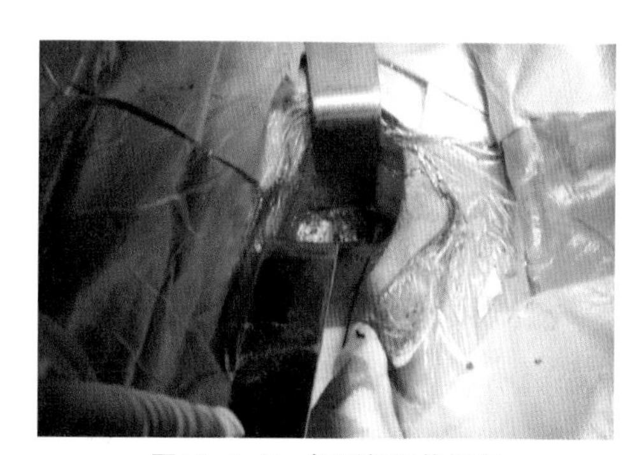

图11-1-2　矩形切开椎间盘

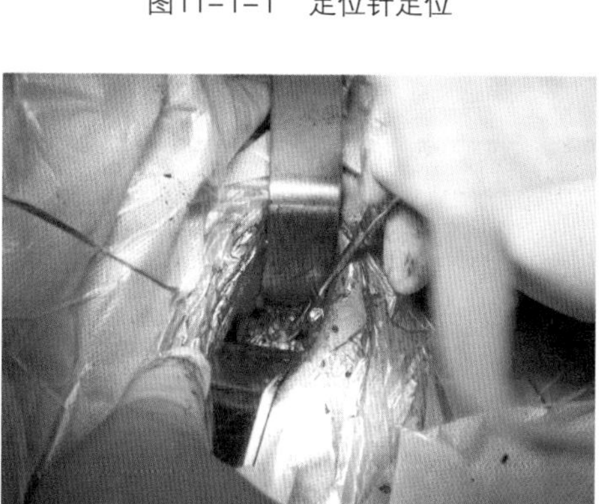

图11-1-3　11号刀片切开纤维环

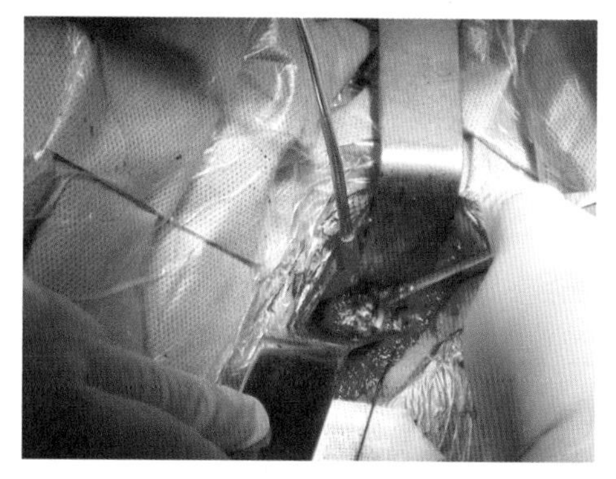

图11-1-4　髓核钳夹取椎间盘

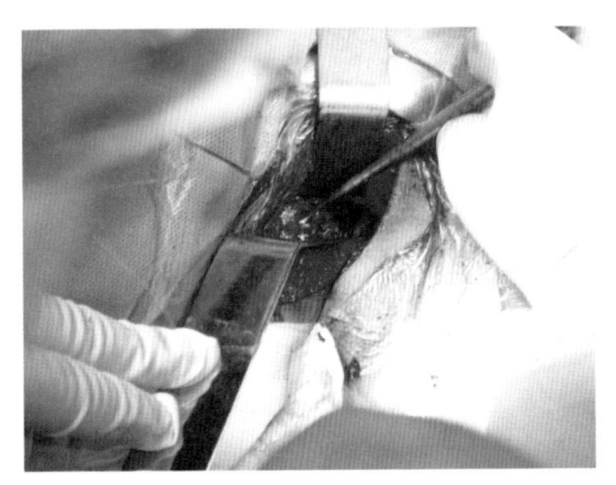

图11-1-5　刮除椎间盘及上下软骨终板

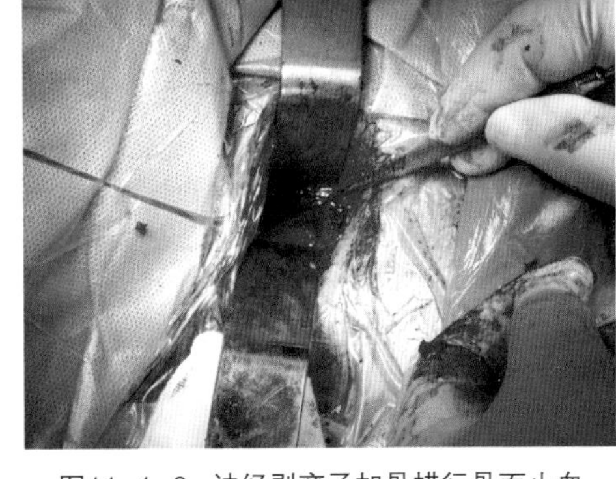

图11-1-6　神经剥离子加骨蜡行骨面止血

5. 植骨融合：剪裁合适大小的钛网，取异体颗粒骨填充到钛网内，并夯实植骨，防止植入的颗粒骨散落。递骨锤及植骨棒将钛网轻轻敲击嵌入到减压区内（图11-1-7）。

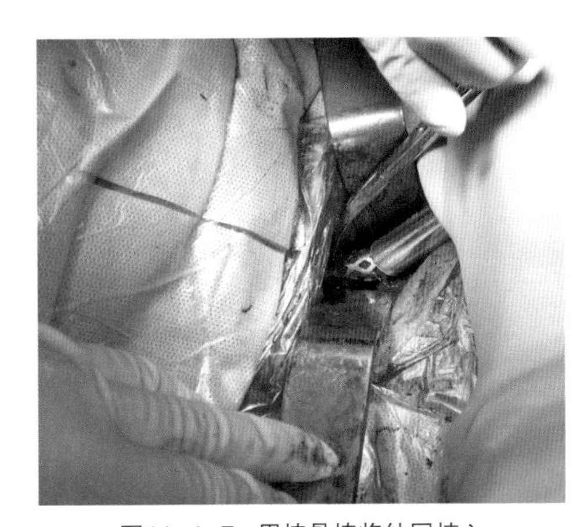

图11-1-7　用植骨棒将钛网植入

6. 钢板固定：递长度合适的颈椎前路钢板、弯板器将钢板按照颈椎生理曲度预折弯，置于C_5～C_6椎体前，用开路锥、钻套及钻头建立钉道（图11-1-8），测量螺钉长度，递长度合适的螺钉和螺钉起子将钢板固定于C_5～C_6椎体上（图11-1-9），锁紧。移动式C形臂X线机透视确认钢板系统安放位置满意。

7. 冲洗并缝合伤口：生理盐水冲洗伤口，放置多功能引流管，2-0带针慕丝线

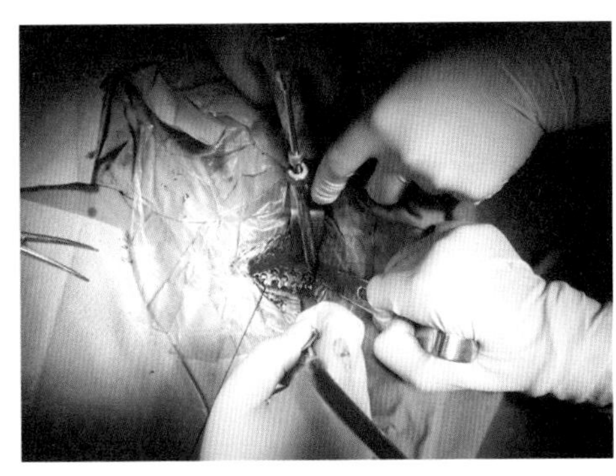

图11-1-8　建立钉道

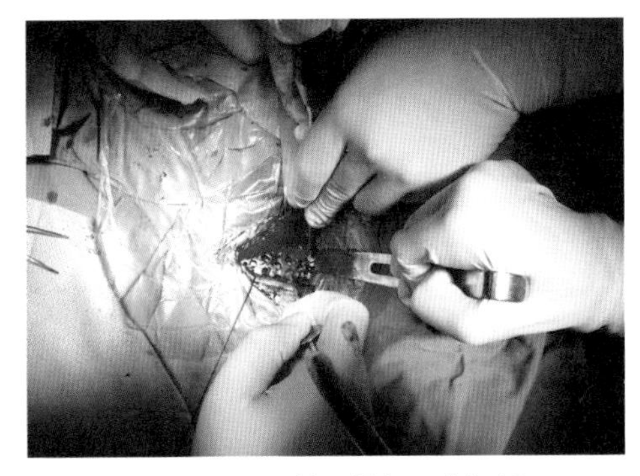

图11-1-9　拧入螺钉固定钢板

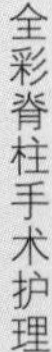

固定引流管，缝针、敷料核对无误后，3-0免扎缝线首先缝合颈阔肌，4-0免扎缝线行皮内美容缝合，覆盖敷料。

【护理要点】

1. 术前体位摆放注意要点：

（1）体位摆放时注意同时抬起头和颈肩部，防止突然抬起肩部而引起颈椎脱位。

（2）头不可过度后伸，否则植入内固定系统后会影响颈椎的生理曲度，造成人为的神经压迫。

（3）颈后不可悬空，否则手术操作过程中向后加压时有可能导致颈椎骨折。

（4）头颈尽量固定于中立位，避免因头颈旋转而导致内固定位置不居中，从而影响内固定强度。

2. 术后搬动患者注意：搬动前一定要先戴好颈围；搬动时一定要轻，同时保持头、颈、躯干一致。

第二节 胸腰段椎体结核病灶清除术

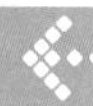

脊柱结核是最常见的骨关节结核，约占骨关节结核的50%。对于脊柱破坏严重的患者，需要手术干预，尤其是伴椎管脓肿的胸椎结核，容易造成脊髓损伤，导致患者截瘫，更需要积极外科治疗。胸腰椎结核的手术入路有前方入路、后路侧前方入路、后路全椎板切除入路、前后联合入路等。这些方法行病灶清除加植骨融合内固定术，手术损伤大、对脊柱的三柱稳定性破坏较大、术后并发症多。最大限度地减小手术创伤，同时保证治疗效果的方法是采用后路单侧椎板有限减压，钉棒内固定，保留棘突及棘间韧带，清除坏死病灶及结核脓肿，并行前方支撑植骨，后方椎板大骨块重建。

一 胸椎结核椎管脓肿单侧椎板减压病灶清除椎间植骨融合内固定术

【用物准备】

1. 基本用物：椎间盘包、全椎板包、脊柱小器械、脊柱刮匙包、脊柱小骨刀、肢体布类包、大衣包。

2. 一次性用物：20、11号刀片，2-0带针慕丝线、2-0可吸收缝线，2号、3-0免扎缝线，45×45BP型切口膜、抽吸管、灯柄保护套、显影纱布、12号橡胶导尿管、10mL注射器、50mL注射器、多功能引流管、防反流引流袋、明胶海绵、骨蜡、孔被、电刀笔。

3. 特殊用物：双极电凝、电凝镊、外来器械及内植入物、防压疮贴。

【体位】

患者取俯卧位。

【切口】

后路正中切口。

【步骤与配合】

1. 皮肤消毒剂消毒皮肤，协助手术医生铺无菌单。

2. 暴露切口：置两块干小盐水垫于切口两侧，递20号刀片沿棘突纵向切开皮肤，递电刀、有齿镊切开皮下和筋膜，保留棘上和棘间韧带。

3. 显露椎板：递骨膜剥离器，紧贴棘突和椎板行骨膜下剥离，依次将两侧竖脊肌推向外侧，直至小关节外缘，递纱布条填塞压迫止血。递自动牵开器，将竖脊肌向两侧牵开，显露椎板，再将椎板上剩余的肌肉向两侧剥离，直到接近横突表面。递电刀，切开横突周围的短小肌肉，显露横突。

4. 椎弓根螺钉内固定：通过移动式C形臂X线机透视确认，于病变椎体邻近的上、下一两个椎体植入椎弓根螺钉，对于病椎，若椎弓根骨质未明显破坏，亦可置入较短的椎弓根螺钉。备好椎弓根钉棒系统，依次传递尖嘴咬骨钳、开路锥、开路器、探针、丝攻，确认螺钉型号后，螺钉起子上好螺钉后植钉（图11-2-1）。

5. 病灶清除：选择病变严重、骨质破坏明显、椎旁脓肿较多的一侧椎板开窗进入。临时将连接棒固定非减压侧，从减压侧进入椎板间隙，手术床向对侧倾斜约30°，递枪式咬骨钳行单侧椎板有限切除减压（图11-2-2），再根据前方骨质破坏的程度适当行椎管扩大减压，向内潜行咬除棘突下部分骨质，向外咬除部分下关节突内侧缘，尽量保留小关节突。递神经剥离子和神经根拉钩在椎间隙水平牵开硬

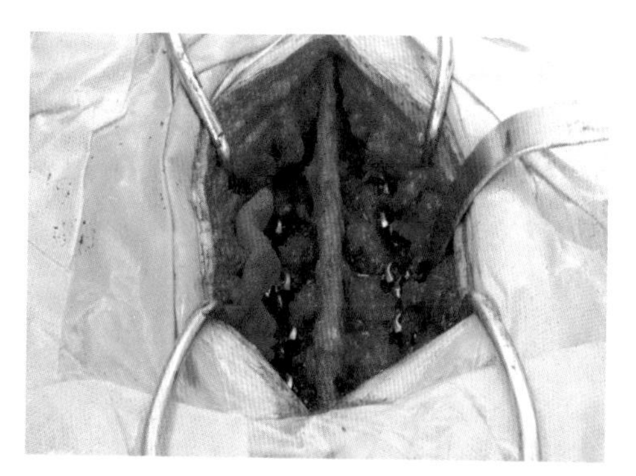

图11-2-1 植入螺钉

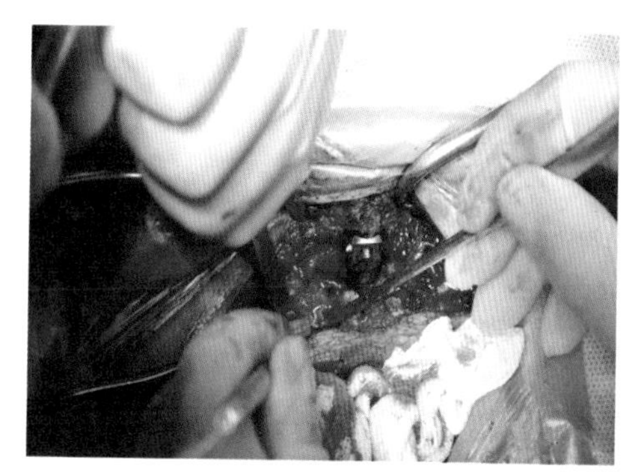

图11-2-2 枪式咬骨钳行单侧椎板减压

脊膜予以保护，并保护相邻的上下位神经根（图11-2-3），为防止对脊髓的牵拉，必要时可离断单侧神经根。用病灶清除刮匙先清除椎管内脓肿（图11-2-4），减轻神经的压迫，再用11号刀片切开破坏的椎间隙，递髓核钳及刮匙逐步清除椎管内和椎间隙内的脓肿及坏死组织、椎间盘、软骨终板、死骨（图11-2-5）。对于椎旁脓肿，经椎间隙前方病灶清除入路或椎旁窦道进入，小心分离撑开脓壁，并用刮匙刮除脓腔壁上的坏死组织。对于大而深的脓腔，用硅胶管顺窦道轻轻插入，吸出脓液，50mL注射器生理盐水反复冲洗，过氧化氢溶液、生理盐水清洗伤口。

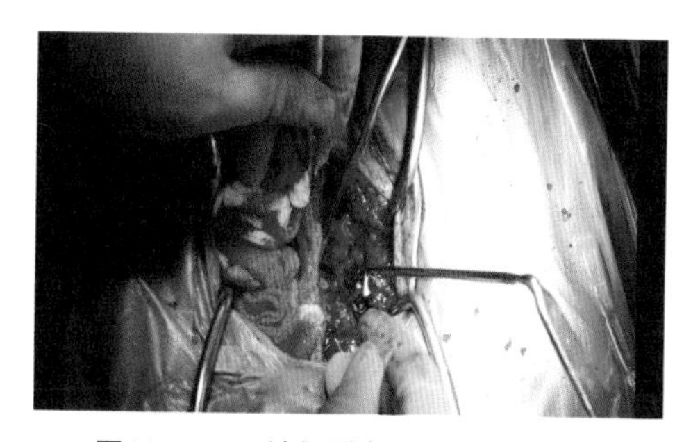

图11-2-3 神经剥离子及神经根拉钩保护硬膜囊和神经根

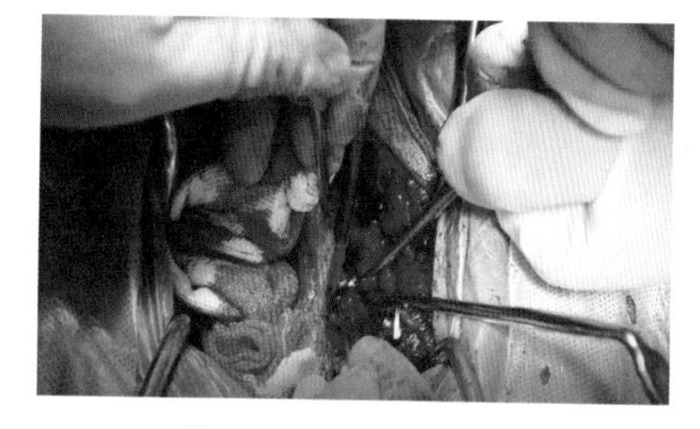

图11-2-4 刮匙刮除病灶

6. 植骨融合：准备植骨槽，修整好病椎上下对应骨面，骨腔及脓腔中注入异烟肼、链霉素行局部化学药物治疗（简称化疗，图11-2-6），递植骨棒和小骨锤将修整好的同种异体骨块轻轻植入椎体间（图11-2-7）。

7. 安装连接棒：测量连接棒长度后剪棒、弯棒，递持棒钳及连接棒，将连接棒置于椎弓根螺钉凹槽内，递螺塞起子上好螺塞将连接棒锁紧固定。选择适当大小的异体骨，对病椎节段后方椎板间用同种异体骨植骨融合（图11-2-8）。

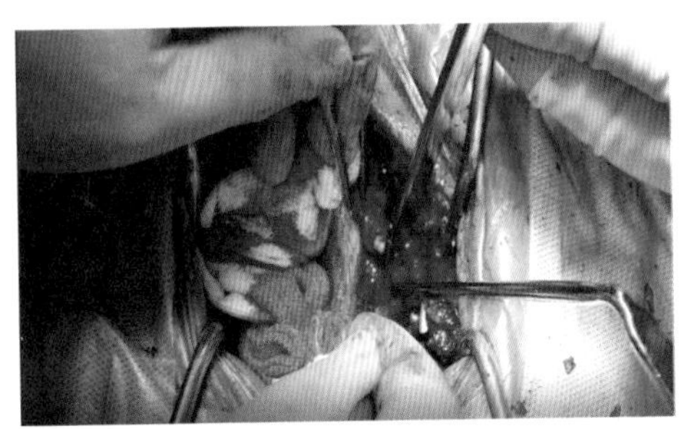

图11-2-5　髓核钳清除病灶内组织

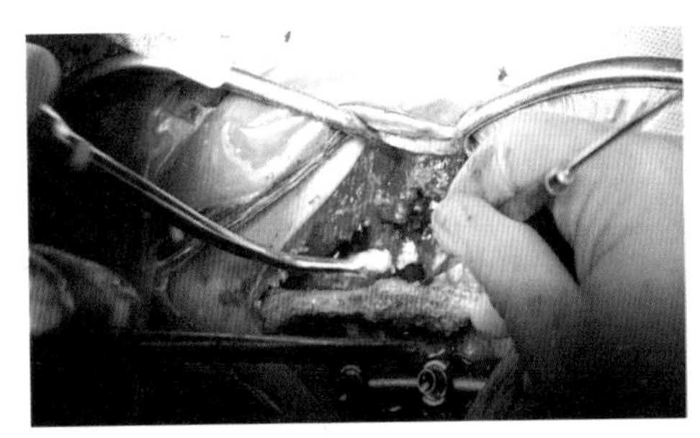

图11-2-6　病灶局部放入抗结核药物

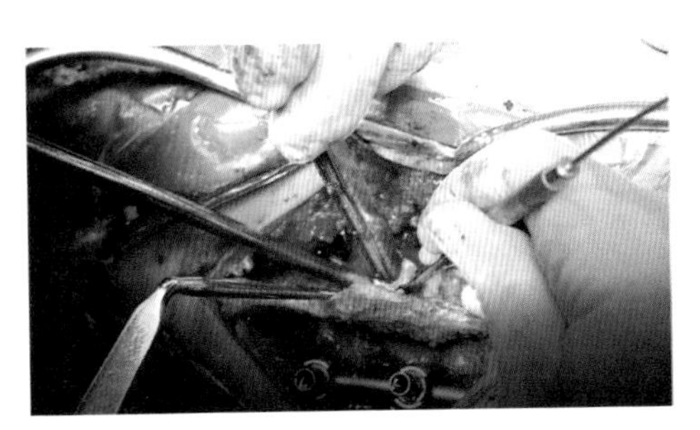

图11-2-7　异体骨植入椎体间

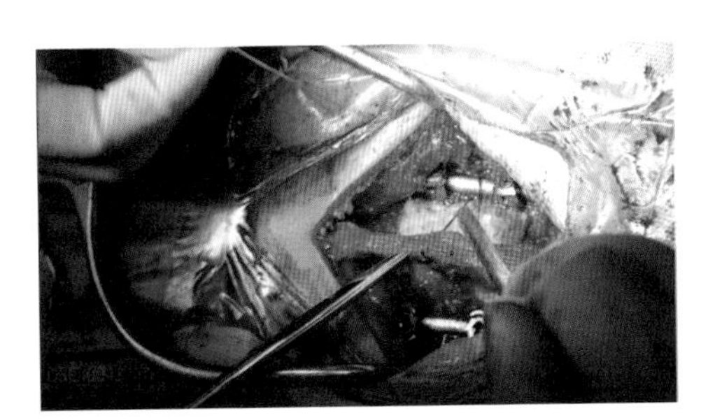

图11-2-8　椎板间植骨

8. 放置引流、缝合切口：由于保留了棘突及棘间、棘上韧带，为了引流充分，两侧椎板各放置1根多功能引流管，2-0带针慕丝线固定引流管。缝针、敷料核对无误后，2号免扎缝线缝合棘上韧带、肌肉筋膜，2-0可吸收缝线缝合皮下，3-0免扎缝线行皮内美容缝合，覆盖无菌敷料。

【护理要点】

1. 如为上胸段手术，应尽量保持颈椎中立位，注意眼球、口鼻不要受压。受压部位骨隆突处用防压疮贴保护，注意保持床单平整、干燥，防止术中压力性损伤发生。

2. 术中，器械护士注意留存好标本，术后面交手术医生。

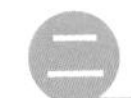

二　胸腰椎结核后路病灶清除异形钛网植骨融合内固定术

因结核病灶多位于脊柱前中柱，前路病灶清除植骨融合手术可直接进入病灶区清除结核病灶并进行椎管减压，但无法预防后凸进展或矫正已形成的后凸畸形。随着后路内固定器械成为有效的后凸畸形矫正方法，以及更有效的抗结核方案的出现，后路手术成为脊柱结核治疗的选择方法。

【用物准备】

1. 基本用物：椎间盘包、全椎板包、脊柱小骨刀、脊柱刮匙包、取肋包、肢体布类包、大衣包。

2. 一次性用物：20、11号刀片，2-0带针慕丝线、2-0可吸收缝线，2号、3-0免扎缝线，45×45BP型切口膜、抽吸管、灯柄保护套、显影纱布、12号橡胶导尿管、10mL注射器、50mL注射器、防反流引流袋、多功能引流管、明胶海绵、骨蜡、孔被、电刀笔。

3. 特殊用物：双极电凝、电凝镊、外来器械及内植入物、防压疮贴。

【体位】

患者取俯卧位。

【切口】

后路正中切口，以病变节段为中心，根据病变范围确定切口大小。

【步骤与配合】

1. 皮肤消毒剂消毒皮肤，协助手术医生铺无菌单。

2. 暴露切口：置两块干小盐水垫于切口两侧，以病变为中心向上下延伸一两个椎体，递20号刀片沿棘突纵向切开皮肤，递电刀、有齿镊切开皮肤及皮下组织后，在正中部切开棘上韧带，用骨膜剥离器剥开棘突两旁的竖脊肌直至小关节外缘，递纱布条填塞压迫止血。递自动牵开器，将竖脊肌向两侧牵开，显露椎板，再将椎板上剩余的肌肉向两侧剥离，直到接近横突表面。递电刀，切开横突周围的短小肌肉，显露横突。

3. 椎弓根螺钉内固定：显露完毕后递两把单齿撑开器将切口暴露好，移动式C形臂X线机进行病椎定位，于需手术的椎间隙的上下椎体植入椎弓根螺钉，备好椎弓根钉棒系统，依次传递尖嘴咬骨钳、开路锥、开路器、探针、丝攻，确认螺钉型号后，螺钉起子上好螺钉后植钉（图11-2-9）。

4. 清除病灶：在椎体病灶较轻的一侧上临时连接棒以固定，递棘突剪咬除相应节段的棘突（图11-2-10），递侧弯咬骨钳、尖嘴咬骨钳及枪式咬骨钳咬除椎板及黄韧带，实施减压（图11-2-11），露出硬膜外脂肪，如有粘连递神经剥离子轻轻分离粘连部位。如为胸椎的病灶，必要时备肋骨剥离器和肋骨剪，切除临近的1～1.5cm的肋骨颈和肋骨头。清除病灶时，用神经剥离子和神经根拉钩保护好硬膜囊和神经根，显露椎管前侧及周围的结核病灶，递刮匙刮除病灶组织（图11-2-12），为使病灶清除相对彻底，递导尿管和50mL注射器伸入脓腔进行加压冲洗。

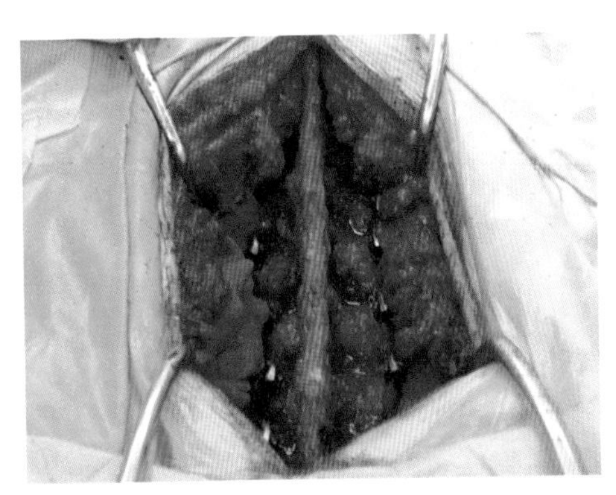

图11-2-9　植入螺钉

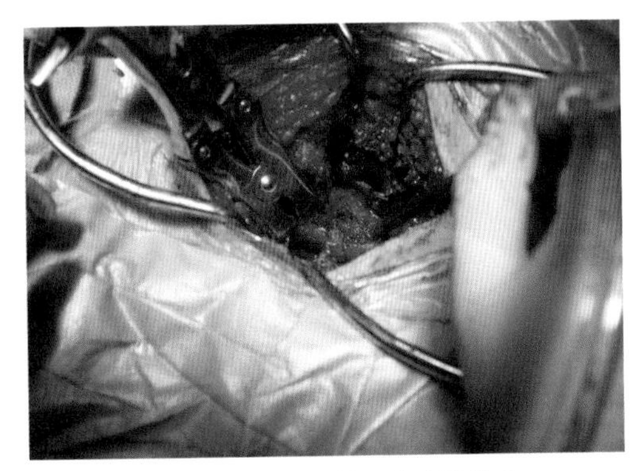

图11-2-10　棘突剪咬除棘突

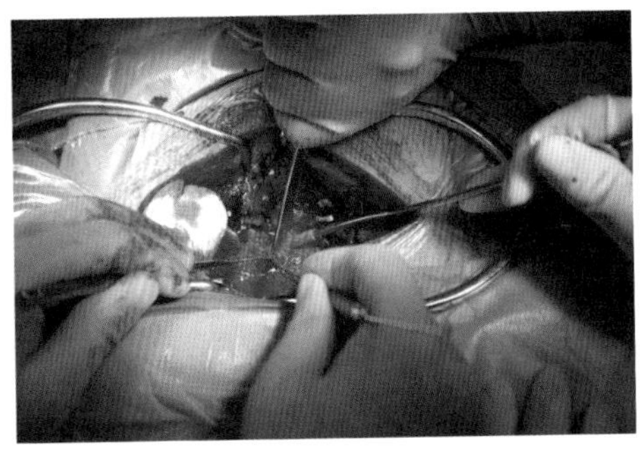

图11-2-11　咬除椎板及黄韧带实施减压

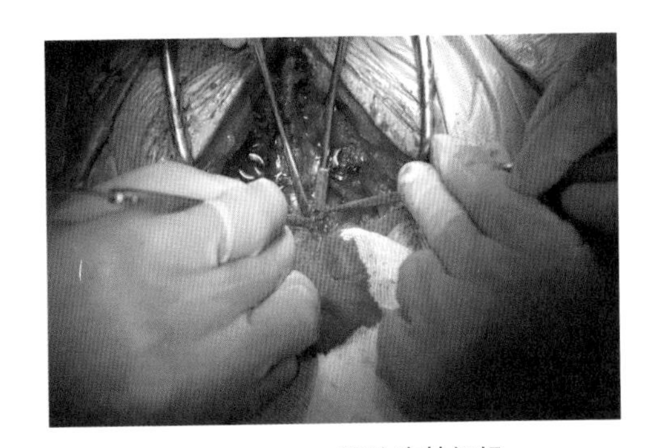

图11-2-12　刮除病灶组织

5. 后凸畸形矫正：如患者伴有后凸畸形，测量连接棒的长度，预弯后，递持棒钳及螺塞双侧交替换棒予以矫形固定。

6. 植骨融合：过氧化氢溶液及生理盐水反复冲洗术野，准备植骨槽，修整好病椎上下对应骨面；骨腔及脓腔中注入异烟肼、链霉素行局部化疗；剪裁大小合适的钛网，塑形后内填塞异体骨粒，递植骨棒和小骨锤将修整好的钛网轻轻植入椎体间（图11-2-13）。同时选择适当大小的异体骨，对病椎节段可采用棘突间骨块植骨融合。

7. 安装横连接：选取合适长度的横连接预弯，递横连接起子将其固定于固定棒上。

8. 放置引流、缝合切口：冲洗伤口，放置多功能引流管，2-0带针慕丝线固定引流管，缝针、敷料清点对数后，2号免扎缝线缝合肌肉筋膜，2-0可吸收缝线缝合皮下，3-0免扎缝线行皮内美容缝合，覆盖无菌敷料。

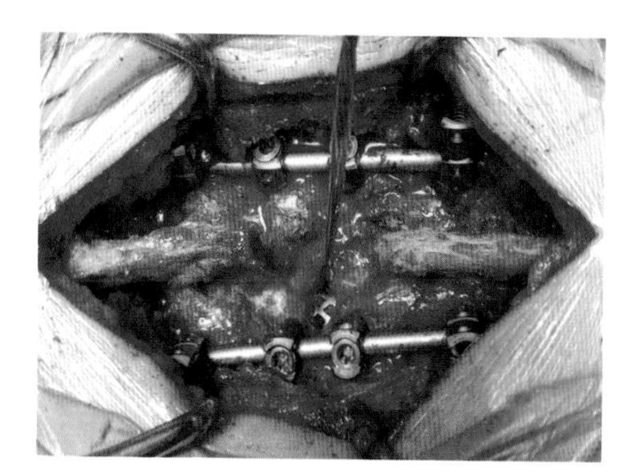

图11-2-13　椎体间植入异形钛网

【护理要点】

1. 术中，患者需要体表加温和加温输液，并监测体温。

2. 体位摆放前，用防压疮贴保护患者受压部位骨隆突处，保持床单平整，防止术中压力性损伤。

3. 头面部置于头圈上，颈部不要过度扭曲，防止面部器官受压，尤其注意眼球不要受压。术中加强巡视，受力部位定时抬起实施间歇减压，预防术中压力性损伤。

PART
TWELVE

第十二章

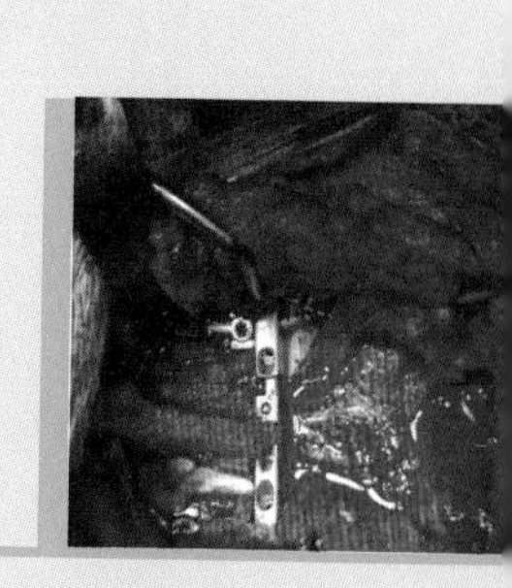

脊柱肿瘤手术

颈椎肿瘤切除术

胸腰段椎体肿瘤切除术

骶骨肿瘤切除术

第一节 颈椎肿瘤切除术

颈椎肿瘤因其邻近解剖结构复杂，以及毗邻重要的神经血管，外科治疗一直是颈椎肿瘤治疗的难点，尤其对颈椎肿瘤实施彻底切除更为棘手。目前，颈椎肿瘤全椎体切除术对解除脊髓压迫、颈椎稳定性重建、缓解疼痛、改善生活质量等方面的作用已受到充分认可。

 颈椎肿瘤后路切除与重建术

【用物准备】

1. 基本用物：椎间盘包、全椎板包、脊柱小器械包、颅环弓牵引包、肢体布类包、大衣包。

2. 一次性用物：20、11号刀片，2–0带针慕丝线、2–0可吸收缝线，2号、3–0免扎缝线，45×45BP型切口膜、抽吸管、灯柄保护套、显影纱布、12号橡胶导尿管、10mL注射器、多功能引流管、防反流引流袋、明胶海绵、骨蜡、孔被、电刀笔。

3. 特殊用物：双极电凝、电凝镊、外来器械及内植入物、防压疮贴。

【体位】

患者全身麻醉后行颅环弓牵引术后，取俯卧位摆放，持续颅环弓牵引，将头置于头托上处于中立位。

【切口】

颈部后正中切口。

【步骤与配合】

1. 皮肤消毒剂消毒皮肤，协助手术医生铺无菌单。

2. 暴露切口：递电刀和骨膜剥离器，在骨膜下分离显露手术节段后部所有结构，包括两侧至关节突的外侧缘，显露固定的侧块。

3. 植钉：用开路锥先突破进钉点皮质骨，然后改手钻，递钻头及钻套缓慢钻透侧块深处皮质骨，用探针探测钉道深度，选取适当规格螺钉，丝攻攻丝，用螺钉起子拧入螺钉（图12-1-1），按上述步骤依次在所需固定节段植入螺钉。测量连接棒的长度，用弯棒器预弯钛棒，用螺塞固定钛棒于螺钉凹槽内。

4. 颈椎肿瘤及病变切除：棘突剪剪除需减压节段棘突，用尖嘴咬骨钳将椎板皮质骨咬除，递小枪式咬骨钳依次咬除椎板、关节突及横突，显露硬膜囊（图12-1-2）。注射用水浸泡创面，生理盐水冲洗伤口后将异体骨块植于切除的椎板间。

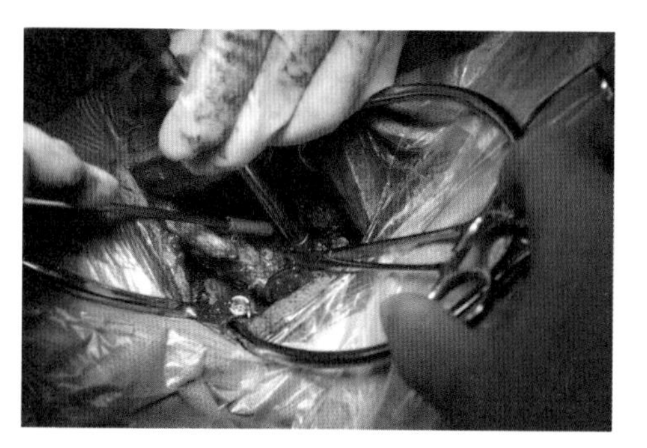

图12-1-1　植入螺钉

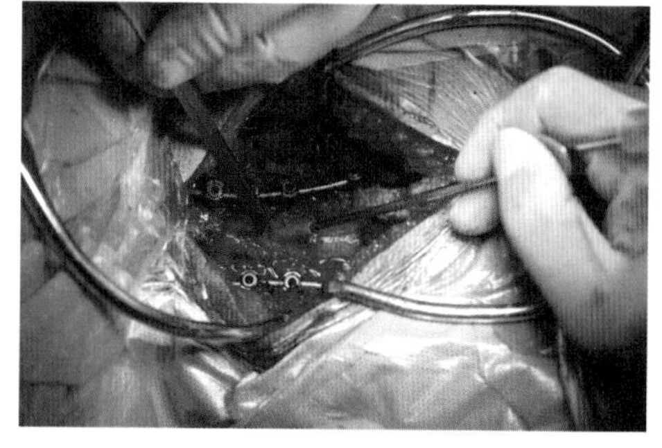

图12-1-2　显露硬膜囊

5. 放置横连接，植骨（图12-1-3）：放置横连接，将正常的自体骨或异体骨经过修整后行横突间植骨。

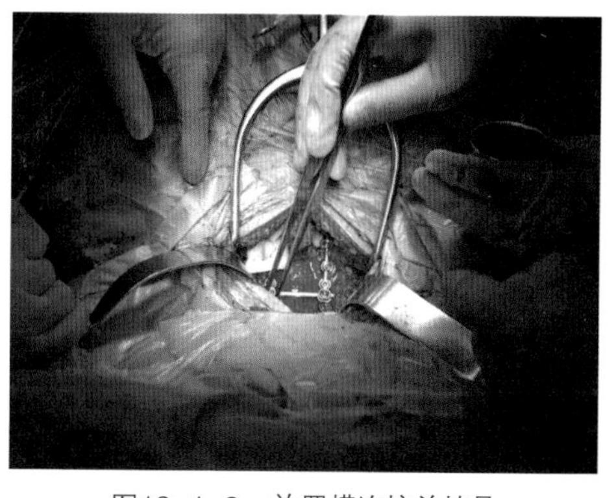

图12-1-3　放置横连接并植骨

6. 放置引流、缝合切口：放置多功能引流管，2-0带针慕丝线固定引流管。缝针、敷料核对无误后，2号免扎缝线缝合肌肉、筋膜，2-0可吸收缝线缝合皮下，3-0免扎缝线行皮内美容缝合，覆盖无菌敷料。

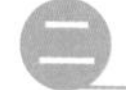

二　颈椎肿瘤前路切除与重建术

【用物准备】

1. 基本用物：椎间盘包、颈椎前路包、脊柱小器械包、肢体布类包、大衣包。

2. 一次性用物：20、11号刀片，2-0慕丝线、2-0带针慕丝线，4-0、3-0免扎缝线，45×30BP型切口膜、抽吸管、灯柄保护套、显影纱布、12号橡胶导尿管、10mL注射器、多功能引流管、防反流引流袋、明胶海绵、骨蜡、孔被、电刀笔。

3. 特殊用物：双极电凝、电凝镊、外来器械及内植入物。

【体位】

完成后路手术后，翻身，将颅环弓取下后取仰卧位，双肩垫软枕，颈下垫颈枕，头颈自然向后仰伸，向手术对侧稍偏，头两侧用沙袋固定。

【切口】

颈前横切口，如果病灶范围广，行斜切口。

【步骤与配合】

1. 消毒、铺单：皮肤消毒剂消毒皮肤，协助手术医生铺无菌单。

2. 暴露切口：置两块干小盐水垫于切口两侧，递20号刀片切开皮肤，递电刀、有齿镊切开皮下和颈阔肌，电凝止血。递甲状腺拉钩拉开切口，将胸锁乳突肌和肩胛舌骨肌分离后牵向外侧。以手指触及颈动脉搏动后，递无齿镊提起、组织剪剪开并分离血管神经鞘和内脏鞘，直达椎体前方。

3. 定位针定位（图12-1-4）：显露椎体前方，递长度为0.8～1cm的定位平针头1枚，用弯钳将其由椎间隙前方垂直刺入目标椎间盘，移动式C形臂X线机透视确定病变椎体。

4. 病灶切除：以C_5椎体肿瘤为例，先游离颈椎肿瘤前部及周边，然后矩形切开受累椎间隙C_4～C_5椎间盘（图12-1-5），递11号刀片沿C_4椎体下终板和C_5椎体上终板水平切开椎间盘前缘附着部，再分别于椎间隙左右两侧垂直切开椎间盘前外侧纤维环，递髓核钳夹取椎间盘，递小刮匙刮除椎间盘与上下软骨终板（图12-1-6），同上方法切除C_5～C_6椎间盘。递尖嘴咬骨钳、超薄枪式咬骨钳及刮匙清除C_5椎体，骨面出血用神经剥离子粘取骨蜡止血（图12-1-7），神经剥离子探及后缘、后纵韧带直至硬膜囊，充分减压和彻底清除病灶。遵医嘱留取病变组织送病理切片，注射用水浸泡创面，生理盐水反复冲洗创面，双极电凝和明胶海绵彻底止血。

5. 植骨融合：剪裁合适大小的钛网，取异体颗粒骨填充到钛网内，并夯实植骨，防止植入的颗粒骨散落。递骨锤及植骨棒将钛网轻轻敲击嵌入到减压区内

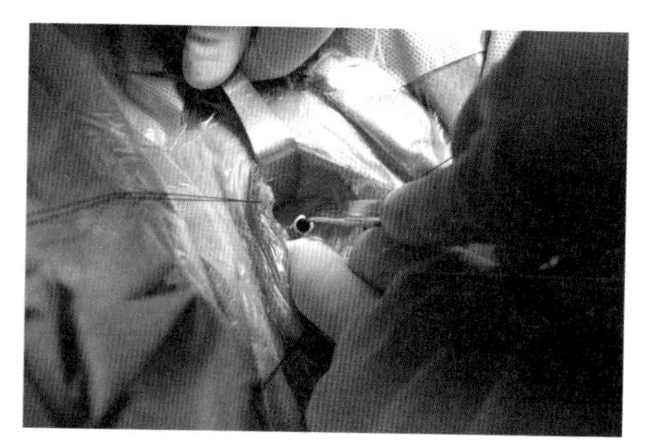
图12-1-4　定位针定位

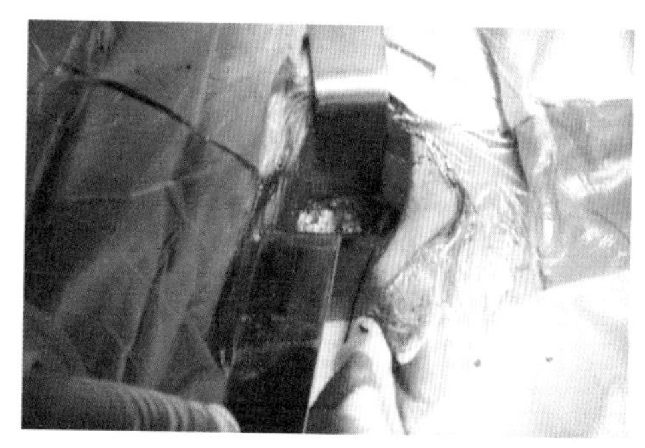
图12-1-5　矩形切开椎间盘

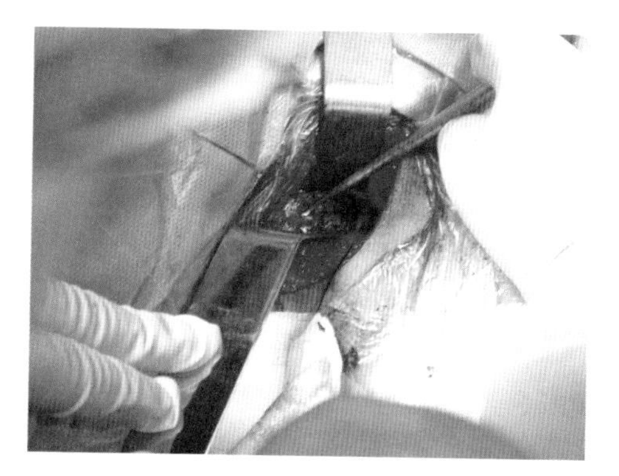
图12-1-6　刮除椎间盘、上下软骨终板

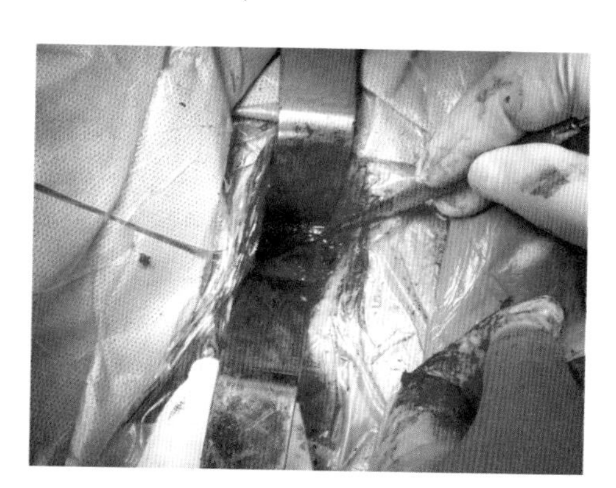
图12-1-7　神经剥离子加骨蜡行骨面止血

（图12-1-8）。

6. 钢板固定：递长度合适的颈椎前路钢板、弯板器将钢板按照颈椎生理曲度预折弯，置于C_5椎体前，用开路锥、钻套及钻头建立钉道，测量螺钉长度，递长度合适的螺钉和螺钉起子将钢板固定于C_4～C_6椎体上（图12-1-9），递锁钉起子将螺钉锁紧。移动式C形臂X线机透视确认钢板螺钉及钛网安放位置满意。

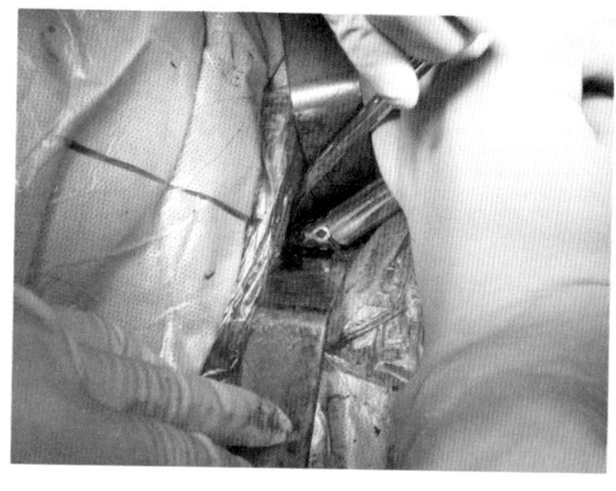
图12-1-8　用植骨棒将钛网植入

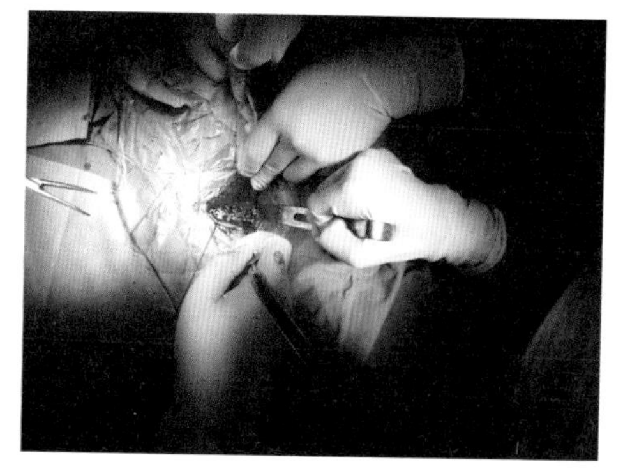
图12-1-9　螺钉固定钢板

7. 冲洗并缝合伤口：生理盐水冲洗伤口，放置多功能引流管，递2-0带针慕丝线固定引流管。缝针、敷料核对无误后，3-0免扎缝线缝合颈阔肌，4-0免扎缝线行皮内美容缝合，覆盖无菌敷料。

【护理要点】

1. 患者翻身时需多人配合，保持头颈及躯干同步翻转。前路体位摆放时注意同时抬起头和肩颈部，防止突然抬起肩部而引起颈椎脱位。头部不可过度后伸，颈后部不可悬空。

2. 头颈尽量固定于中立位，避免因头颈旋转而导致内固定位置不居中，从而影响内固定强度。

3. 术后搬动患者前一定要先戴好颈围，搬动患者时一定要轻，同时保持头、颈、躯干一致。

4. 手术渗血多、时间长，注意保持两路静脉通路通畅，必要时置中心静脉，术中注意患者的输液加温和体表加温，维持体温正常恒定，注意术中出入量 。

第二节 胸腰段椎体肿瘤切除术

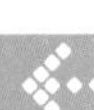

胸腰椎是脊柱肿瘤的高发部位，占脊柱肿瘤的80%以上，恶性肿瘤出现脊柱转移，其好发部位为胸椎，其次为腰椎、颈椎和骶椎。绝大多数脊柱肿瘤发生于椎体并向椎弓侵袭，而发生于后方附件的较少见。如果患者胸椎椎体肿瘤病灶局限并偏向于一侧椎体及椎弓，可行胸椎侧前方入路椎体肿瘤切除与椎体重建。对于病灶局限于椎体的胸椎肿瘤可行经胸前路胸椎肿瘤切除与椎体重建。但如胸椎肿瘤节段较长且肿瘤位置较高，侧前路固定强度不够，且缺少长度合适的钢板，那么可采取先后路椎弓根钉棒固定，再经胸前入路切除胸椎肿瘤与钛网椎体重建。

一 胸椎后路内固定及经胸前入路椎体肿瘤切除钛网植骨融合术

手术分两部分进行，先行胸腰椎后路内固定，再行经胸胸椎肿瘤前路切除与椎体重建，下面分别进行叙述。

（一）胸腰椎后路内固定

【用物准备】

1. 基本用物：椎间盘包、全椎板包、脊柱小骨刀、肢体布类包、大衣包。

2. 一次性用物：20、11号刀片，2–0带针慕丝线、2–0可吸收缝线，2号、3–0免扎缝线，45×45BP型切口膜、抽吸管、灯柄保护套、显影纱布、12号橡胶导尿管、10mL注射器、多功能引流管、防反流引流袋、明胶海绵、骨蜡、孔被、电刀笔。

3. 特殊用物：双极电凝、电凝镊、外来器械及内植入物、防压疮贴。

【体位】

患者取俯卧位。

【切口】

后路正中切口，以病变节段为中心，切口大小应至少显露病椎上下各2个椎体节段。

【步骤与配合】

1. 皮肤消毒剂消毒皮肤，协助手术医生铺无菌单。

2. 暴露切口：置两块干小盐水垫于切口两侧，以病变为中心向上下延伸各2个椎体，递20号刀片沿棘突纵向切开皮肤，递电刀、有齿镊切开皮肤及皮下组织，显露胸背筋膜、棘突及棘上韧带，自棘突侧方切开胸背筋膜及竖脊肌。将两侧竖脊肌推向外侧，直至小关节外缘，用盐水垫填塞止血。然后用自动牵开器将竖脊肌向两侧牵开，显露椎板及横突。

3. 椎弓根螺钉内固定：显露完毕后用移动式C形臂X线机对病变椎体定位，于受累脊椎上下各2个椎体置椎弓根螺钉，备好椎弓根钉棒系统，依次传递尖嘴咬骨钳、开路锥、开路器、探针、丝攻，确认螺钉型号后，螺钉起子上好螺钉后植钉。

4. 放置引流、缝合切口：冲洗伤口，放置多功能引流管，2–0带针慕丝缝线固定引流管。缝针、敷料核对无误后，2号免扎缝线缝合肌肉、筋膜，2-0可吸收缝线缝合皮下，3-0免扎缝线行皮内美容缝合，覆盖无菌敷料。

（二）经胸胸椎肿瘤前路切除与椎体重建

【用物准备】

1. 基本用物准备：椎间盘包、肺叶包、脊柱小骨刀包、胸腰椎病灶清除包、肢体布类包、大衣包。

2. 一次性用物：20、11号刀片，11×24三角针、11×24圆针，3-0、2-0、0号、1号慕丝线，3-0免扎缝线、45×45BP型切口膜、灯柄保护套、显影纱布、橡胶引流管、12号橡胶导尿管、10mL注射器、明胶海绵、骨蜡、孔被、电刀笔。

3. 特殊用物：双极电凝、电凝镊、胸腔闭式引流瓶、止血纱、防压疮贴。

【体位】

患者取侧卧位，患侧在上。

【切口】

根据病变的位置选择预定切除的肋骨，作为开胸的入路。

【步骤与配合】

1. 皮肤消毒剂消毒皮肤，协助手术医生铺无菌单。

2. 进入胸腔：递20号刀片沿预定切除的肋骨切开皮肤，递有齿镊及电刀切开皮下组织、深筋膜、斜方肌、背阔肌及前锯肌等组织，显露肋骨表面。确定进胸切除的肋骨，沿肋骨切开骨膜，递肋骨剥离器剥离肋骨骨膜（图12-2-1），并用肋骨剪剪断，将切除的肋骨用湿纱布包裹保存以备植骨用。切开肋骨床及壁层胸膜，将两块打湿的盐水垫垫于切口两侧，进入胸腔。

3. 经胸腔显露：用湿盐水垫包裹压肠板将肺组织推开，触及到食管将其轻轻牵开至椎体前方（图12-2-2）。肋间后血管越过术野（图12-2-3），可用血管钳分离，结扎、切断肋间血管，2-0慕丝线结扎。

4. 椎体肿瘤切除：仔细分离椎旁肌的软组织，显露肿瘤椎体（图12-2-4）。切除病变椎体椎间盘，用咬骨钳及骨刀切除病变椎体，用刮匙将病变椎体清除干净，直至显露硬脊膜。然后切除肋骨头及椎弓根，椎体肿瘤切除后彻底止血，注

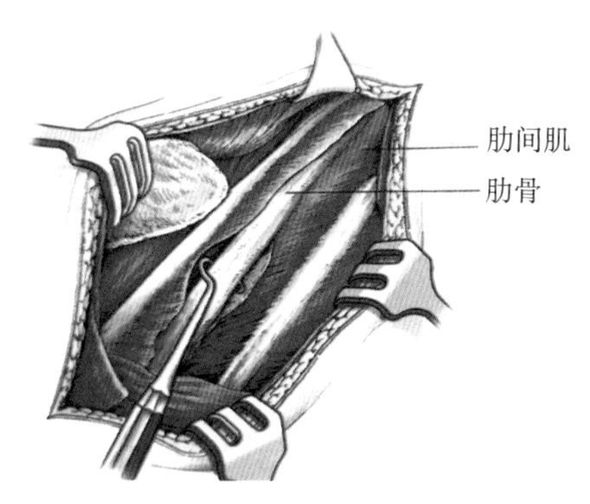

图12-2-1　剥离肋骨骨膜

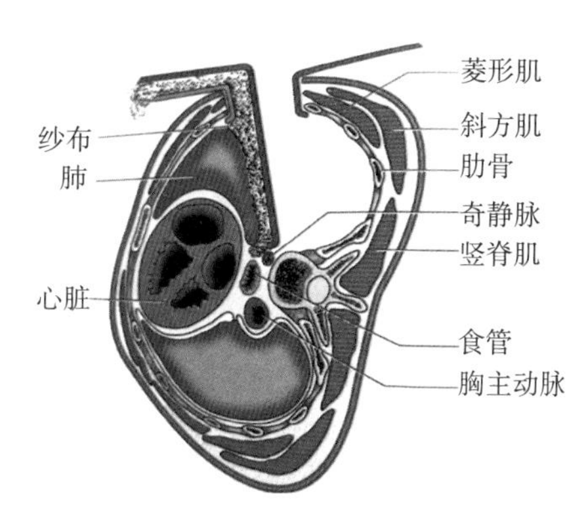

图12-2-2　将食管牵开至椎体前方

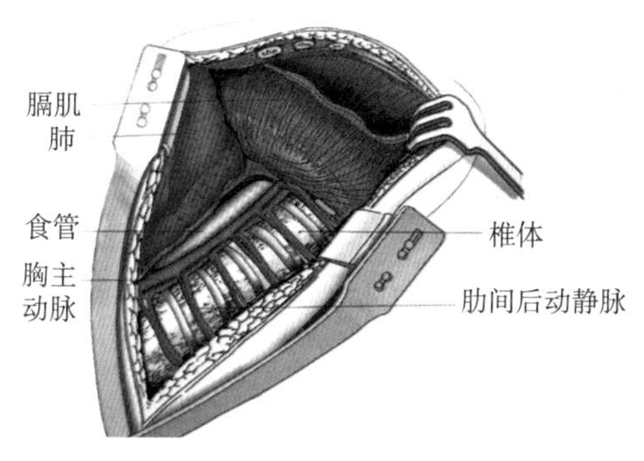

图12-2-3　肋间后血管越过术野

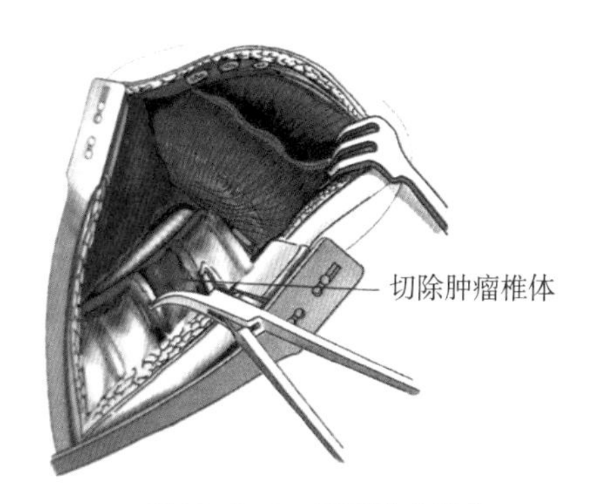

图12-2-4　显露肿瘤椎体

射用水浸泡创面，生理盐水冲洗伤口。

5. 椎体重建：将切除的肋骨或异体骨剪成骨粒植入裁剪合适的钛网内，用植骨棒及骨锤轻轻敲击，将钛网植入椎体间（图12-2-5）。

6. 放置胸腔闭式引流：检查伤口内无活动性出血，用生理盐水反复冲洗伤口，行胸腔闭式引流，11×24三角针、0号慕丝线固定引流管。

7. 缝合切口：器械、缝针、敷料清点无误后，用10×24圆针、1号慕丝线缝合肌层，10×24圆针、2-0慕丝线缝合皮下，3-0免扎缝线行皮内美容缝合，覆盖无菌敷料。

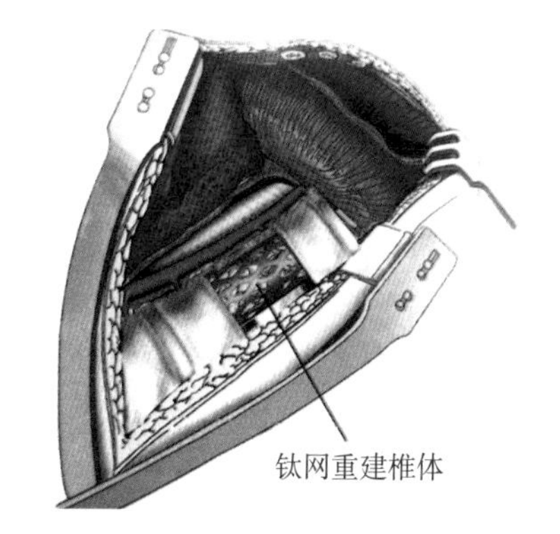

图12-2-5　钛网植入椎体间

【护理要点】

1. 体位摆放前，用防压疮贴保护患者受压部位骨隆突处，保持床单平整，防止压疮。腋下垫软枕，防止臂丛神经血管受压，对侧下肢伸直，术侧下肢屈髋、屈膝并于下方垫软枕。

2. 术中渗血多，患者需要体表加温和加温输液，并监测其体温，注意患者出入量，保持两路静脉通路通畅。

3. 手术进入胸腔，注意清点所有的器械、敷料。器械护士应熟悉手术流程，忙而不乱，及时添加术中所需止血材料，仔细清点手术器械及敷料，做到心中有数。

二 腰椎前外侧入路椎体肿瘤切除与椎体重建术

腰段脊椎通常由5个椎体组成，该节段生理弧度前凸，腰椎临近有腹主动脉、下腔静脉腰丛等重要血管及神经。腰椎肿瘤是临床上比较常见的脊柱肿瘤，前路手术显露椎体部位深，手术具有一定的深度和难度。

【用物准备】

1. 基本用物：椎间盘包、全椎板包、脊柱小骨刀、胸腰椎病灶清除包、肢体布类包、大衣包。

2. 一次性用物：20、11号刀片，2-0慕丝线、2-0带针慕丝线、2-0可吸收缝线，2号、3-0免扎缝线，45×45BP型切口膜、抽吸管、灯柄保护套、显影纱布、12号橡胶导尿管、10mL注射器、多功能引流管、防反流引流袋、明胶海绵、骨蜡、孔被、电刀笔。

3. 特殊用物：双极电凝、电凝镊、外来器械及内植入物、防压疮贴。

【体位】

患者侧俯卧位，病灶侧朝上，本节以左侧入路为例。

【切口】

从第12肋骨后半部向下到脐及耻骨联合中点平面的腹直肌外缘，做腹侧方斜切口。

【步骤与配合】

1. 皮肤消毒剂消毒皮肤，协助手术医生铺无菌单。

2. 暴露浅层组织：置两块干小盐水垫于切口两侧，递20号刀片切开皮肤，递有齿镊及电刀切开皮下脂肪，加深切口到显露腹外斜肌腱膜，沿腹外斜肌腱膜的纤维走向将其分开，然后沿皮肤切口线切开腹内斜肌及腹横肌，显露腹膜后间隙（图12-2-6），用手指钝性剥离，在腹膜后脂肪与腰肌筋膜之间剥出一界面。轻轻地游离腹膜腔及其内容物并将其推向内侧，用打湿的盐水垫轻轻包住腹腔内容物，用深部拉钩轻轻将它们牵向右侧。

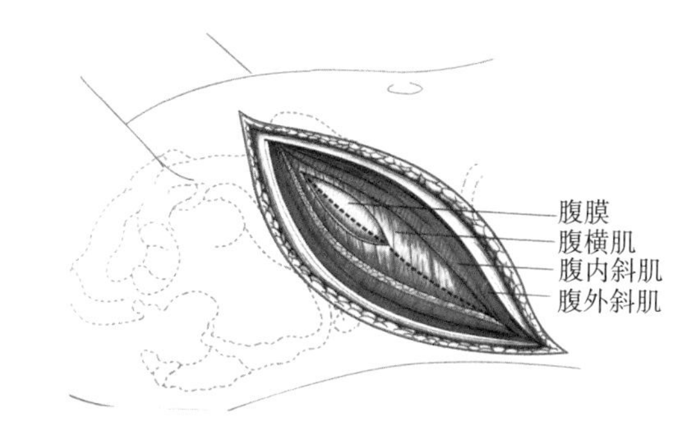

图12-2-6　显露腹膜后间隙

3. 显露深层组织：推开腹膜后间隙，纵向剥离腰大肌，沿腰肌表面向内侧达到椎体前外侧表面，找到病变椎体上的腰动、静脉，递弯钳结扎并剪断，钳夹2-0慕丝线结扎，游离腹主动脉及下腔静脉达到椎体前部（图12-2-7）。在病变椎间隙插一枚短的定位平针头，移动式C形臂X线机定位。

5. 切除椎体病灶：用11号刀片切开病变椎体上下椎间盘的纤维环，髓核钳夹取椎间盘。然后用尖嘴咬骨钳或骨刀切除病变椎体（图12-2-8），剩余部分用刮匙加以清除，直到显露硬脊膜，切除与后纵韧带相连的椎体。

6. 椎体重建：肿瘤切除后用双极电凝彻底止血，注射用水浸泡创面，生理盐水冲洗伤口。将异体骨粒植入裁剪好的钛网内，用植骨棒及骨锤将钛网轻轻植入椎体

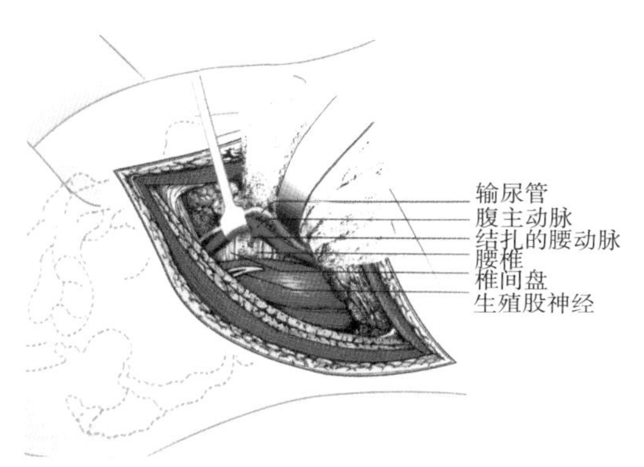

图12-2-7　达到椎体前部

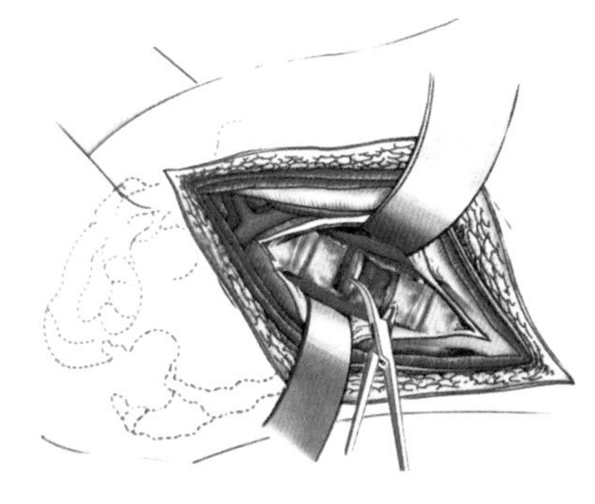
图12-2-8　切除病变椎体

间（图12-2-9），选择长度合适的钢板置于椎体上方，用螺钉固定（图12-2-10）。

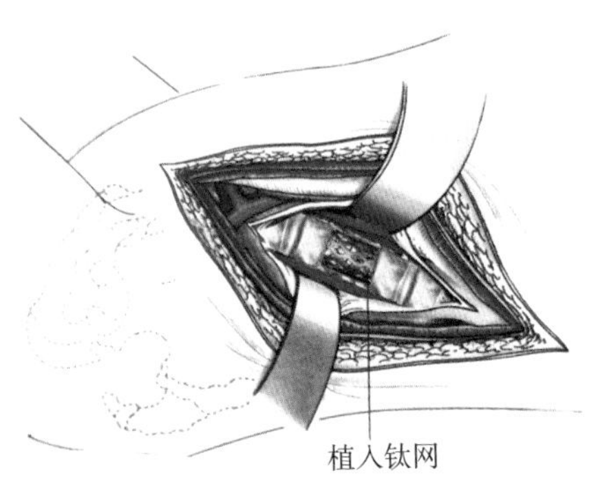

图12-2-9　植入钛网

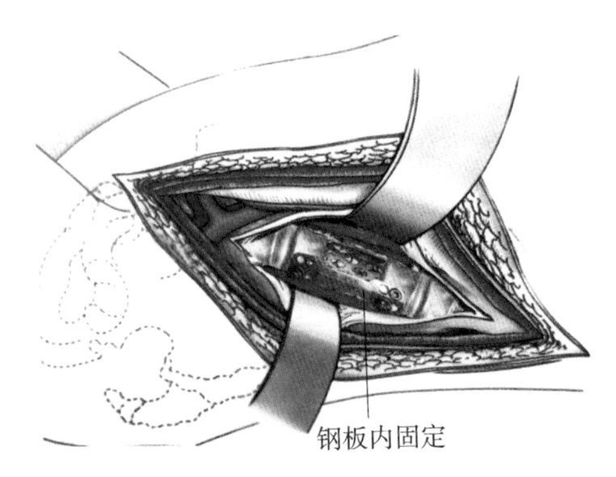

图12-2-10　螺钉内固定钢板

7. 放置引流、缝合切口：仔细止血，检查切口内有无活动性出血，放置多功能引流管，2-0带针慕丝线固定引流管。清点器械、敷料、缝针无误后，用2号免扎缝线缝合肌肉、筋膜，2-0可吸收缝线缝合皮下，3-0免扎缝线行皮内美容缝合，覆盖无菌敷料。

【护理要点】

1. 术中患者液体出入量大，应注意体表加温及输液、输血加温，及时记录术中出入量。

2. 术中出血多，器械护士应熟悉手术流程，忙而不乱，及时添加术中所需止血材料，仔细清点所有手术器械及敷料，做到心中有数。

第三节　骶骨肿瘤切除术

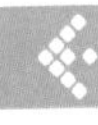

骶骨肿瘤较少见，发病率低，占所有骨肿瘤的1.49%，包括原发性骶骨良性肿瘤、恶性肿瘤以及转移癌。由于发病早期无明显不适或症状轻微，故容易误诊和漏诊，一旦确诊，肿瘤病灶往往巨大，给手术切除带来困难，手术切除目前仍是骶骨肿瘤治疗的主要手段。骶骨肿瘤手术出血量大、手术风险高、并发症多，外科手术往往比较棘手。为控制术中出血量，术前需行髂内动脉栓塞，或行前路切口结扎髂内动脉和骶骨正中动静脉。

【用物准备】

1. 基本用物：椎间盘包、全椎板包、脊柱小骨刀、脊柱刮匙包、肢体布类包、大衣包。

2. 一次性用物：20、11号刀片，11×24三角针、2-0带针慕丝线、2-0慕丝线，2号、3-0免扎缝线，2-0可吸收缝线、45×45BP型切口膜、抽吸器管、灯柄保护套、显影纱布、12号橡胶导尿管、10mL注射器、50mL注射器、多功能引流管、防反流引流袋、明胶海绵、骨蜡、孔被、电刀笔。

3. 特殊用物：双极电凝、电凝镊、一次性包装小盐水垫、外来器械及内植入物、防压疮贴。

【体位】

患者取俯卧位。

【切口】

臀裂上向上弧形切口或Y形切口。

【步骤与配合】

1. 消毒、铺单：皮肤消毒剂消毒皮肤，协助手术医生铺无菌单。

2. 暴露切口：置两块干小盐水垫于切口两侧，递20号刀片切开皮肤，递有齿镊及电刀切开皮下组织，电凝止血，切开腰背肌筋膜将皮瓣向上翻起，用11×24三角针、2-0双慕丝线将皮瓣固定。用电刀和骨膜剥离器向外切断和剥离脊柱旁肌和臀大肌、骶棘肌（图12-3-1），显露L_4～L_5椎板、骶尾骨后方和后方部分髂骨（图12-3-2）。

3. 腰-髂稳定性重建：显露完毕后用湿盐水垫将皮瓣覆盖，递两把单齿撑开器将切口暴露好。腰椎部显露至椎弓根钉置入点，L_4～L_5植入椎弓根钉。递尖嘴咬骨钳咬除髂后上棘的下缘，再依次递开路器、开路锥、探针，确认螺钉型号后，螺钉起子上好髂骨钉后植钉，同上方法植入对侧螺钉。测量连接棒的长度，在两侧髂腰钉之间上好连接棒（图12-3-3）。

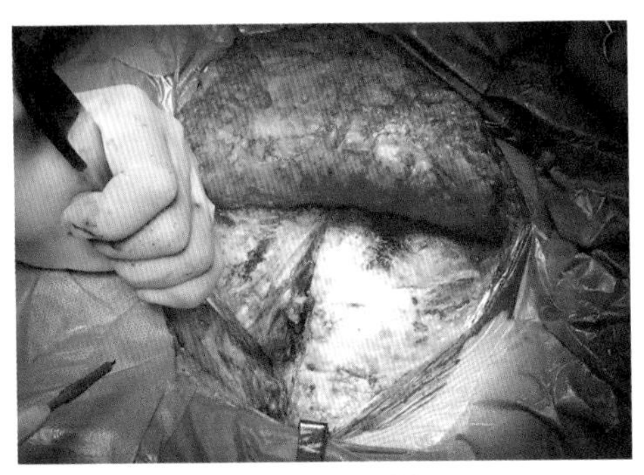

图12-3-1 暴露切口

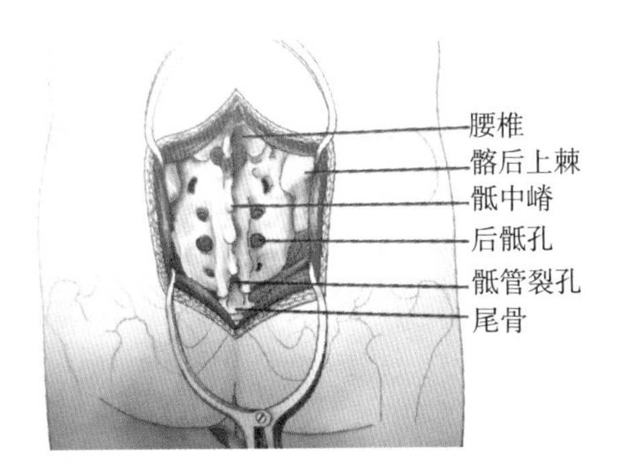

图12-3-2 暴露骶骨后方

4. 切除骶骨肿瘤：递电刀切开尾骨和骶第5椎体两侧边缘的椎前筋膜，找到肿瘤与直肠之间的间隙，用手或鼠齿钳夹纱布钝性分离，将骶骨和肿瘤下部完全游离，并用纱布填充止血。递小骨刀切除骶第1～3椎体骶管后壁，显露骶第1～3神经根，用神经剥离子沿骶第1～3神经根逐渐分离，并将其游离保护，于骶第3神经根下缘用2-0慕丝线结扎硬膜并切断。递尖嘴咬骨钳及枪式咬骨钳切除L_5椎板1/3及腰骶关节突，显露L_5～S_1椎间盘并切断，分别切断两侧骶髂后韧带，递骨刀切开骶髂关节，将骶髂关节撬开，并逐渐切除整个骶骨（图12-3-4），仔细止血，检查伤口内有无活动性出血，将切除的标本送病理切片。

5. 安装横连接（图12-3-5）：选取合适长度的横连接预弯，递横连接起子将其固定于固定棒上。

6. 放置引流、缝合切口：注射用水浸泡创面，生理盐水冲洗伤口，放置多功能引流管，2-0带针慕丝线固定引流管。缝针、敷料清点无误后，2号免扎缝线缝

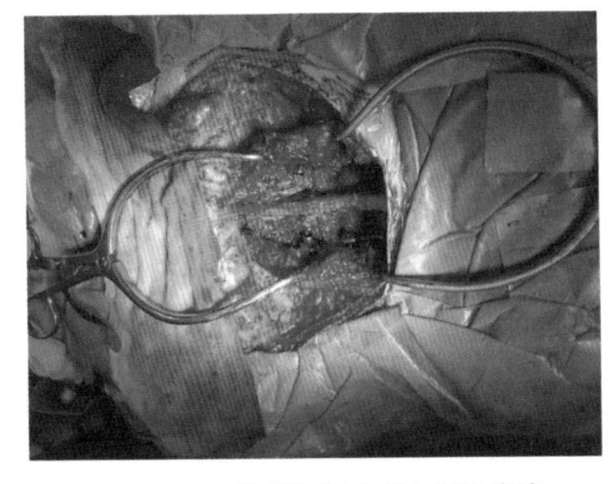

图12-3-3 髂腰钉植入后上好连接棒

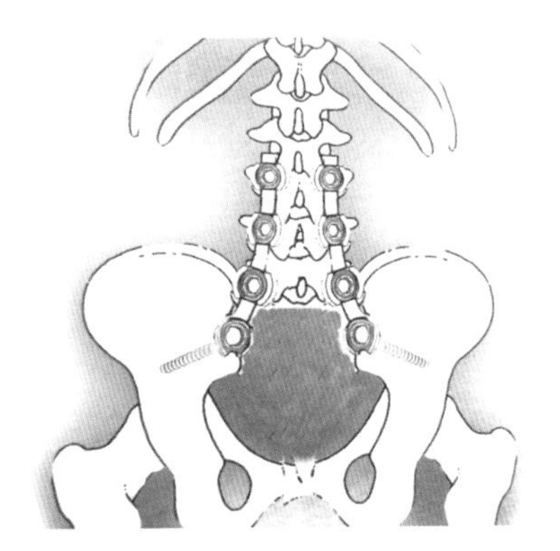

图12-3-4 切除整个骶骨

合肌肉、筋膜，2-0可吸收线缝合皮下，3-0免扎缝线行皮内美容缝合，覆盖无菌敷料。

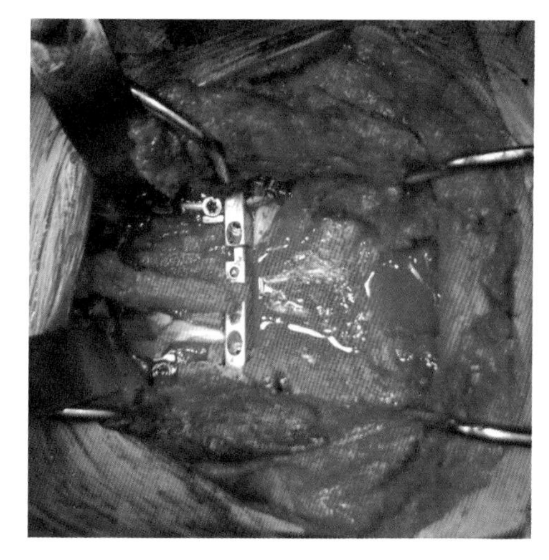

图12-3-5 安装横连接

【护理要点】

1. 术中患者出入量大，保持两路静脉通路通畅，及时记录术中出入量。

2. 应注意术中体表加温及输液、输血加温，监测患者体温，注意术中保温。

3. 术中出血多，器械护士应熟悉手术流程，忙而不乱，及时添加术中所需止血材料，仔细清点手术敷料，做到心中有数。

4. 体位摆放前，用防压疮贴保护患者受压部位骨隆突处，保持床单干燥、平整，术中定时减压受压部位，防止压疮。

PART
THIRTEEN
第十三章

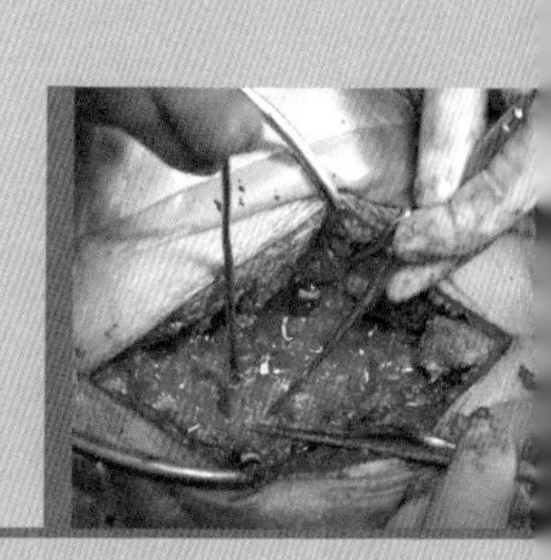

脊柱退行性疾病手术

颈椎后路切开减压侧块螺钉内固定术

颈椎前路椎间盘切除椎间融合器植骨融合内固定术

颈椎前路椎体次全切除植骨内固定术

颈椎间盘置换术

胸椎后路黄韧带骨化减压植骨融合内固定术

腰椎滑脱后路椎管减压复位内固定椎间植骨融合术

第一节 颈椎后路切开减压侧块螺钉内固定术

颈椎间盘突出、后纵韧带骨化及颈椎管狭窄等所致脊髓压迫性病变，临床上较为常见。对于广泛性后纵韧带骨化、发育性椎管狭窄及脊髓前后同时受压的“钳夹型”颈椎病，多选择后路手术。后路减压侧块螺钉内固定术已广泛用于多节段颈椎病的治疗，侧块螺钉内固定系统通过预弯钛棒，可最大限度恢复颈椎正常曲度，减轻术后轴性症状，并利用“弓弦原理”使脊髓后移，间接解除髓前压迫，达到一期减压、恢复和维持正常颈椎生物力线的双重目的。

颈椎的侧块位于椎体的后外侧，椎弓根和椎弓的结合部，由分别向头侧突出的上关节突、向尾侧突出的下关节突以及中间的峡部构成，左右各一。侧块内侧是椎管，前内侧是椎弓根，后内侧是椎板，横突位于侧块的正前方。由于颈椎的上关节突位于上位椎骨的下关节突前方，在手术时只能看到侧块的中下部分，即峡部和下关节突，习惯上称其为侧块，有人称之为“可视侧块”。侧块的上缘定义为上关节突关节面的最低点，下缘为下关节突的最远点；内缘为椎板与关节突的结合部，外缘为骨性边缘。

【用物准备】

1. 基本用物：椎间盘包、全椎板包、脊柱小器械包、肢体布类包、大衣包。

2. 一次性用物：20、11号刀片，2-0带针慕丝线，2号、3-0免扎缝线，2-0可吸收缝线、45×45BP型切口膜、自体血回输抽吸管、灯柄保护套、显影纱布、12号橡胶导尿管、10mL注射器、多功能引流管、防反流引流袋、明胶海绵、骨蜡、孔被、电刀笔。

3. 特殊用物：双极电凝、电凝镊、外来器械及内植入物、防压疮贴。

【体位】

患者全身麻醉后行颅环弓牵引术，取俯卧位，持续颅环弓牵引，用头托将头部置于中立位。

【切口】

颈部后正中切口。

【步骤与配合】

1. 皮肤消毒剂消毒皮肤，协助手术医生铺无菌单。

2. 暴露切口：递电刀和骨膜剥离器行骨膜下分离显露手术节段后部所有结构，包括两侧至关节突的外侧缘，显露固定的侧块。

3. 植钉：递巾钳夹持患者棘突对抗打钉下沉的力，用开路锥先突破进钉点皮质骨（图13-1-1），突破皮质骨后改钻头，递钻头及钻套，以钻头缓慢钻透侧块深处皮质骨（图13-1-2），用探针探测钉道深度（图13-1-3），选取适当规格螺钉，丝攻攻丝（图13-1-4），用螺钉起子植入螺钉（图13-1-5），按上述步骤依次在所需固定节段拧入螺钉。测量连接棒的长度，用弯棒器预弯钛棒，用螺塞固

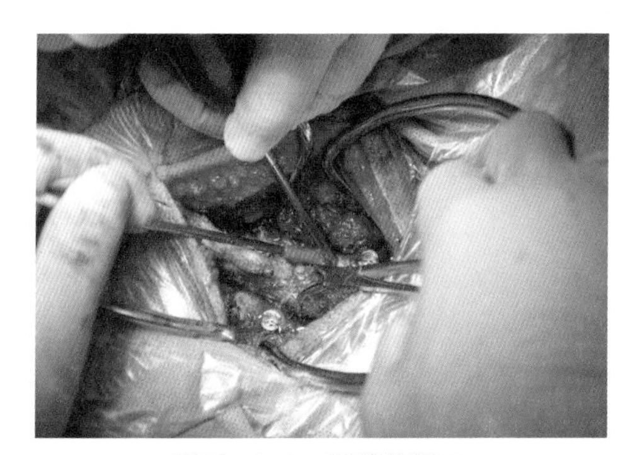
图13-1-1　开路锥开口

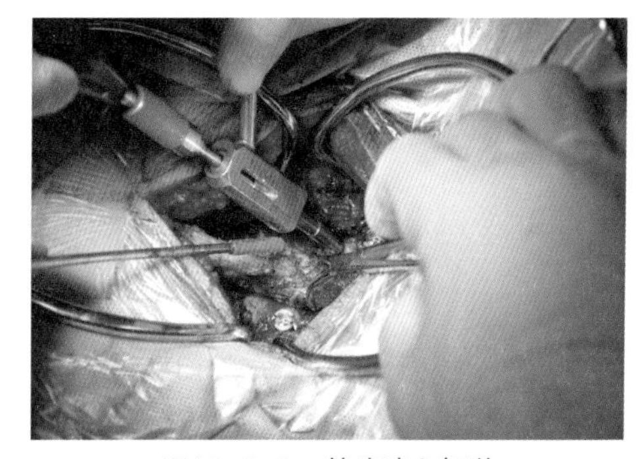
图13-1-2　钻头建立钉道

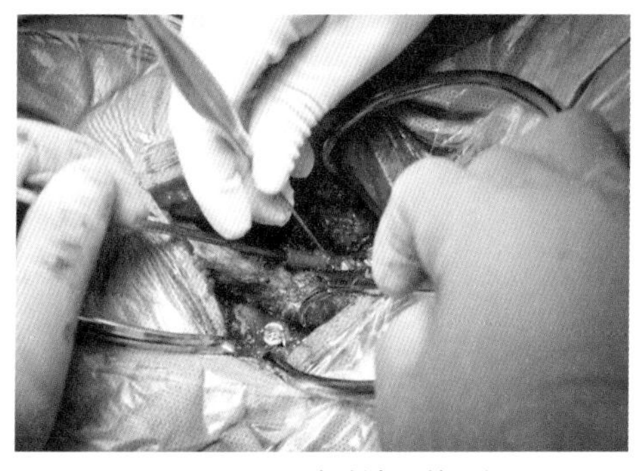
图13-1-3　探针探测钉道

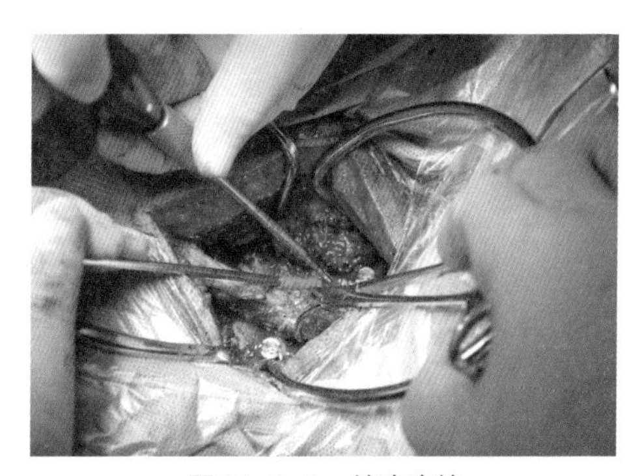
图13-1-4　丝攻攻丝

定钛棒于螺钉凹槽内。

4. 减压（图13–1–6）：棘突剪剪除需减压节段棘突，用尖嘴咬骨钳将椎板皮质骨咬除，递小枪式咬骨钳依次咬除椎板，显露硬膜囊。

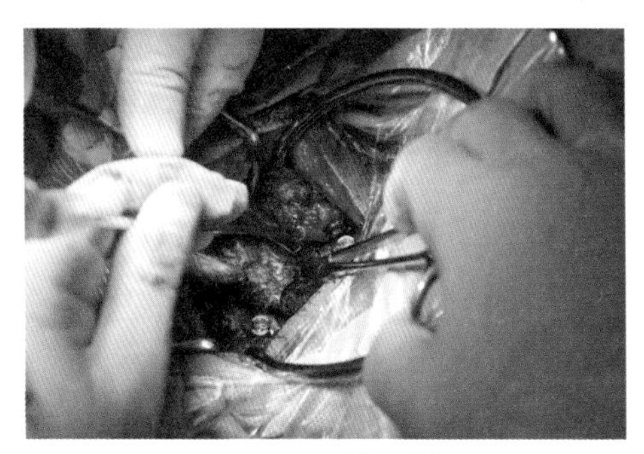

图13–1–5　植入螺钉

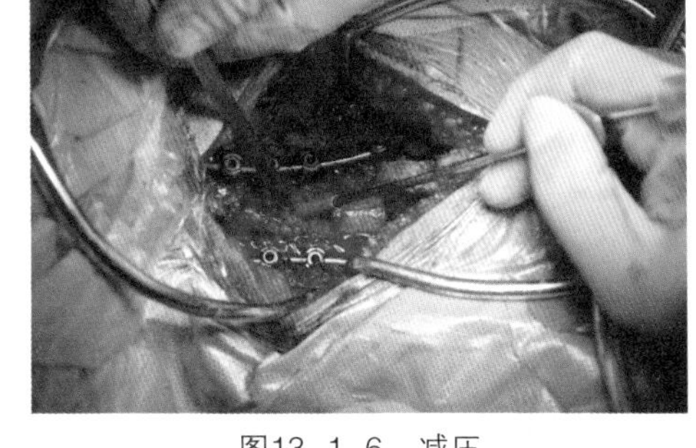

图13–1–6　减压

5. 放置横连接，植骨（图13–1–7）：冲洗伤口，放置横连接；将减压咬下的自体骨经过修整后行侧块旁植骨。

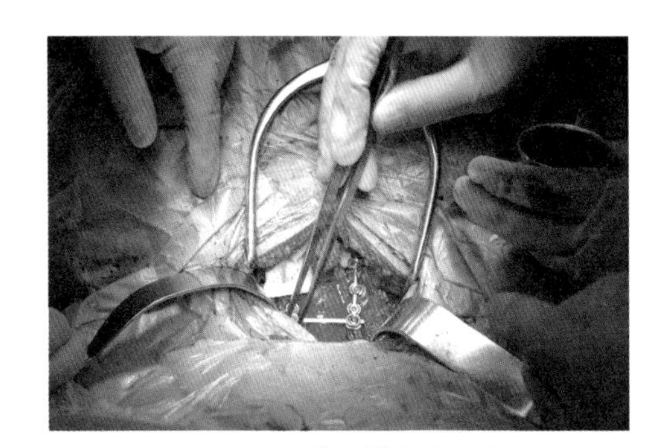

图13–1–7　放置横连接后植骨

6. 放置引流管、缝合切口：放置多功能引流管，2–0带针慕丝线固定。缝针、敷料核对无误后，2号免扎缝线缝合肌肉、筋膜，2–0可吸收缝线缝合皮下，3–0免扎缝线行皮内美容缝合，覆盖无菌敷料。

【护理要点】

1. 注意保持颈部适度屈曲，以减少关节突关节和椎板的重叠，使棘突间隙张开，便于椎板成形。

2. 翻身时患者需戴好颈围，需多人配合轴线翻身，保持头颈及躯干同步翻转。

第二节 颈椎前路椎间盘切除椎间融合器植骨融合内固定术

75%的脊髓型颈椎病患者的CT和MRI检查显示脊髓腹侧受压。由于在颈椎后路手术中，脊髓难以恢复椎间高度，手术创伤大，融合固定节段长，不能显露突出的椎间盘和骨赘，而颈椎前路手术不仅便于椎管减压，而且椎间植骨融合内固定术可恢复颈椎稳定性、椎间高度和颈椎生理性前凸，因此这种术式具有着相当的优越性，适用于颈椎间盘突出症和下颈椎不稳。

【用物准备】

1. 基本用物：椎间盘包、颈椎前路包、脊柱小器械包、肢体布类包、大衣包。

2. 一次性用物：20、11号刀片，2-0慕丝线、2-0带针慕丝线，4-0、3-0免扎缝线，45×30BP型切口膜、自体血回输抽吸管、灯柄保护套、显影纱布、12号橡胶导尿管、10mL注射器、多功能引流管、防反流引流袋、明胶海绵、骨蜡、孔被、电刀笔。

3. 特殊用物：双极电凝、电凝镊、外来器械及内植入物。

【体位】

患者取仰卧位。

【切口】

颈前横切口。

【步骤与配合】

1. 皮肤消毒剂消毒皮肤，协助手术医生铺无菌单。

2. 暴露切口：置两块干小盐水垫于切口两侧，递20号刀片切开皮肤，递电刀、有齿镊切开皮下和颈阔肌，电凝止血。递甲状腺拉钩拉开切口，将胸锁乳突肌和肩胛舌骨肌分离后牵向外侧（图13-2-1）。以手指触及颈动脉搏动后，钝性分离血管神经鞘和内脏鞘，颈部拉钩拉开，直达椎体前方。

3. 定位针定位（图13-2-2）：选择长度为0.8～1cm的定位针头1枚，递弯钳将其由定位的椎间隙前方垂直刺入椎间盘，C形臂X线机透视确定病变间隙。

4. 椎间盘切除：以C_5～C_6椎间盘切除为例，先矩形切开C_5～C_6椎间盘，递11号刀片沿C_5椎体下终板和C_6椎体上终板水平切开椎间盘前缘附着部，再分别于椎间隙左右两侧垂直切开椎间盘前外侧纤维环，髓核钳夹取椎间盘（图13-2-3），递小刮匙刮除椎间盘与上下软骨终板（图13-2-4）。递角度细小刮匙刮除或用超薄型枪式咬骨钳咬除椎体后缘压迫脊髓的纤维环组织或骨赘。

5. 撑开椎间隙（图13-2-5）：用牵开器将椎间隙撑开，使椎间高度、生理曲度恢复。

6. 融合、固定：试模（图13-2-6）确定所需内植入物的高度和形状，将同种异体骨植入零切迹颈椎前路椎间融合固定系统（图13-2-7），用瞄准器植入内植入物（图13-2-8）。使用开路锥为第1颗螺钉破开椎体皮质骨，钻头和钻套准备钉道，植入螺钉（图13-2-9），拧入螺钉直到启动锁紧装置。同上述步骤植入第2颗

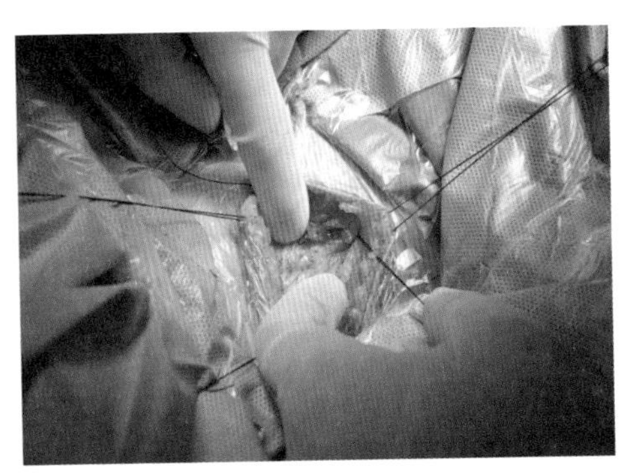

图13-2-1　将胸锁乳突肌和肩胛舌骨肌牵向外侧

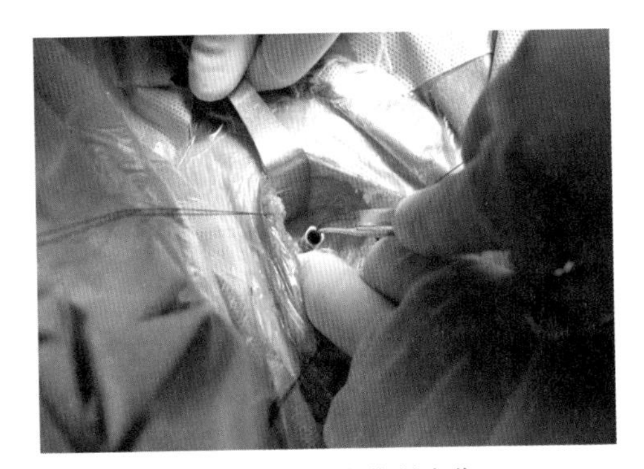

图13-2-2　定位针定位

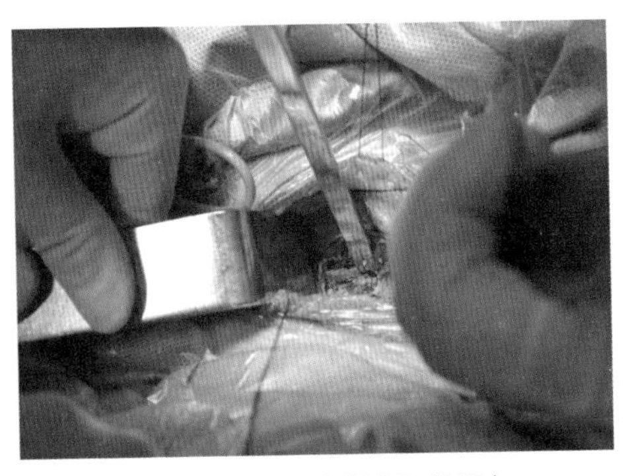

图13-2-3　髓核钳夹取椎间盘

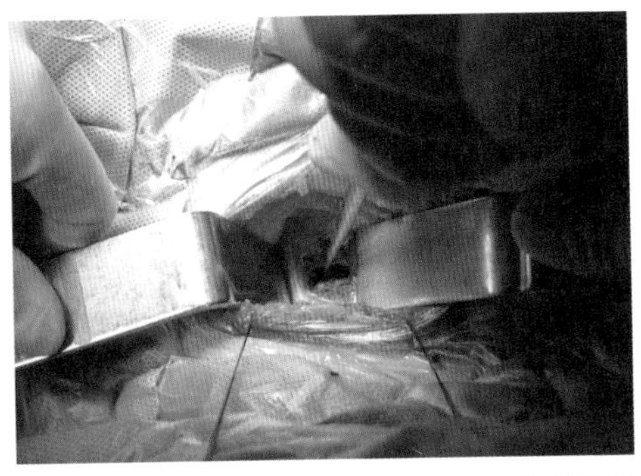

图13-2-4　小刮匙刮除椎间盘与上下软骨终板

螺钉，移动式C形臂X线机透视检查内植入物位置（图13-2-10）。

7. 冲洗并缝合伤口：生理盐水冲洗伤口，放置多功能引流管，递2-0带针慕丝线固定引流管。缝针、敷料核对无误后，3-0免扎缝线缝合颈阔肌，4-0免扎缝线行皮内美容缝合，覆盖无菌敷料。

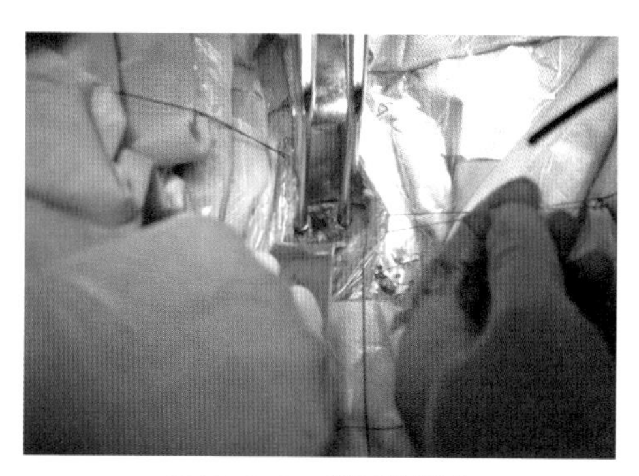

图13-2-5 撑开椎间隙

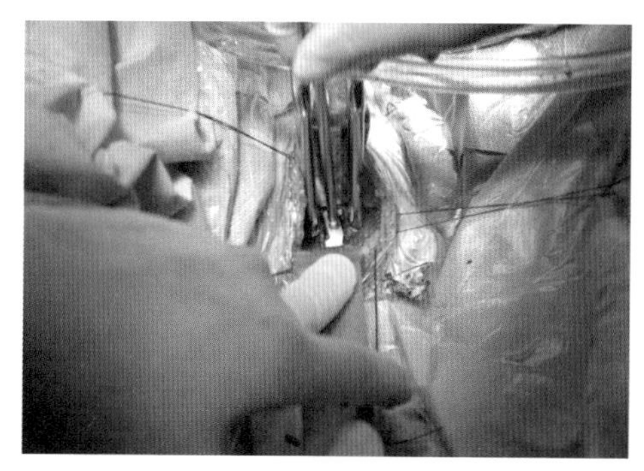

图13-2-6 试模

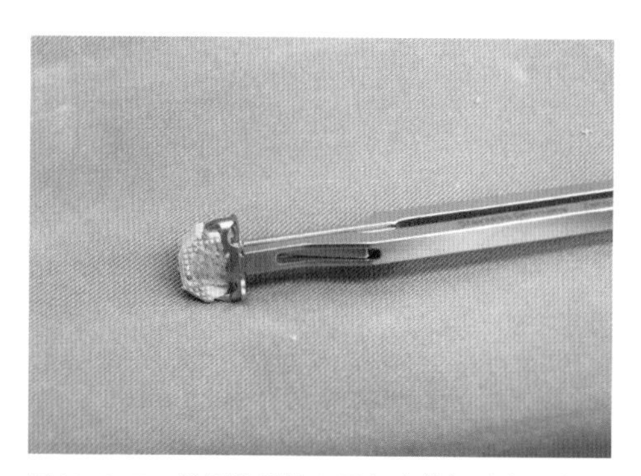

图13-2-7 将异体骨植入零切迹椎间融合固定系统

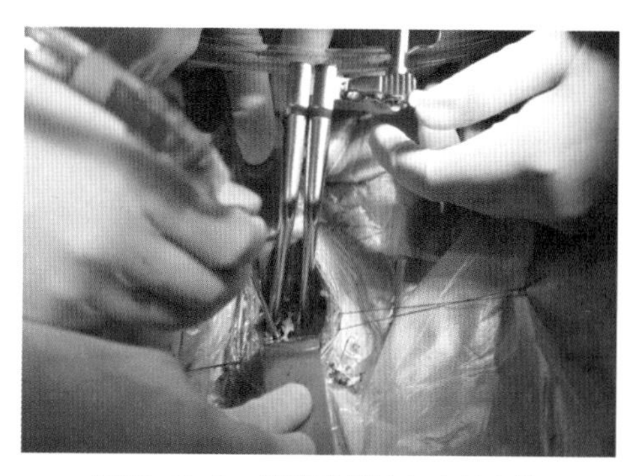

图13-2-8 用瞄准器植入内植入物

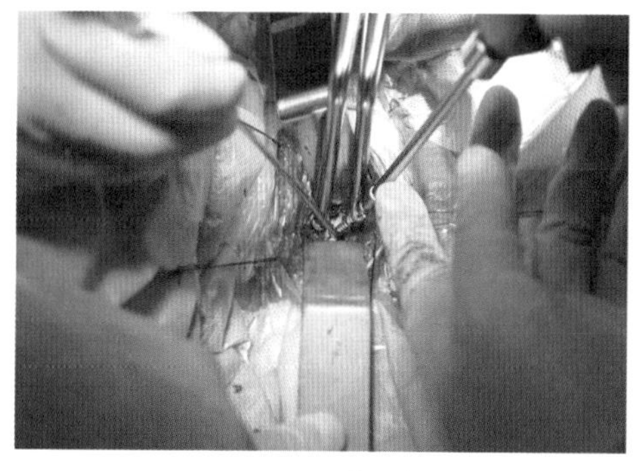

图13-2-9 植入螺钉

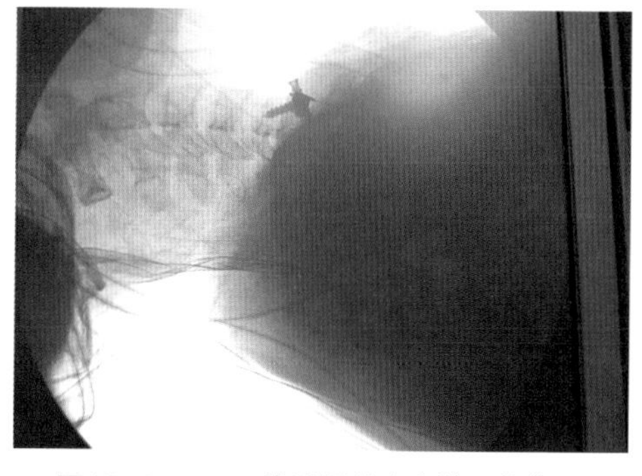

图13-2-10 X线透视检查内植入物位置

【护理要点】

1. 术前体位摆放注意要点：

（1）体位摆放时注意同时抬起头和颈肩部，防止突然抬起肩部而引起颈椎脱位。

（2）头不可过度后伸，否则植入内固定系统后会影响颈椎的生理曲度，造成人为的神经压迫。

（3）颈后不可悬空，否则手术操作过程中向后加压时有可能导致颈椎骨折。

（4）头颈尽量固定于中立位，避免因头颈旋转而导致内固定位置不居中，从而影响内固定强度。

2. 术后搬动患者注意要点：搬动前一定要先戴好颈围；搬动患者时一定要轻，同时保持头、颈、躯干一致。

第三节 颈椎前路椎体次全切除植骨内固定术

多节段颈椎病常常合并明显的椎间隙狭窄和椎体后缘骨赘形成，且髓核组织脱出后多游离。若是经椎间隙减压植骨融合术，减压只能局限于间隙水平，而且由于视野局限，对相应水平的骨赘处理也相当困难，采用此术式常难达到彻底减压，且损伤脊髓的风险也较高。颈椎前路椎体次全切除植骨内固定术是一项更先进的技术，适合于2个节段或2个节段以上的多节段的局限性椎管狭窄、局限性后纵韧带骨化的脊髓型颈椎病，其减压范围除椎间盘和骨赘外，可以通过潜行扩大减压，解除椎体水平后纵韧带骨化或增厚等引起的压迫，使病变节段椎管的前后径得以扩大，故减压更为彻底。

【用物准备】

1. 基本用物：椎间盘包、颈椎前路包、脊柱小器械包、肢体布类包、大衣包。

2. 一次性用物：20、11号刀片，2-0慕丝线，2-0带针慕丝线，3-0、4-0免扎缝线，45×30BP型切口膜、自体血回输抽吸管、灯柄保护套、显影纱布、12号橡胶导尿管、10mL注射器、多功能引流管、防反流引流袋、明胶海绵、骨蜡、孔被、电刀笔。

3. 特殊用物：双极电凝、电凝镊、外来器械及内植入物。

【体位】

患者取仰卧位，双肩下垫软枕，颈下垫颈枕，头颈自然向后仰伸，头两侧用沙袋固定。

【切口】

颈前横切口或颈前斜切口。

【步骤与配合】

1. 消毒剂消毒皮肤，协助手术医生铺无菌单。

2. 暴露切口：置两块干小盐水垫于切口两侧，递20号刀片，沿胸锁乳突肌内缘切开皮肤，递电刀、有齿镊切开皮下和颈阔肌，电凝止血。递甲状腺拉钩拉开切口，将胸锁乳突肌和肩胛舌骨肌分离后牵向外侧。以手指触及颈动脉搏动后，钝性分离血管神经鞘和内脏鞘，直达椎体前方。如遇到甲状腺下动脉或甲状腺中静脉，应钳带2-0慕丝线在靠近主干处结扎后切断。

3. 定位：选择长度为0.8～1.0cm的定位针头1～2枚，递弯钳将其由定位的椎间隙前方垂直插入椎间盘（图13-3-1），移动式C形臂X线机透视确定病变间隙。

4. 椎体次全切除与重建：以C_5椎体次全切除为例，先矩形切开C_4～C_5椎间盘（图13-3-2），递11号刀片沿C_4椎体下终板和C_5椎体上终板水平切开椎间盘前缘

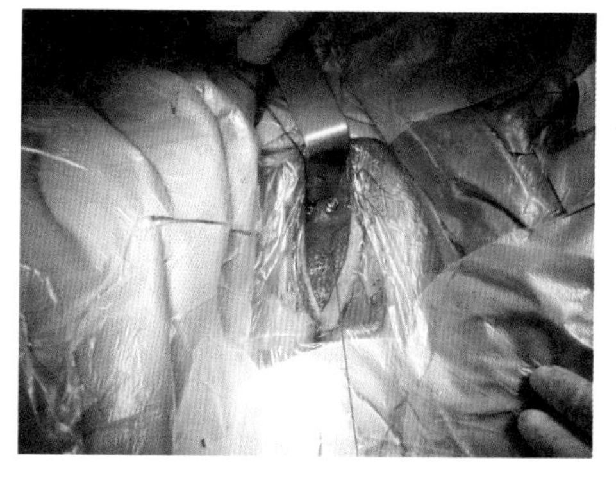

图13-3-1　椎间盘内插入针头定位

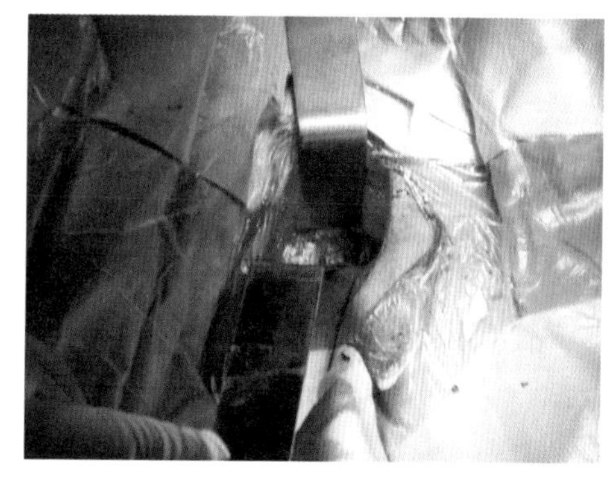

图13-3-2　矩形切开椎间盘

附着部，再分别于椎间隙左右两侧垂直切开椎间盘前外侧纤维环（图13-3-3），递髓核钳夹取椎间盘（图13-3-4），递小刮匙刮除椎间盘与上下软骨终板（图13-3-5），同法切除C_5～C_6椎间盘。递尖嘴咬骨钳沿C_5椎体纵轴及矢状面纵向咬除椎体，骨面出血用神经剥离子粘取骨蜡止血（图13-3-6），递超薄小枪式咬骨钳完成椎体次全切除，深度直到切除椎体后壁及后纵韧带。递枪式咬骨钳，在直视下向四周咬除增生骨质，直至受压的硬膜膨胀。

5. 钛网植入：剪裁合适大小的钛网，将减压时所获取的颗粒骨填充到钛网内，并夯实植骨，防止植入的颗粒骨散落。递骨锤及植骨棒将钛网轻轻敲击嵌入到C_4～C_6减压的椎体间隙内（图13-3-7）。

6. 钛板固定：递长度合适的颈椎前路钢板、弯板器将钢板按照颈椎生理曲度预折弯，置于C_5～C_6椎体前，用开路锥、钻套及钻头建立钉道（图13-3-8），测量螺钉长度，递长度合适的螺钉和螺钉起子将钢板固定于C_5～C_6椎体上，递锁钉

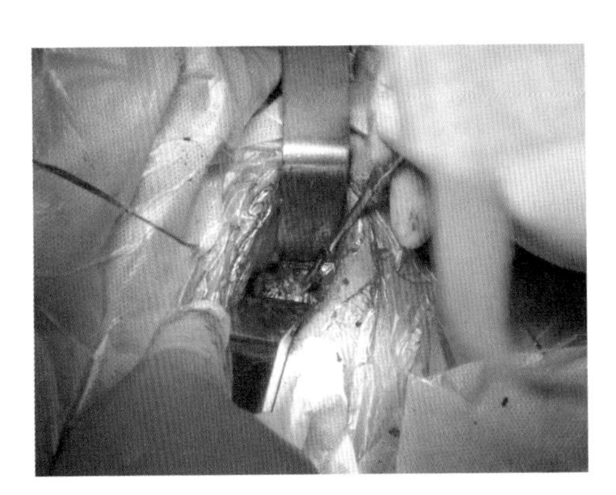

图13-3-3　11号刀片切开纤维环

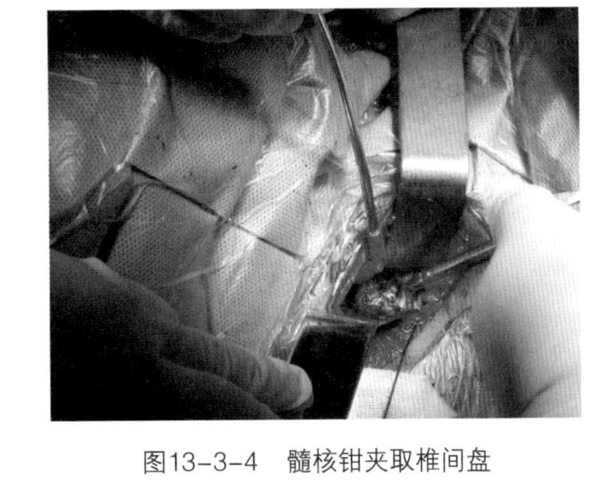

图13-3-4　髓核钳夹取椎间盘

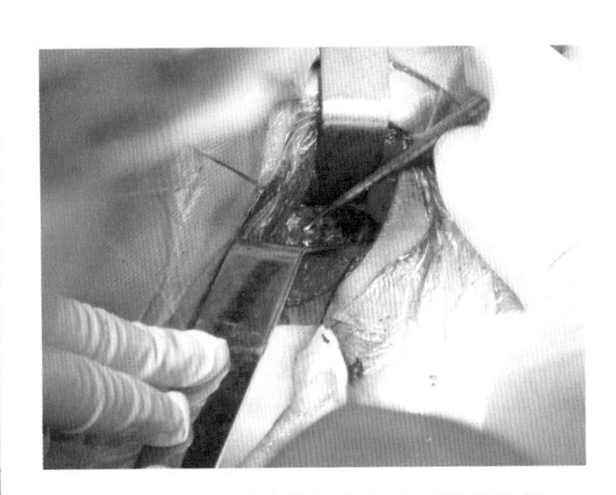

图13-3-5　刮除椎间盘与上下软骨终板

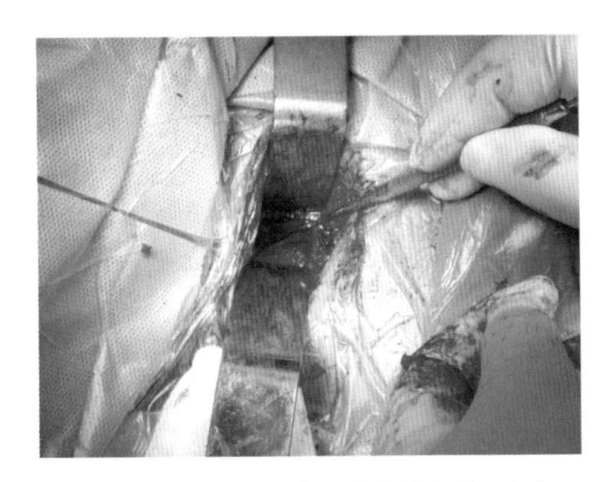

图13-3-6　神经剥离子粘骨蜡行骨面止血

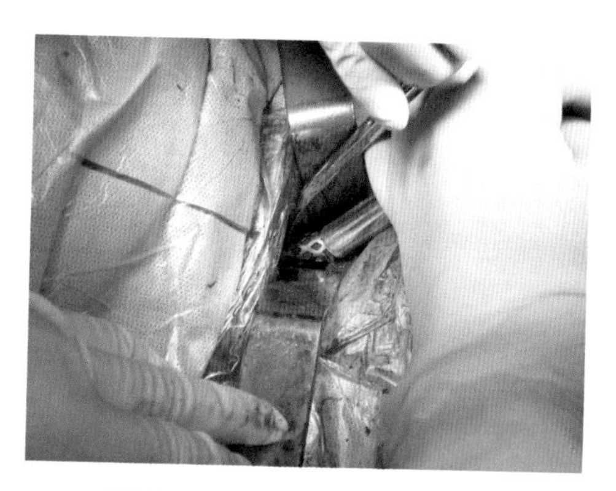

图13-3-7　用植骨棒将钛网植入

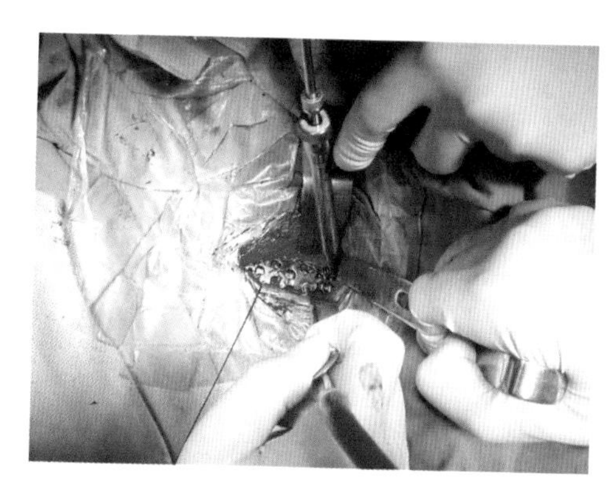

图13-3-8　建立钉道

起子锁紧螺钉（图13-3-9）。移动式C形臂X线机透视确认钢板系统安放位置满意。

7. 冲洗并缝合伤口：生理盐水冲洗伤口，放置多功能引流管，递2-0带针慕丝线固定引流管。缝针、敷料核对无误后，3-0免扎缝线缝合颈阔肌，4-0免扎缝线行皮内美容缝合，覆盖无菌敷料。

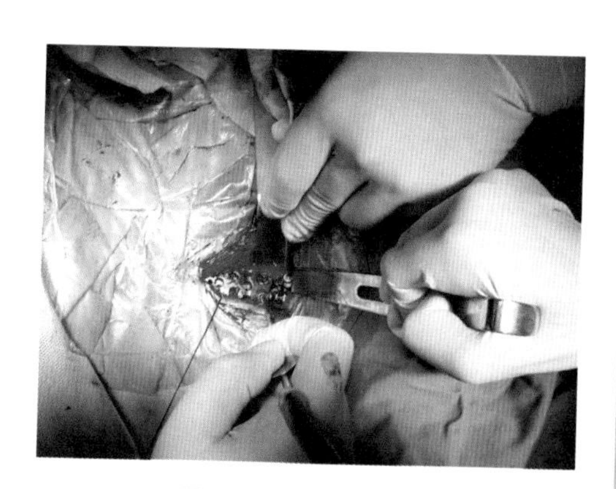

图13-3-9　锁紧螺钉

【护理要点】

1. 术前体位摆放注意要点。

（1）体位摆放时注意同时抬起头和颈肩部，防止突然抬起肩部而引起颈椎脱位。

（2）头不可过度后伸，否则植入内固定系统后会影响颈椎的生理曲度，造成人为的神经压迫。

（3）颈后不可悬空，否则手术操作过程中向后加压时有可能导致颈椎骨折。

（4）头颈尽量固定于中立位，避免因头颈旋转而导致内固定位置不居中，从而影响内固定强度。

2. 术后搬动患者注意要点。搬动前一定要先戴好颈围；搬动患者时一定要轻，同时保持头、颈、躯干一致。

第四节 颈椎间盘置换术

颈椎间盘是位于颈椎两椎体之间，由软骨终板、纤维环、髓核组成的一个密封体。软骨终板是透明软骨，覆盖于椎体上下面骺环中间的骨面。椎间盘上下的软骨终板与纤维环一起将髓核密封起来。纤维环由胶原纤维束的纤维软骨构成，位于髓核的四周。纤维环的纤维束相互斜行交叉重叠，使纤维环成为坚实的组织，能承受较大的弯曲和扭转负荷。颈椎椎体、椎间盘和前后纵韧带紧密相连。椎间盘位于相邻椎体之间，前后纵韧带分别位于椎体的前后方。

颈椎间盘置换术在解除脊髓和神经根的压迫方面持久、稳定，已经成为治疗颈椎病的经典术式，但该术式造成的假关节形成、供骨区疼痛、邻近节段的加速退变等问题难以避免。为解决这些问题，会在前路椎间盘切除后，在椎间隙植入一个可以活动的装置，代替原来的椎间盘并行使其功能，实现保留运动节段、减少邻近节段继发性退变的目的。目前较为常用的人工椎间盘类型为PCM型和Bryan型，本节就以PCM型人工椎间盘置换术为例。

【用物准备】

1. 基本用物：椎间盘包、颈椎前路包、脊柱小器械包、肢体布类包、大衣包。

2. 一次性用物：20、11号刀片，2-0慕丝线，2-0带针慕丝线，4-0、3-0免扎缝线，45×45BP型切口膜、自体血回输抽吸管、灯柄保护套、显影纱布、12号橡胶导尿管、10mL注射器、多功能引流管、防反流引流袋、明胶海绵、骨蜡、孔被、电刀笔。

3. 特殊用物：双极电凝、电凝镊、外来器械及内植入物。

【体位】

患者取仰卧位，颈枕置于患者颈后，头两侧用沙袋固定，将患者头部支撑在中立位，颈部不要过伸，下颌用胶带固定。

【切口】

颈前横切口。

【步骤与配合】

1. 消毒、铺单：消毒剂消毒皮肤，协助手术医生铺无菌单。

2. 暴露切口：置两块干小盐水垫于切口两侧，递20号刀片切开皮肤，递电刀、有齿镊切开皮下和颈阔肌，电凝止血。递甲状腺拉钩拉开切口，将胸锁乳突肌和肩胛舌骨肌分离后牵向外侧。以手指触及颈动脉搏动后，钝性分离血管神经鞘和内脏鞘，直达椎体前方，递牵引支架和深部拉钩给医生安放。

3. 减压：递11号刀片、刮匙、髓核钳，切除前纤维环、椎间盘组织和软骨终板（图13-4-1）。递球形磨钻去除相邻终板前缘的骨赘。递刮匙和枪式咬骨钳清除残余椎间盘组织、后方骨刺及后纵韧带，如怀疑有游离椎间盘组织进入椎管，应切开后纵韧带取出，以获得充分的减压。

4. 置入椎间隙楔杆：有三种规格的钻和螺钉导规，使用钻和螺钉导规置入椎间隙楔杆（图13-4-2），它们由撑开螺钉置入导管和椎间隙楔杆之间的距离来区分，分别有9.5mm、11.5mm、13.5mm 3个规格。

5. 椎体撑开：递椎体撑开器，将之套在螺钉上，旋转撑开器直至与螺钉顶部的凸点接触。利用撑开器的齿扣装置，轻轻地撑开椎间隙（图13-4-3）。

6. 准备植入床：递高速钻或超薄枪式咬骨钳，去除椎体后缘的骨赘（图13-4-4），为了确保假体的最佳位置，椎间隙表面必须平整和平行。

7. 确定假体规格型号：递小型咬骨钳或磨钻，去除椎体前缘的骨赘，再递试

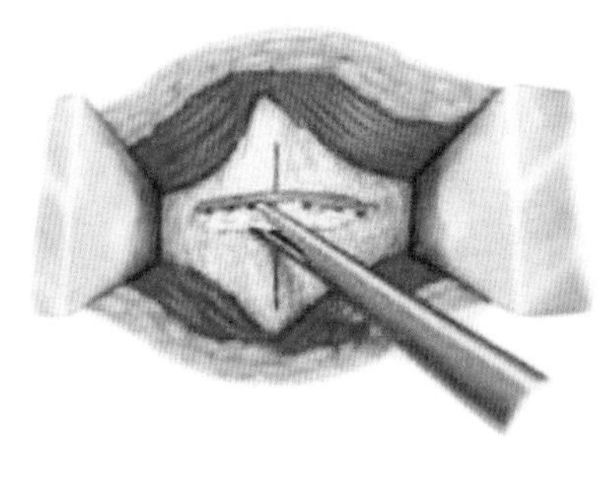

图13-4-1　切除椎间盘组织

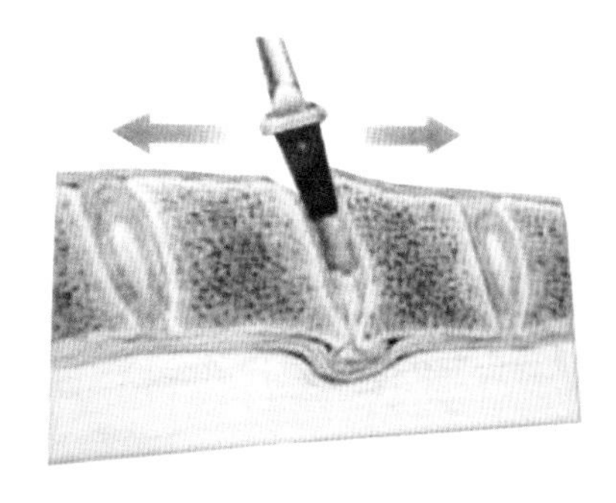

图13-4-2　楔杆植入椎间隙

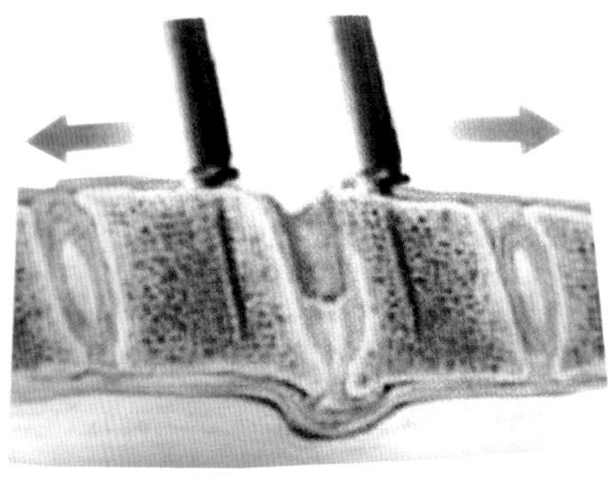

图13-4-3　植入撑开器撑开椎间隙

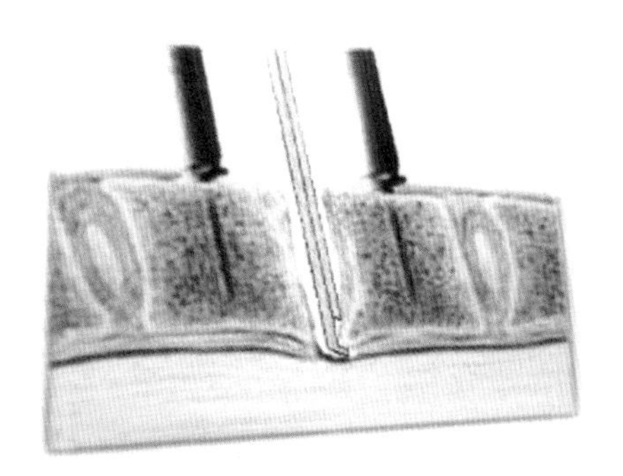

图13-4-4　去除椎体后缘骨赘

模插入椎间隙，确定好合适的型号（图13-4-5）。

8. 使用PCM扩锥形凿：递标有“A”的锥形凿，将之导入椎间隙，雕琢出椎间隙更深的边缘后移出。再递标有“B”的锥形凿，实施同样的步骤，可以确保准备椎间隙的整个深度，同时能够使之与选择的假体尺寸相吻合。X影像确定过渡假体的预制位置后，清除松散骨质，生理盐水冲洗，再次检查椎管内有无碎屑。

9. 准备椎体前缘：递圆柱形磨钻，去除上方椎体的前下缘和下方椎体的上缘，修出一梯形坎，使人工颈椎间盘的前端正好与椎体前缘平齐，最大限度地减少对食管的刺激。

10. 植入假体（图13-4-6）：将PCM装载在植入钳，递PCM假体，置入椎间隙后轻轻敲击使之进入预定的位置，并通过X线最终定位和假体功能测试。

11. 放置引流管，缝合切口：放置多功能引流管，2-0带针慕丝线固定引流管。缝针、敷料核对无误后，3-0免扎缝线缝合颈阔肌，4-0免扎缝线行皮内美容缝合，覆盖无菌敷料。

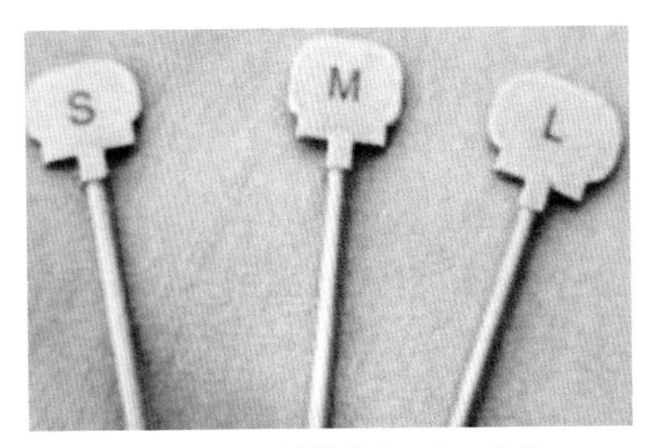

图13-4-5　试模为小、中、大号

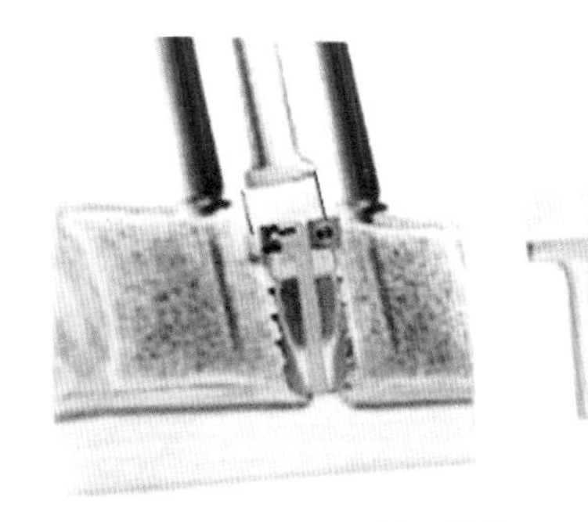

图13-4-6　植入假体

【护理要点】

1. 体位摆放时要避免颈部过伸，通常在融合术中采用的颈部过伸位，特别是手术节段的过伸位是不合适的，因为可能造成植入假体的错位。手术床头端要可透X线，可放置C形臂X线机拍摄患者颈椎的正位和侧位。

2. 术后搬动患者前一定要先戴好颈围。搬动患者时一定要轻，同时保持头、颈、躯干一致。

第五节 胸椎后路黄韧带骨化减压植骨融合内固定术

胸椎黄韧带骨化是导致胸椎管狭窄的最常见病因，一旦出现典型的胸段脊髓压迫症状，病残率较高，尽快手术是唯一的有效选择。胸椎后路椎管后壁切除减压植骨内固定术既能解决黄韧带骨化后方减压的问题，减少并发症，又能维持脊柱的生物力学。

黄韧带分左右两半，上方附着在上位椎板的前下方，下方附着在下位椎板的上缘。韧带内侧缘在中线上留有小孔，有静脉通过。外侧缘到达关节突，在腰部最发达，可达椎间孔的后缘。黄韧带骨化增厚，可使椎管管腔减小及椎间孔缩小，从而压迫脊髓及神经根产生临床症状。

【用物准备】

1. 基本用物：椎间盘包、全椎板包、脊柱小器械、脊柱小骨刀、肢体布类包、大衣包。

2. 一次性用物：20、11号刀片，2-0带针慕丝线、2-0可吸收缝线，2号、3-0免扎缝线，45×45BP型切口膜、自体血回输抽吸管、灯柄保护套、显影纱布、12号橡胶导尿管、10mL注射器、多功能引流管、防反流引流袋、明胶海绵、骨蜡、孔被、电刀笔。

3. 特殊用物：双极电凝、电凝镊、外来器械及内植入物、防压疮贴，有条件时准备超声骨刀。

【体位】

患者取俯卧位。

【切口】

后路正中切口，上下范围包括胸椎管狭窄节段。

【步骤与配合】

1. 皮肤消毒剂消毒皮肤，协助手术医生铺无菌单。

2. 暴露切口：置两块干小盐水垫于切口两侧，递20号刀片沿棘突纵向切开皮肤，递电刀、有齿镊切开皮下组织和筋膜，保留棘上和棘间韧带。

3. 显露椎板：递骨膜剥离器，紧贴棘突和椎板行骨膜下剥离，依次将两侧竖脊肌推向外侧，直至小关节外缘，递小盐水垫填塞压迫止血。递自动牵开器，将竖脊肌向两侧牵开，显露椎板（图13-5-1），再将椎板上剩余的肌肉向两侧剥离，直到接近横突表面。递电刀，切开横突周围的短小肌肉，显露横突。

4. 椎弓根螺钉内固定：如需手术减压的椎体置椎弓根螺钉，备好椎弓根钉棒系统，依次传递尖嘴咬骨钳、开路器、开路锥、探针、丝攻，确认螺钉型号后，螺钉起子上好螺钉后植钉。

5. 椎板切除减压：递棘突剪按术前设计的减压范围剪除棘突（图13-5-2），递侧弯咬骨钳和尖嘴咬骨钳咬薄椎板（图13-5-3），超薄小枪式咬骨钳咬除受压范围内的椎板及黄韧带（图13-5-4），如有粘连用神经剥离子轻轻剥离（图13-5-5），直至硬膜的压迫性凹陷变得充盈饱满而有明显的搏动。

6. 上棒：测量连接棒长度后剪棒、弯棒，递持棒钳及连接棒，将连接棒置于

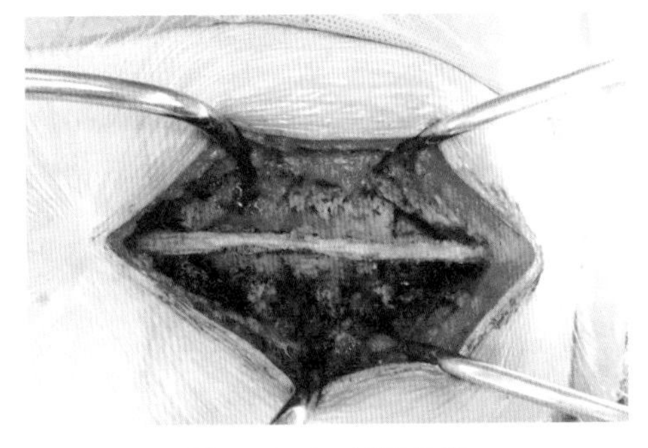

图13-5-1　显露椎板

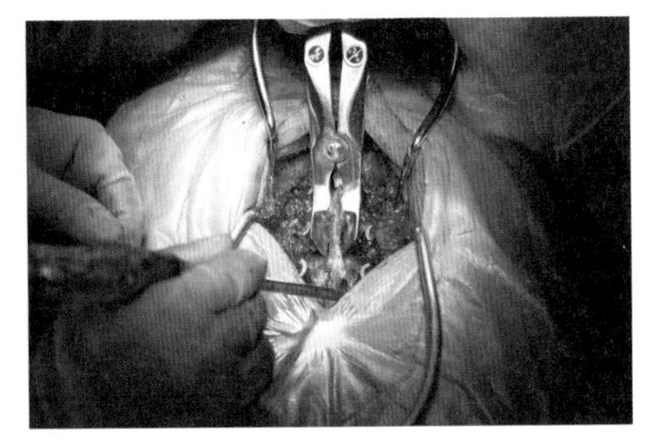

图13-5-2　棘突剪剪除棘突

椎弓根螺钉凹槽内，递螺塞起子上好螺塞将连接棒固定（图13-5-6）。

7. 植骨融合：硬膜囊上方植入异体骨块，选取合适长度的横连接预弯，递横连接起子将其固定于固定棒上。

8. 放置引流管，缝合切口：放置多功能引流管，2-0带针慕丝线固定引流管。2号免扎缝线缝合棘上韧带、肌肉、筋膜，2-0可吸收缝线缝合皮下，3-0免扎缝线行皮内美容缝合，覆盖无菌敷料。

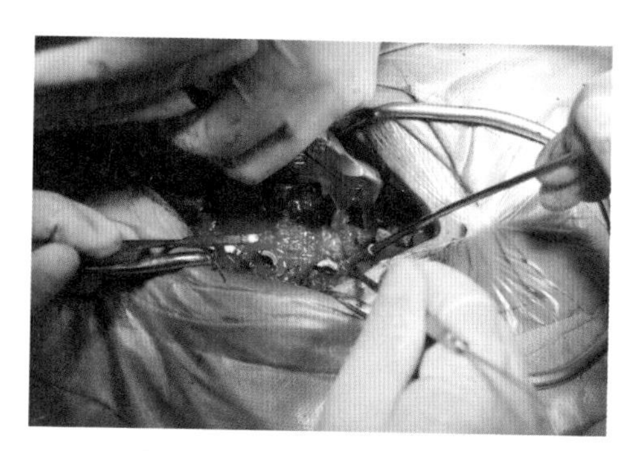

图13-5-3　咬骨钳咬薄椎板

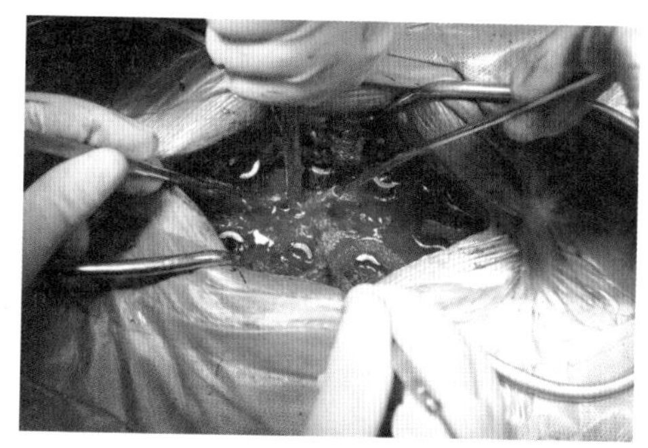

图13-5-4　超薄小枪式咬骨钳咬除椎板

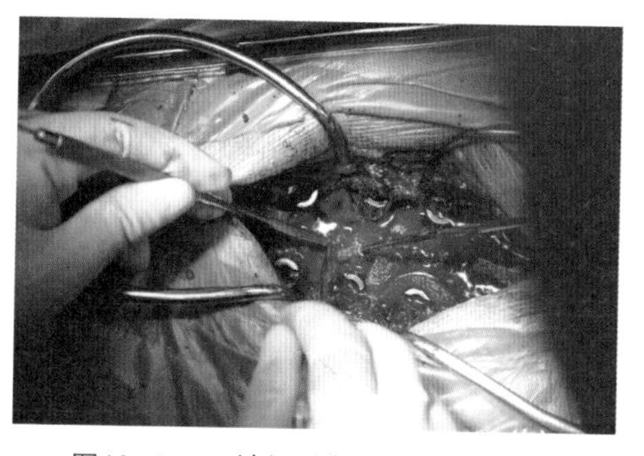

图13-5-5　神经剥离子剥离粘连组织

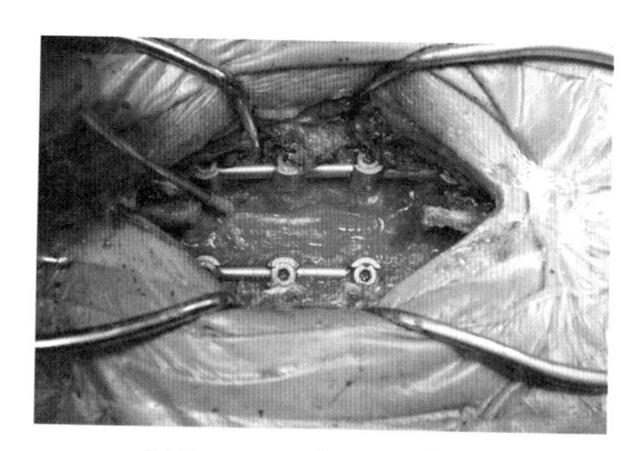

图13-5-6　减压后上连接棒

【护理要点】

1. 如为上胸段手术尽量保持颈椎中立位，注意眼球、口鼻不要受压 。

2. 准备超薄小枪式咬骨钳和超声骨刀，操作时可减轻对硬脊膜的刺激。

第六节 腰椎滑脱后路椎管减压复位内固定椎间植骨融合术

退变性腰椎滑脱是指椎弓的完整性没有破坏，由于腰椎的退行性变引起的相邻椎体之间的滑移，导致下腰痛、神经根性疼痛和间歇性跛行等临床表现的疾病，其病理基础是椎间盘退变、腰椎不稳、小关节增生、黄韧带肥厚、椎管狭窄、压迫神经根和马尾神经。腰椎滑脱后路椎管减压复位内固定椎间植骨融合术治疗的目的是通过椎管减压以解除椎管狭窄引起的间歇性跛行和神经根性症状，通过融合稳定腰椎、解除腰痛，通过内固定提高融合率，矫正滑脱的后凸畸形。

正常腰椎呈弓形，由脊柱和椎间盘系统构成，与其后方的韧带、肌肉组成稳定的弓弦结构。腰椎峡部系指上、下关节突之间的狭窄部分，此处骨质结构相对薄弱。正常腰椎呈生理前凸，骶椎呈生理后凸，腰骶椎交界处成为转折点。上方腰椎向前倾斜，下方的骶骨则向后倾斜，因此，腰骶椎的负重力自然形成向前的分力，使腰椎有向前滑移的倾向。正常情况下，腰椎下关节突和周围关节囊、韧带的力量可限制此滑移倾向，从而使腰椎峡部处于两种力量的交点，因此峡部容易发生崩裂。

【用物准备】

1. 基本用物：椎间盘包、全椎板包、脊柱小骨刀、肢体布类包、大衣包。

2. 一次性用物：20、11号刀片，2-0带针慕丝线，2号、3-0免扎缝线，45×45BP型切口膜、自体血回输抽吸管、灯柄保护套、显影纱布、12号橡胶导尿管、10mL注射器、多功能引流管、防反流引流袋、明胶海绵、骨蜡、孔被、电刀笔。

3. 特殊用物：双极电凝、电凝镊、外来器械及内植入物、防压疮贴。

【体位】

患者取俯卧位。

【切口】

腰椎后正中切口。

【步骤与配合】

1. 消毒剂消毒皮肤，协助手术医生铺无菌单。

2. 暴露切口：置两块干小盐水垫于切口两侧，递20号刀片沿棘突纵向切开皮肤，递电刀、有齿镊切开皮下组织和腰背筋膜，保留棘上和棘间韧带。

3. 显露椎板：递骨膜剥离器，紧贴棘突和椎板行骨膜下剥离，依次将两侧竖脊肌推向外侧，直至小关节外缘，递小盐水垫填塞压迫止血。再递自动牵开器，将竖脊肌向两侧牵开，显露椎板，再将椎板上剩余的肌肉向两侧剥离，直到关节突外侧。

4. 植入螺钉（图13-6-1）：于需手术的椎间隙的上下椎体植入椎弓根螺钉，备好椎弓根钉棒系统，依次传递尖嘴咬骨钳、开路器、开路锥、探针、丝攻，确认螺钉型号后，螺钉起子上好螺钉后植钉。

5. 切除椎板（图13-6-2）：递棘突剪咬除相应节段的棘突，以上下两棘突之间作为减压的突破点，递11号刀片，切除两棘突之间的黄韧带，递侧弯咬骨钳和尖嘴咬骨钳，咬除需要切除的椎板。

6. 椎管减压（图13-6-3）：合并椎管侧隐窝狭窄、神经根受卡压的，递枪式咬骨钳，伸入椎管侧方，切除侧隐窝内增厚的黄韧带，扩大侧隐窝，直至神经根显露和松弛为止。递神经剥离器，伸入椎管侧壁进行缓慢剥离，松解神经根与髓核之间的粘连。

7. 切除椎间盘：递神经拉钩，手术医生将神经根和硬膜轻轻牵向椎管中线，

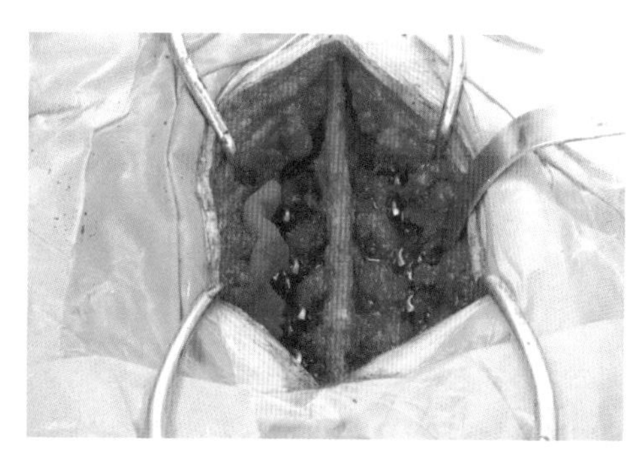
图13-6-1　植入螺钉

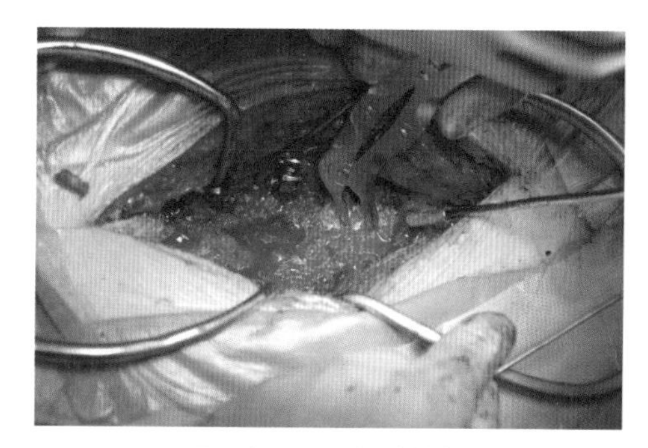
图13-6-2　切除椎板

显露髓核。递11号刀片，手术医生在突出的椎间盘上做“十”字切开或环形切除（图13-6-4），递髓核钳，取出椎间盘组织（图13-6-5）。准备椎间融合系统，依次从小至大递融合器终板刨，手术医生将之插入椎间隙后旋转（图13-6-6），递髓核钳，取出髓核组织和剥离的软骨终板，再递融合器刮刀刮除上下软骨终板及残留的髓核（图13-6-7）。依次同上述步骤处理对侧需切除椎间盘的椎间隙。

8. 安装连接棒，滑脱复位：测量连接棒长度后剪棒、弯棒，递持棒钳及连接棒，将连接棒置于椎弓根螺钉凹槽内（图13-6-8），递螺塞起子上好螺塞将连接

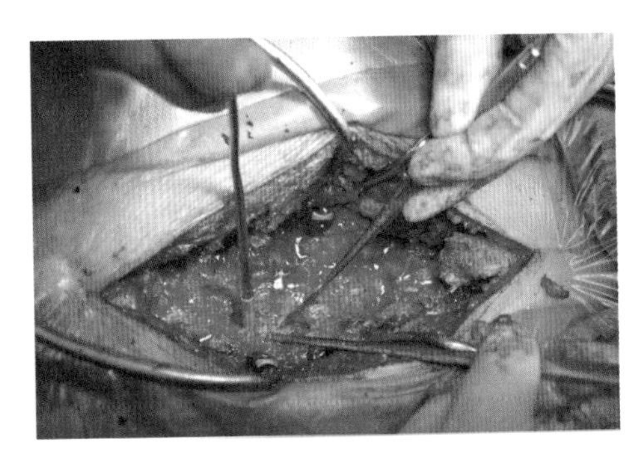

图13-6-3　椎管减压

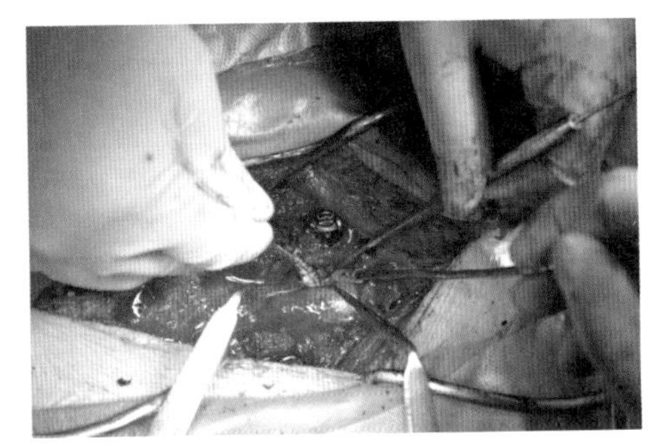

图13-6-4　切开椎间盘

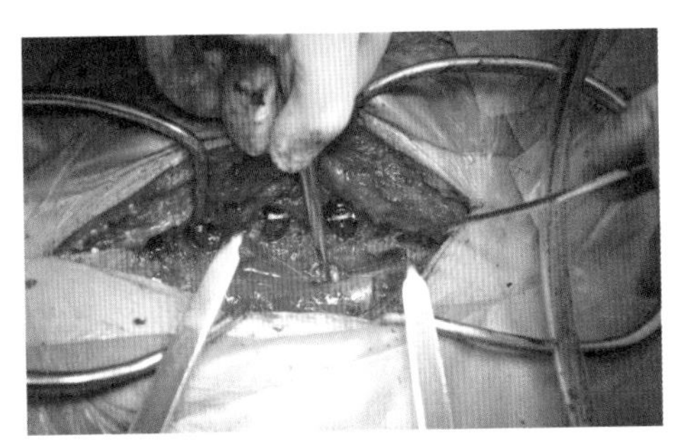

图13-6-5　髓核钳夹取椎间盘组织

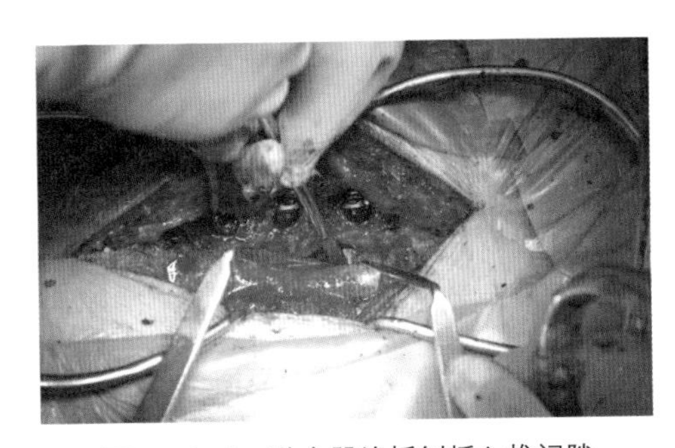

图13-6-6　融合器终板刨插入椎间隙

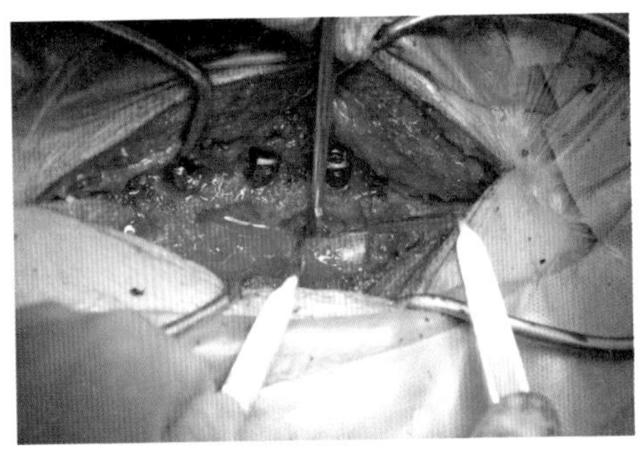

图13-6-7　融合器刮刀刮除上下软骨终板

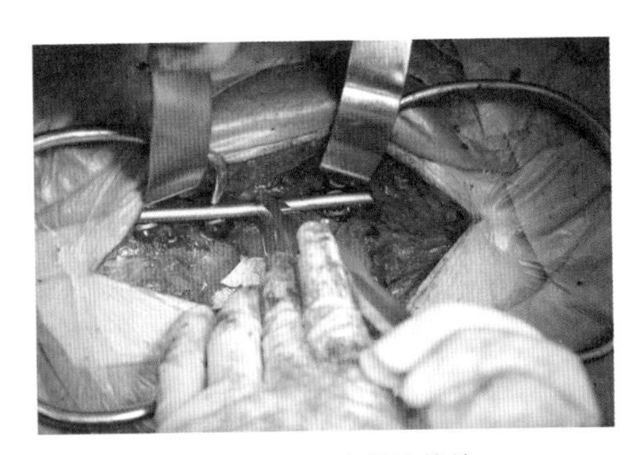

图13-6-8　安装连接棒

棒固定。递蛙式复位钳提拉滑脱椎体使之复位（图13-6-9），恢复椎体正常高度，拧紧螺塞。

9. 椎间融合：递髓核钳将残余髓核夹出，反复多次冲洗椎间隙。待助手把切除的棘突和椎板制成骨颗粒塞入融合器内后，将融合器安装于融合器插入器（图13-6-10），将安装好的融合器及骨锤递给手术医生，将融合器轻轻植入椎间隙，使之夯实，恢复椎间高度，依次同上述步骤植入对侧间隙椎间融合器（图13-6-11）。

10. 安装横连接：选取合适长度的横连接预弯，递横连接起子将其固定于固定棒上（图13-6-12）。

11. 放置引流，缝合切口：冲洗伤口，放置多功能引流管，2-0带针慕丝线固定引流管。2号免扎缝线缝合肌肉筋膜，2-0可吸收缝线缝合皮下，3-0免扎缝线行皮内美容缝合，覆盖敷料。

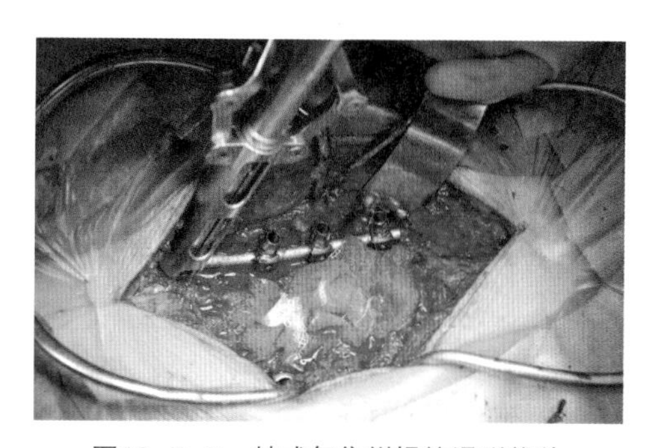

图13-6-9　蛙式复位钳提拉滑脱椎体

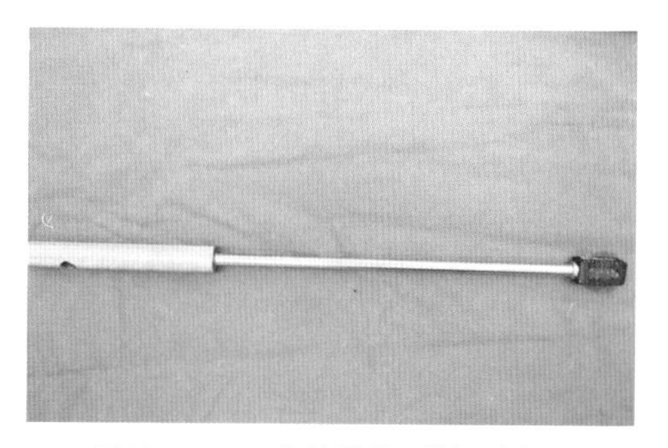

图13-6-10　自体骨植入椎间融合器

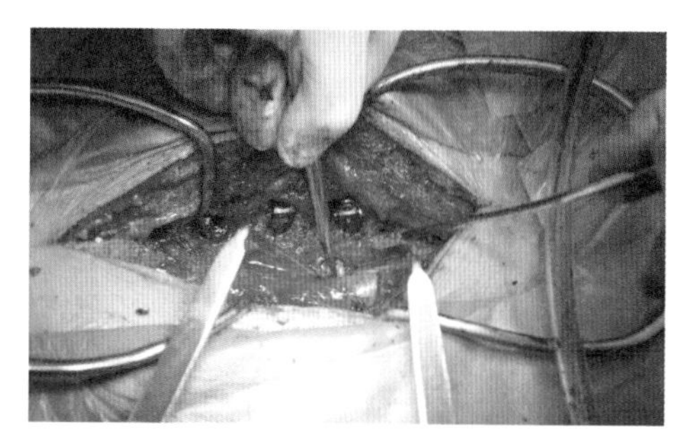

图13-6-11　植入椎间融合器

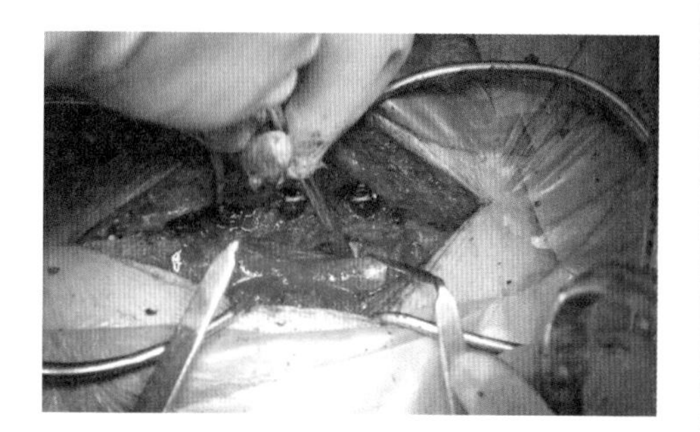

图13-6-12　安装横连接

【护理要点】

1. 摆放体位时要注意两侧垫软垫，使前胸腹壁悬空，使无瓣膜的椎管内静脉从的静脉回流到下腔静脉，以减少术中出血；使胸廓得以扩张，有利于患者的呼吸功能。

2. 头面部置于头圈上，颈部不要过度扭曲，防止面部器官受压，尤其注意眼球不要受压。

3. 术中要定时巡视，在不影响手术的前提下，应定时抬起受压部位实施间歇减压，以促进其血液循环。

PART
FOURTEEN

第十四章

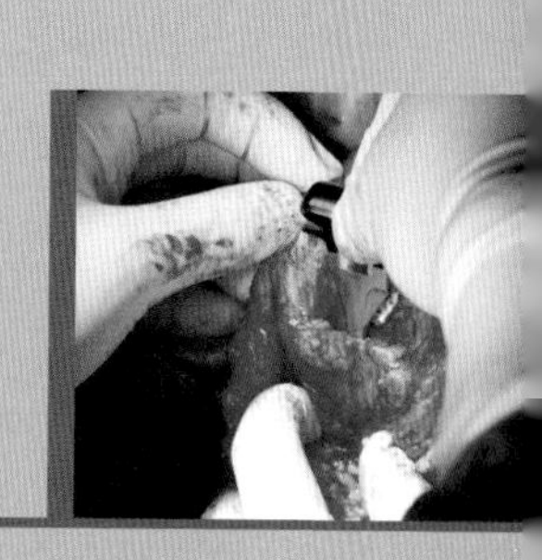

腰椎间盘突出症手术

椎板开窗腰椎间盘摘除术

经椎间孔入路脊柱内镜下腰椎间盘摘除术

经椎板间入路脊柱内镜下腰椎间盘摘除术

第一节 椎板开窗腰椎间盘摘除术

腰椎间盘突出症主要是因为腰椎间盘各部分（髓核、纤维环及软骨终板），尤其是髓核，有不同程度的退行性改变后，在外力因素的作用下，椎间盘的纤维环破裂，髓核组织从破裂之处突出（或脱出）于后方或椎管内，导致相邻脊神经根遭受刺激或压迫，从而产生腰部疼痛，一侧下肢或双下肢麻木、疼痛等一系列临床症状。腰椎间盘突出症以腰4/5、腰5/骶1发病率最高，约占95%。

“开窗法”腰椎间盘摘除术软组织分离少、骨质切除少，对患者脊柱稳定性影响小。

【用物准备】

1. 基本用物：椎间盘包、肢体布类包、大衣包。

2. 一次性用物：20、11号刀片，2–0带针慕丝线、2–0可吸收缝线，2号、3–0免扎缝线，45×30BP型切口膜、抽吸管、灯柄保护套、显影纱布、10mL注射器、12号橡胶导尿管、多功能引流管、防反流引流袋、明胶海绵、孔被、电刀笔。

3. 特殊用物：无菌绷带、9号长针头。

【体位】

患者取俯卧位。

【切口】

以病变椎间隙为中心做腰椎后正中切口。

【步骤与配合】

1. 消毒、铺单：消毒剂消毒皮肤，协助手术医生铺无菌单。

2. 显露椎板：根据术前确定的节段长度依次切开皮肤及皮下组织，递电刀切开腰背筋膜，椎板剥离器剥离患侧椎旁肌肉，递半椎板拉钩牵开，暴露椎板及小关节突（图14–1–1）。巡回护士协助用绷带固定半椎板拉钩于手术床侧方。

3. 显露硬膜：递神经剥离子分离黄韧带（图14–1–2），递枪式咬骨钳咬除黄韧带上下椎板骨质进行开窗。显露黄韧带，用枪式咬骨钳咬除，显露硬膜（图14–1–3）。

4. 摘除髓核：递神经根拉钩或神经剥离子将神经根和硬膜囊轻轻牵向内侧，即可暴露椎间盘（图14–1–4）。递11号刀片切开纤维环（图14–1–5），髓核钳摘除髓核（图14–1–6），骨刮匙清除残留髓核碎片。

5. 缝合切口：用生理盐水反复冲洗椎间隙。放置多功能引流管，2–0带针慕丝线固定引流管。缝针、敷料核对无误后，2号免扎缝线缝合肌肉、筋膜，2–0可吸收缝线缝合皮下，3–0免扎缝线行皮内美容缝合，覆盖无菌敷料。

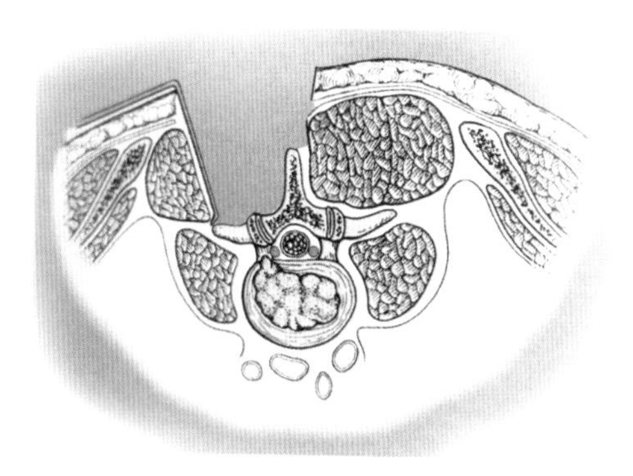

图14–1–1　半椎板拉钩暴露术野

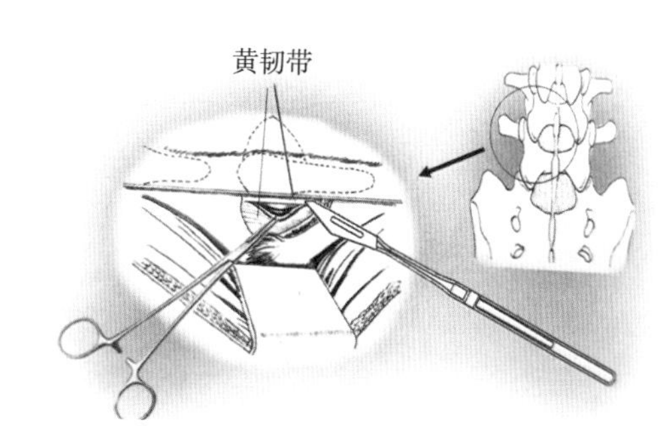

图14–1–2　分离黄韧带

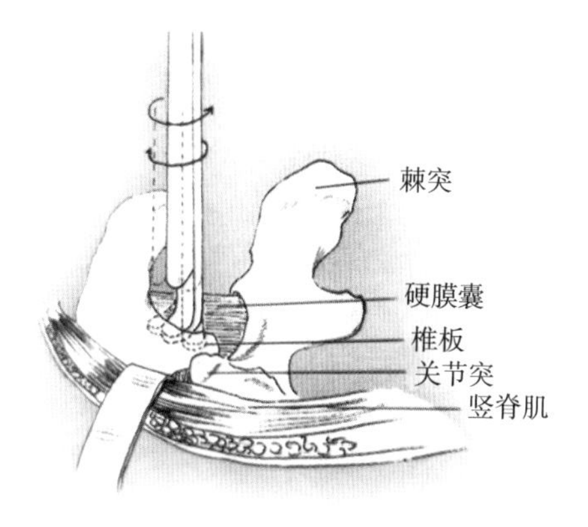

图14–1–3　显露硬膜

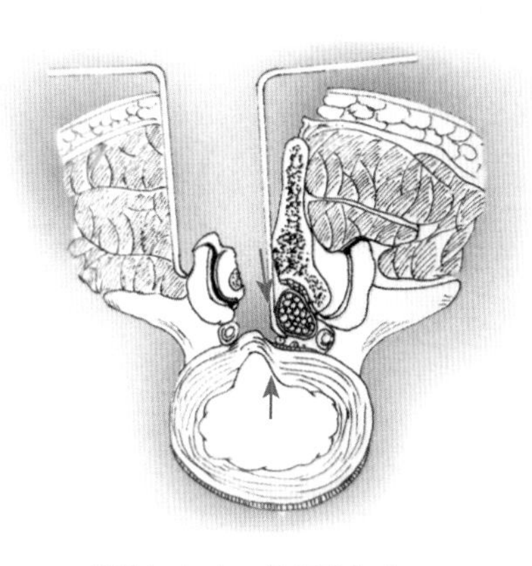

图14–1–4　暴露椎间盘

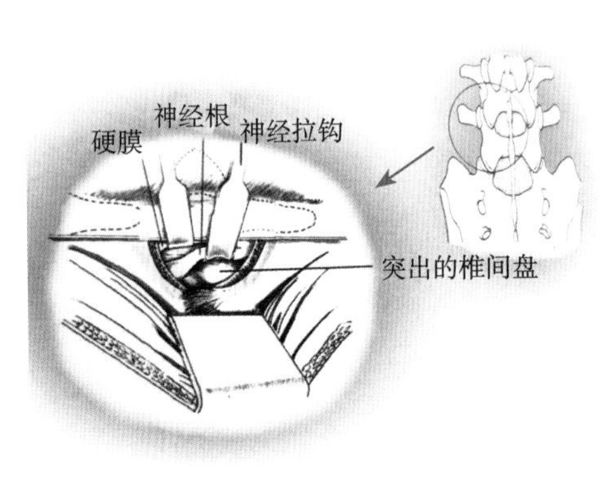

图14-1-5　11号刀片切开纤维环

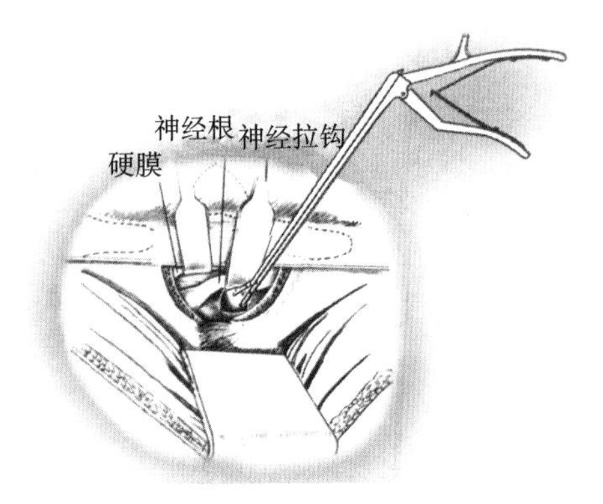

图14-1-6　摘除髓核

【护理要点】

1. 体位摆放前，用防压疮贴保护患者受压部位骨隆突处，保持床单平整、干燥，防止压力性损伤。

2. 用无菌绷带固定半椎板拉钩于手术床侧方时，注意固定牢固，防止松脱。

第二节　经椎间孔入路脊柱内镜下腰椎间盘摘除术

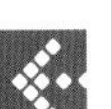

内镜技术治疗腰椎间盘突出症具有手术创伤小、出血少、术后恢复快、住院时间短等优点，故越来越被接受和推广，逐步成为治疗腰椎间盘突出的标准手术方式。椎间孔是节段性脊神经出椎管及供应椎管内软组织和骨结构的血管及神经分支进入的门户。经椎间孔入路脊柱内镜下腰椎间盘摘除术是局麻下经后外侧椎间孔入路行腰椎间盘切除，内镜直视下摘除椎间盘髓核的方法。

【用物准备】

1. 基本用物：脊柱内镜包、肢体布类包、大衣包。

2. 一次性用物：11号刀片、2-0带针慕丝线、30×20 切口膜、45×45切口膜、吸引管、孔被、220cm×14cm医用保护套、Y型冲洗管、10mL注射器。

3. 特殊用物：9号长针头、射频消融手术刀1套、克氏针。

【体位】

患者取俯卧位或侧卧位。

【切口】

体表定位后决定穿刺点。

【步骤与配合】

1. 消毒剂消毒皮肤，协助手术医生铺无菌单。

2. 定位（图14-2-1）：以髂嵴与棘突中点为体表标志，将克氏针置于皮肤表面，在移动式C形臂X线机透视下定位，确定进针线路。

3. 局部麻醉（图14-2-2）：配制局部麻醉药0.5%～1%利多卡因，将穿刺针沿进针线路逐渐推进，进行局部浸润麻醉。

4. 穿刺置管（图14-2-3）：将穿刺针从皮肤进针点至关节突，然后从关节突至椎管内，C 臂CT透视确认穿刺方向正确，植入导丝。

5. 放置工作通道：递11号刀片切开皮肤约8mm，沿导丝依次置入软组织扩张器和扩张导管，放置环锯逐级扩大椎间孔（图14-2-4），放置工作通道入椎管内。

6. 摘除椎间盘（图14-2-5）：置入椎间孔镜，连接进水管，3L袋装生理盐水持续冲洗，用髓核钳经纤维环破口处夹取突出髓核组织。

7. 后纵韧带成形：将后纵韧带从包裹物中剥离或部分切除，探查硬膜囊（图14-2-6）、侧隐窝区域及神经根，确认无髓核残留、无瘢痕粘连、神经根松解。

8. 缝合切口：取出脊柱内镜，拔出工作套管，皮肤切口用3-0带针慕丝线缝合

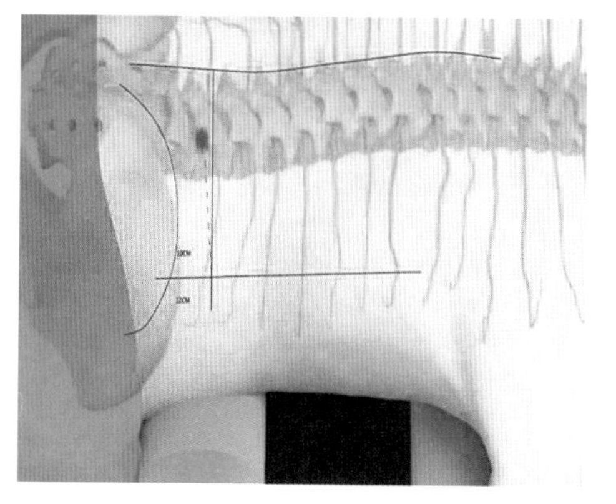

图14-2-1　定位

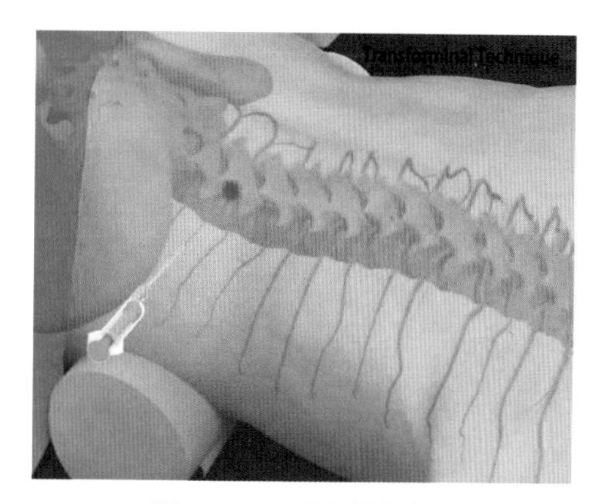

图14-2-2　局部浸润麻醉

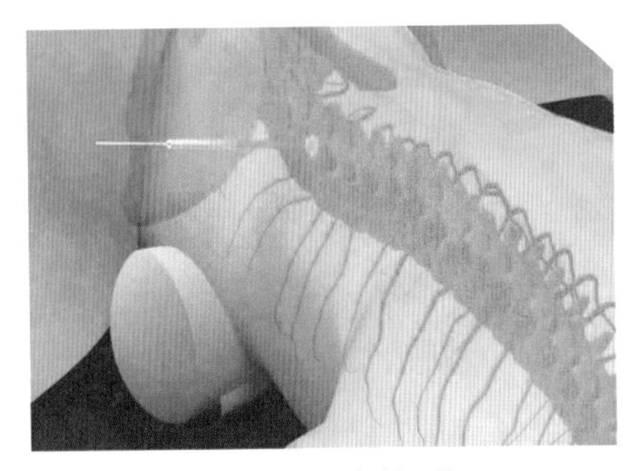

图14-2-3　穿刺置管

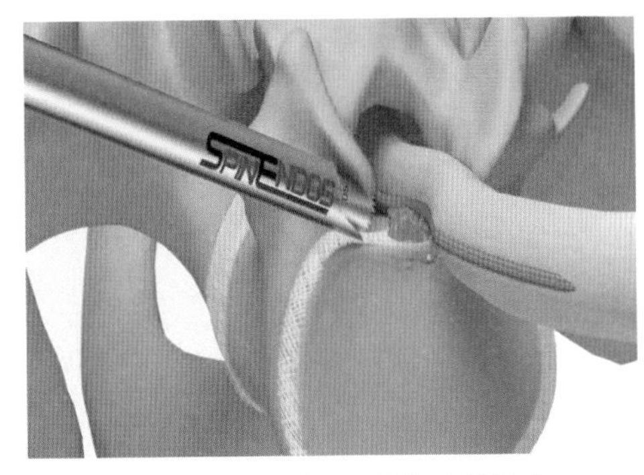

图14-2-4　放置环锯扩大椎间孔

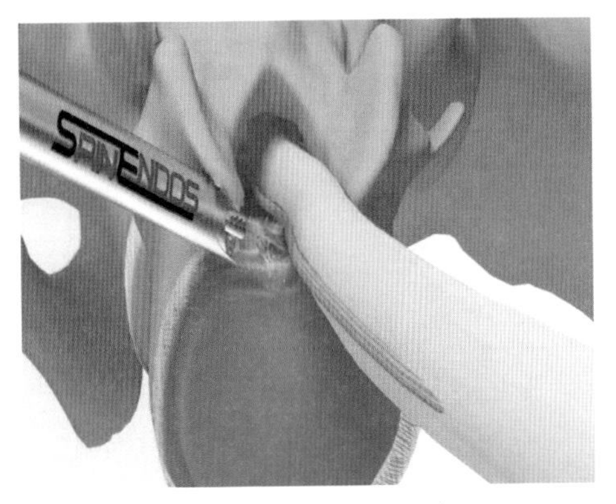

图14-2-5　摘除椎间盘

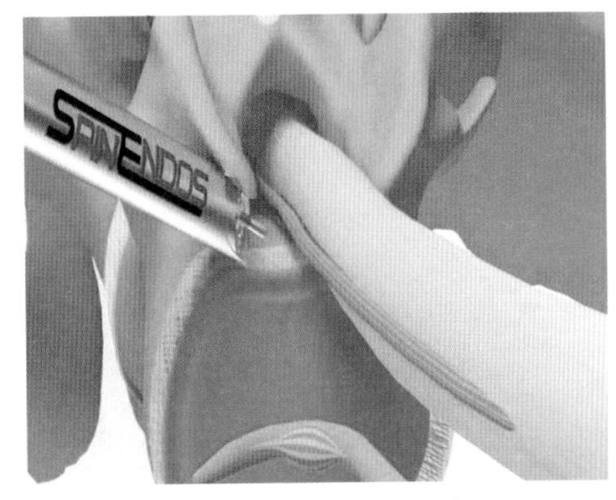

图14-2-6　探查硬膜囊

皮下组织及皮肤，覆盖无菌敷料（图14-2-7）。

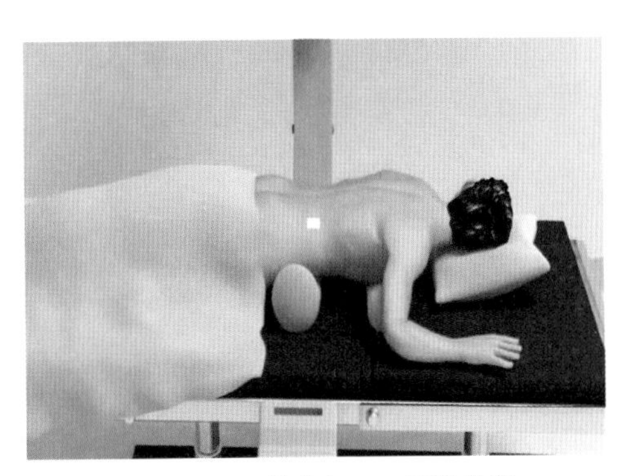

图14-2-7　缝合切口，覆盖敷料

【护理要点】

1. 若为局部浸润麻醉，患者处于清醒状态，应多沟通以缓解其紧张情绪，随时观察其生命体征变化。

2. 术前应加温灌洗液，避免患者术中低体温。

第三节　经椎板间入路脊柱内镜下腰椎间盘摘除术

内镜下腰椎间盘髓核摘除术分为两种入路，一种是椎间孔入路，另一种是椎板间入路。椎板间入路由于要将工作套管直接面对神经根和硬膜囊，因此技术风险要大于椎间孔入路。与椎间孔入路相比，椎板间入路可避免髂嵴阻挡，具有穿刺定位快、手术时间短、术中放射暴露少等优势，尤其适用于游离型、脱垂型腰5/骶1椎间盘突出症。

【用物准备】

1. 基本用物：脊柱内镜包、肢体布类包、大衣包。

2. 一次性用物：11号刀片、3-0带针慕丝线、吸引管、孔被、30×20切口膜、45×45切口膜、220cm×14cm医用保护套、Y型冲洗管、10mL注射器。

3. 特殊用物：射频消融电极1套、克氏针。

【体位】

患者取俯卧位。

【切口】

背部椎板间切口。

【步骤与配合】

1. 消毒剂消毒皮肤，协助手术医生铺无菌单。

2. 定位（图14-3-1）：在移动式C形臂X线机下用克氏针定位。

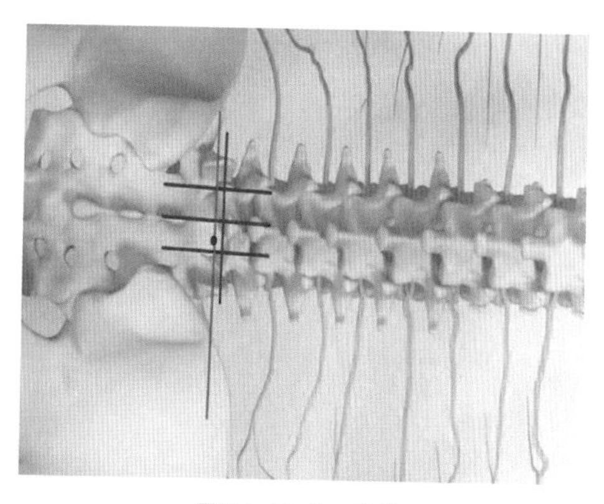

图14-3-1　定位

3. 建立工作通道（图14-3-2）：

递11号刀片切皮肤约7mm，插入软组织扩张器抵达黄韧带表面逐级扩张，透视确认进入位置正确，取出扩张器植入工作套管及内窥镜，连接进水管，生理盐水持续冲洗，射频消融电极清理黄韧带表面脂肪和止血。

4. 摘除椎间盘：递射频消融电极和蓝钳，逐层咬除黄韧带（图14-3-3）进入椎管，显露硬膜及神经根，清除硬膜外脂肪并止血，显露突出的髓核及破裂纤维环（图14-3-4），递髓核钳摘除突出髓核组织（图14-3-5），用射频消融电极行纤维环成形（图14-3-6），并彻底止血，拔出脊柱内镜及工作套管。

5. 缝合切口：40mg甲基强的松、2mL生理盐水溶解后，用注射器加长针头从工作套管进入，浇注在神经根周围，盐酸罗哌卡因5mL注射器抽吸后注入切口皮肤及皮下组织。皮肤切口用3-0带针慕丝线缝合皮下及皮肤，覆盖无菌敷料（图14-3-7）。

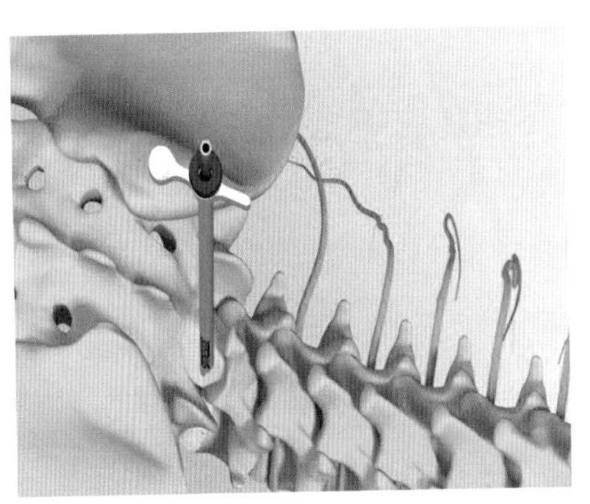

图14-3-2　建立工作通道

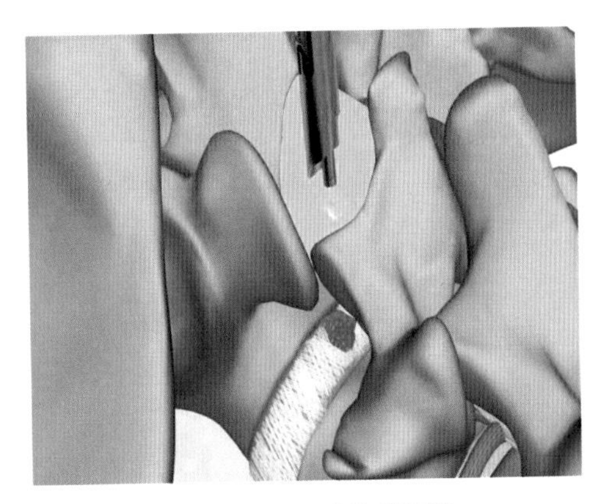

图14-3-3　咬除黄韧带

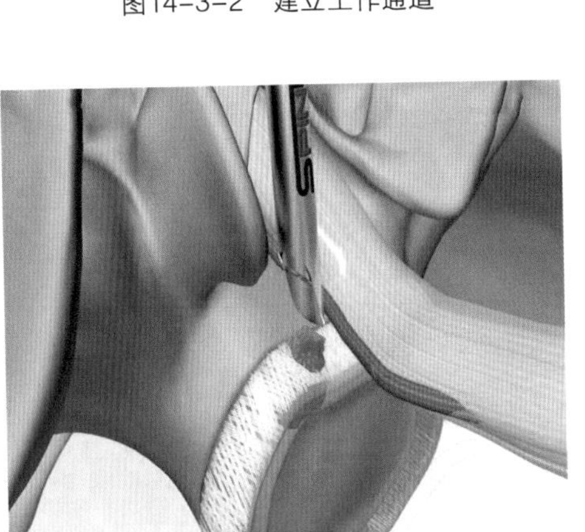

图14-3-4　显露突出髓核

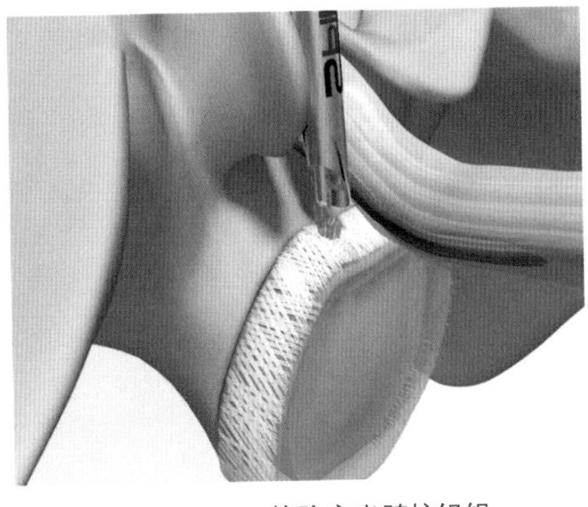

图14-3-5　摘除突出髓核组织

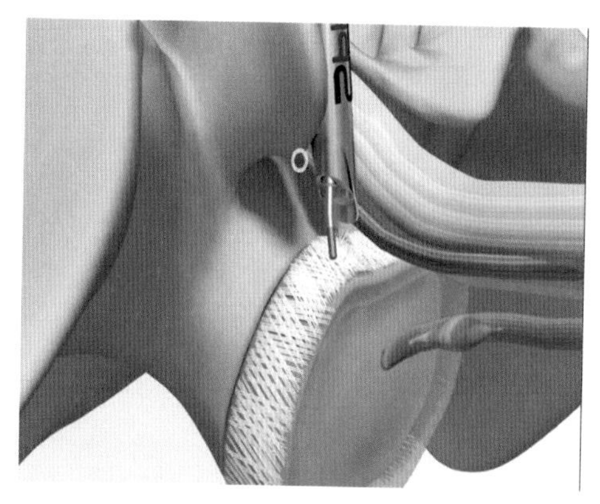
图14-3-6　纤维环成形

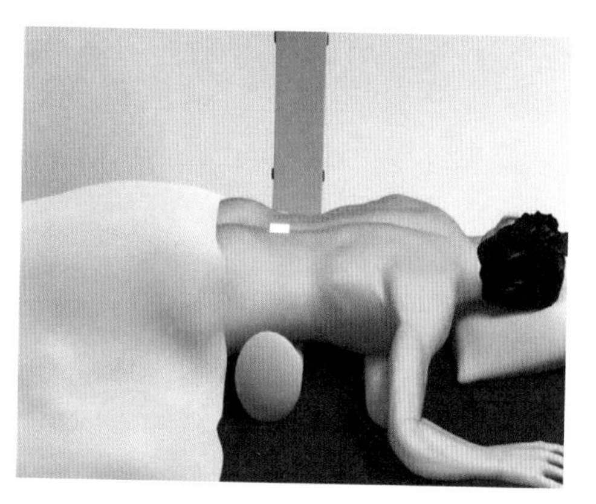
图14-3-7　缝合切口，覆盖敷料

【护理要点】

1. 体位摆放前，关注弓形俯卧支架的跨度和弧度。跨度应根据患者胖瘦而定，以腹部不受压，呼吸、循环不受影响为宜；弧度宜调至最高，以增大椎间隙。

2. 灌洗液术前应加温，避免患者术中低体温。

PART
FIFTEEN
第十五章

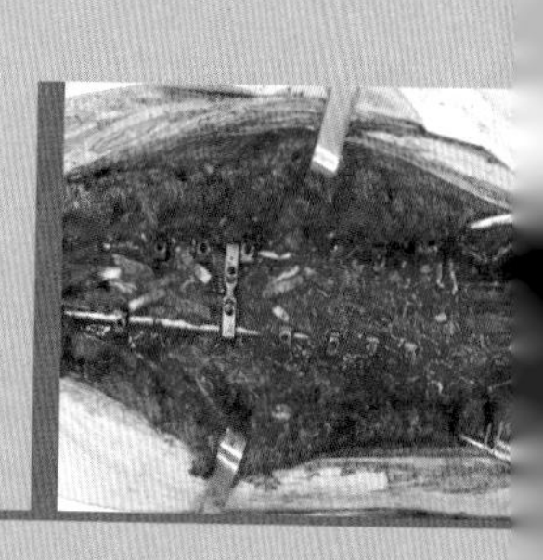

脊柱畸形手术

特发脊柱侧凸矫形术

先天性脊柱侧弯后路半椎体切除矫正术

经椎弓根截骨脊柱后凸畸形矫正术

重度僵硬性脊柱侧凸前路松解术

第一节 特发脊柱侧凸矫形术

脊柱侧凸是指脊柱在冠状面上偏离躯干中线向侧方弯曲，通常伴有椎体旋转和脊柱在矢状面上后凸或前凸的三维畸形。国际脊柱侧凸研究学会提出，应用科布（Cobb）法测量站立正位X线片的脊柱侧凸，脊柱侧凸的Cobb角>10°为脊柱侧凸。

在脊柱侧凸中，常见的是特发性脊柱侧凸，根据年龄分为婴儿、幼儿和青少年特发性脊柱侧凸，其中以青少年特发性脊柱侧凸最常见。该类患者除脊柱侧凸外，X线片上无椎体异常，找不到致病原因。

【用物准备】

1. 基本用物：椎间盘包、全椎板包、脊柱小骨刀包、脊柱侧弯特殊器械包、肢体布类包、大衣包。

2. 一次性用物：20、11号刀片，8×20圆针、2-0慕丝线、2-0带针慕丝线，2号、3-0免扎缝线，2-0可吸收缝线、45×45BP型切口膜、自体血回输抽吸管、灯柄保护套、显影纱布、12号橡胶导尿管、10mL注射器、多功能引流管、防反流引流袋、明胶海绵、止血纱、骨蜡、孔被、电刀笔。

3. 特殊用物：双极电凝、电凝镊、异体骨条、外来器械及内植入物、防压疮敷料。

【体位】

俯卧位。如果为重度特发性脊柱侧凸，头端放置头托，床尾放置牵引架，维持颅骨及双侧股骨髁上牵引。

【切口】

背部后正中切口。

【步骤与配合】

1. 皮肤消毒剂消毒皮肤，协助手术医生铺无菌单。

2. 暴露切口（图15-1-1）：后正中入路切口，根据术前确定的固定融合节段长度依次切开皮肤及皮下组织，沿骨膜下剥离肌肉等软组织，充分暴露椎板、小关节突、横突及肋横关节。

3. 植入螺钉（图15-1-2）：按术前确立的植钉位置，依次植入椎弓根螺钉及骨钩。尽可能植入椎弓根螺钉，但在T_6以上椎弓根较细的节段可考虑植入骨钩。

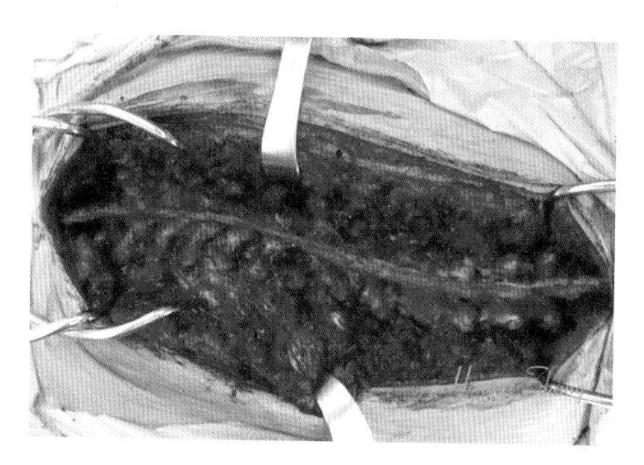

图15-1-1　暴露切口

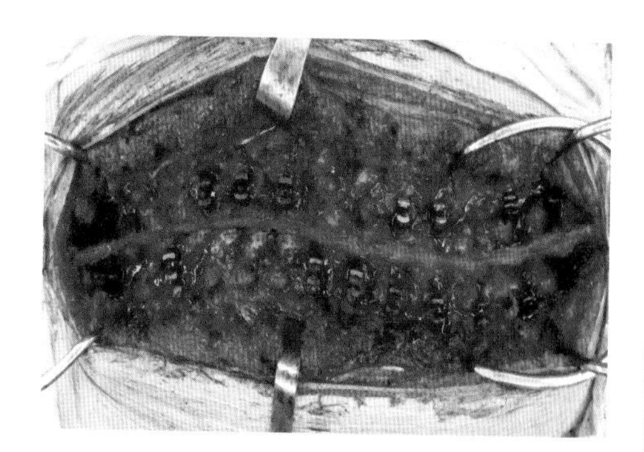

图15-1-2　植入螺钉

4. 松解固定节段：用尖嘴咬骨钳、骨刀和骨锉切除关节囊、关节软骨和胸段部分下关节突；切除棘间和棘上韧带；充分松解切断凹侧挛缩的软组织及僵硬节段的横突间韧带。

5. 旋棒矫形：用魔棒测量棒的长度，根据预先设计，用弯棒器将棒进行预弯，用持棒钳将预弯后的连接棒依次放入脊柱侧弯凹侧及凸侧各椎弓根螺钉尾端的开口，植入螺钉困难时可用蛙式套筒及摇摆钳压棒，在螺钉开口内置入螺塞，但不锁紧。将两把大力持棒钳固定在连接棒上，将连接棒由凸侧向凹侧逐渐旋转，随着棒体的旋转，固定棒的弹性变化和脊柱的蠕变，畸形得以矫正（图15-1-3）；也可用直接椎体去旋转系统连接到椎弓根螺钉上直接椎体去旋转矫形（图15-1-4）。

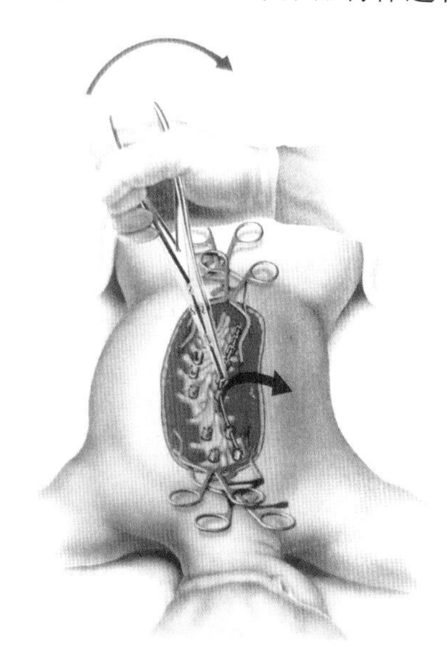

图15-1-3　旋棒矫形

6. 撑棒和加压：在脊柱侧弯的凹

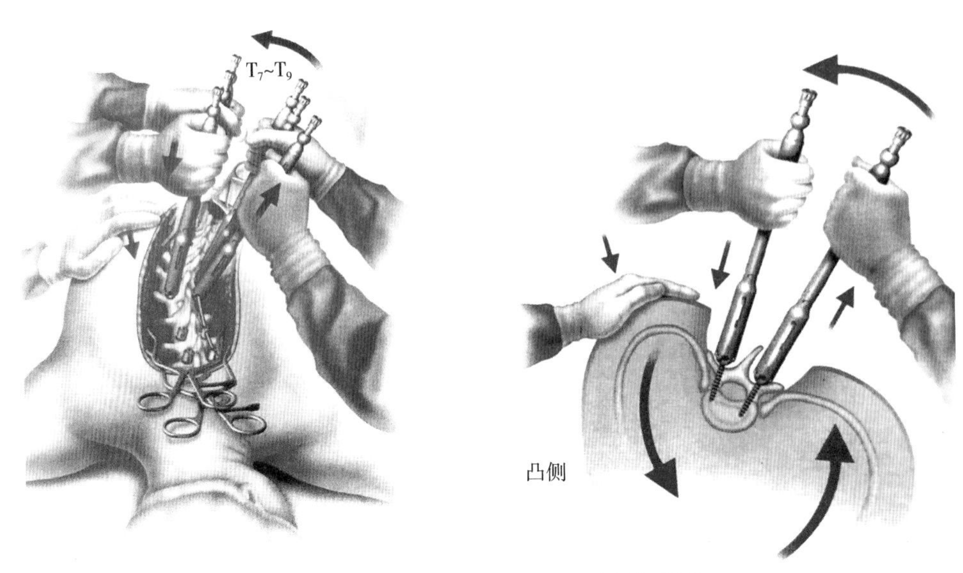

图15-1-4　直接椎体去旋转系统旋棒矫形

侧棒用撑开钳撑开进一步矫正侧凸畸形，在主弯区凸侧棒用压缩钳对上下椎弓根钉向顶椎方向实行压缩力可以纠正后凸畸形，也可以纠正侧凸畸形（图15-1-5）。

7. 胸廓成形：脊柱侧弯较轻的患者胸廓畸形通过直接椎体去旋转得到矫正。如果矫形后胸廓畸形得不到矫正，在原切口内顶椎区凸侧，用电刀从椎旁肌筋膜

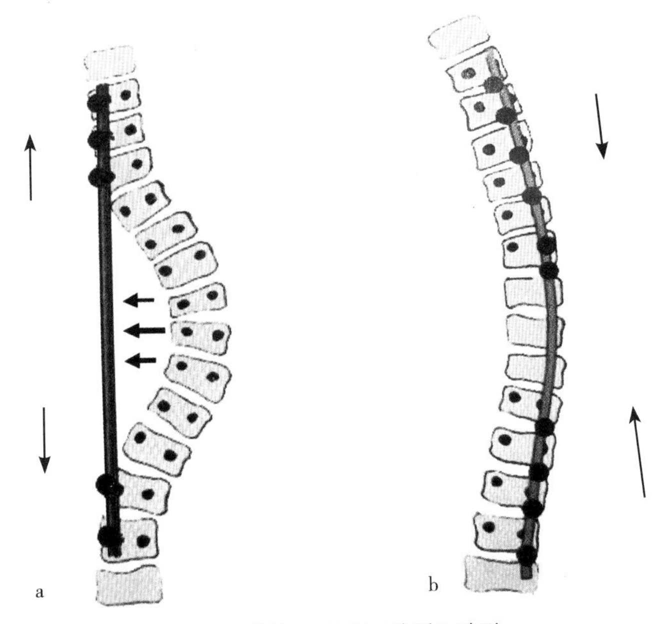

图15-1-5　凹侧撑开，凸侧压缩矫正畸形

上分离胸腰筋膜，自椎旁肌与背阔肌肌间隙进入，暴露畸形肋骨，沿肋骨中线切开骨膜，用肋骨剥离器剥离肋骨，肋骨剪剪断肋骨，取出肋骨残端（图15-1-6），用骨蜡及明胶海绵止血，一般切除顶椎区凸侧上下各2～3根肋骨，避免损伤胸膜，用8×20圆针、2-0慕丝线间断缝合肌肉、筋膜，关闭切口。胸廓成形可以改善患者背部外观和提供植骨骨量。

8. 安装横连接及植骨融合（图15-1-7）：为了增加固定强度，在凹侧固定棒及凸侧固定棒之间安装固定横向连接器，使整个固定装置成为一个框架结构。在脊柱固定节段内的骨面用峨眉锉锉出鱼鳞样粗糙面，将切下的肋骨修剪成细条状，混合同种异体骨，行后路关节突和椎板表面植骨。

9. 放置引流管，缝合切口：植骨完成后在棘突两侧各放一根多功能引流管，2-0带针慕丝线固定引流管。核对缝针、敷料无误后，用2号免扎缝线缝合肌肉、筋膜，2-0可吸收缝线缝合皮下组织，3-0免扎缝线行皮内美容缝合，覆盖无菌敷料，包扎伤口。

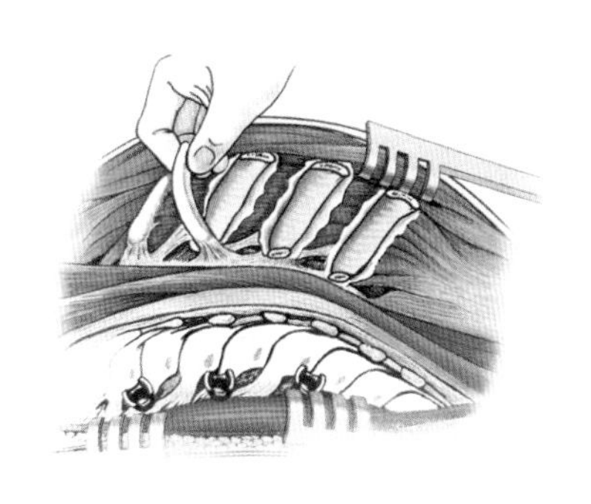

图15-1-6　取出肋骨残端

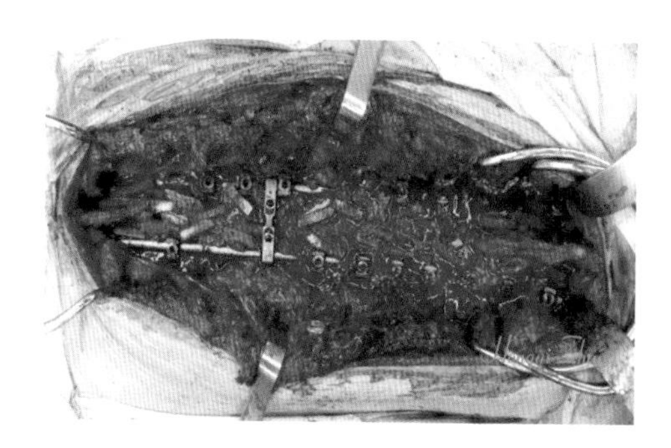

图15-1-7　安装横连接及植骨融合

【护理要点】

1. 建立静脉通路并保持通畅。

（1）术中渗血多，术前需评估手术，至少建立二条静脉通路。

（2）如术中患者行颅环弓牵引，外周静脉可建立在下肢。如不施行颅环弓牵引，外周静脉通路尽量建立在上肢，中心静脉通路置于颈静脉。

2. 神经电生理监测及唤醒试验。

（1）术中行神经电生理监测，需维持平均动脉压80mmHg以上。

（2）如需行唤醒试验，术前应与患者做好心理护理，实施唤醒实验后，要重新评估患者体位。

3. 术中压疮的预防。

（1）术前评估患者，在体位摆放前用防压疮贴保护患者受压部位骨隆突处，尤其是髂前上棘和肋弓。

（2）注意保持床单干燥、平整，在不影响手术的情况下，应定时将患者受力点轻轻抬起，实施间歇减压。

4. 术中患者体温的护理。

（1）术中患者需体表加温及加温输液，必要时伤口冲洗液加温。

（2）术中持续体温监测，维持患者体温在正常范围。

5. 术中应密切关注患者生命体征，注意液体出入量。

6. 患者手术时间长、渗血多，术毕翻身时注意血压情况，同时，应尽量缓慢、轻柔，协调一致，防止变动体位导致患者心搏骤停。

7. 器械护士配合要点。

（1）该类手术切口大、渗血多，应充分评估手术，备齐手术用物。

（2）该类手术时间长，外来器械多，器械护士应熟悉手术步骤，熟练掌握器械使用方法，将器械摆放有序，默契配合手术。

第二节　先天性脊柱侧弯后路半椎体切除矫正术

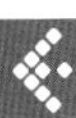

胚胎在母体内发育时，每节椎骨均由3个原发性骨化中心构成，即椎体骨化中心、椎弓根和椎弓骨化中心（左右两块）。在椎体骨化中心有一条遗留下来的脊索痕迹，当胚胎正常发育时，位于椎体中央部位的脊索痕迹逐渐消失，而相当于椎间盘部位的脊索痕迹形成椎间盘，左右两侧的骨化中心互相结合成一体，这样就产生了具有一连串椎体和椎间盘的脊柱形态。先天性侧旁半椎体的患者，往往在10～15岁年龄阶段脊柱侧凸畸形发展最快，在成角的椎板之间常出现自发性骨性愈合，在成角的椎体间隙后缘，常可见椎间盘突出造成椎管狭窄压迫脊髓的预兆，到这时再进行手术治疗，其手术难度相对增大，风险也相对增高，势必要采取全椎体截骨切除半椎体减压脊髓的复杂方法来解决。

侧旁半椎体形成的病理原因与单侧半椎体骨化中心发育障碍或不发育，而另一侧骨化中心照常发育，而形成半椎体畸形有关。如果同一节椎体双侧骨化中心都有发育不全时，则形成蝴蝶椎。如果在脊柱的同一侧产生两节半椎体畸形，则预后将会造成严重的脊柱侧凸畸形。只有单侧有一个以上的半椎体存在时，才有早期预防性切除半椎体手术的指征。

【用物准备】

1. 基本用物：椎间盘包、全椎板包、脊柱小骨刀包、脊柱侧弯特殊器械包、肢体布类包、大衣包。

2. 一次性用物：20、11号刀片，2-0带针慕丝线、3-0免扎缝线、0号可吸收缝线、45×45切口膜、自体血回输抽吸管、灯柄保护套、显影纱布、14号硅胶引流管、12号橡胶导尿管、10mL注射器、防反流引流袋、明胶海绵、骨蜡、止血纱、孔被、电刀笔。

3. 特殊用物：双极电凝、电凝镊、外来器械及内植入物、防压疮贴。

【体位】

患者取俯卧位。

【切口】

背部后正中切口。

【步骤与配合】

1. 消毒剂消毒皮肤，协助手术医生铺无菌单。

2. 暴露切口：以半椎体棘突为中心做后正中切口显露后方结构，直视下探找畸形半椎体，并通过C形臂X线机透视确认。

3. 植入螺钉（图15-2-1）：于半椎体上下椎体分别植入椎弓根螺钉。

4. 切除半椎体：用棘突剪剪去半椎体的棘突，配合使用咬骨钳、神经剥离子、枪式咬骨钳等咬除半椎体椎板、小关节突、横突、椎弓根后部（图15-2-2），暴露出椎弓根外侧壁，沿椎弓根的外侧壁精细的骨膜下剥离直到可触及椎体前缘（图15-2-3），用神经剥离器仔细辨认分离神经根，并加以保护。直视下用薄骨刀和刮匙及髓核钳逐步切除残余的半椎体（图15-2-4）及上下椎间盘，并去除邻近椎体的软骨终板面。用枪式咬骨钳咬除上下邻近椎体的部分椎板，以免缩短矫形时卡压剪切硬脊膜。

5. 矫形（图15-2-5）：用凸侧螺钉加压，缩短间隙，置入预弯成生理曲度的矫形棒，适当锁紧，旋棒，慢慢松开凹侧棒，逐渐凸侧加压缩短，矫形满意后，探查脊髓、神经根有无受压，去除压迫因素后锁紧螺塞，凹侧棒可适度撑开。

6. 植骨（图15-2-6）：用切除的半椎体松质骨粒进行上下椎间隙内植骨，缺损较大时用植骨块，并将固定节段内的关节突关节面咬除，椎板去皮质植骨。

7. 放置引流管，缝合切口：放置14号硅胶引流管，2-0带针慕丝线固定。缝针、敷料核对无误后，0号可吸收缝线缝合肌肉筋膜，3-0免扎缝线行皮内美容缝合，覆盖无菌敷料。

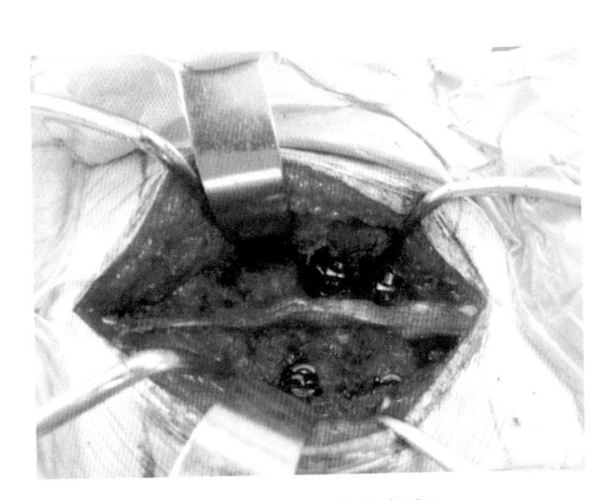

图15-2-1　植入螺钉

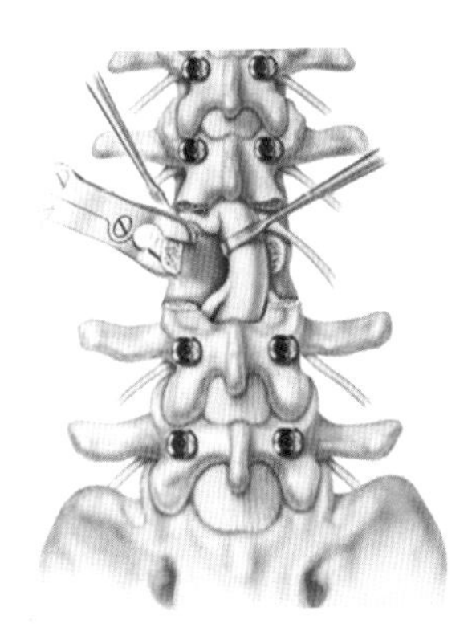

图15-2-2　牵开硬膜，用咬骨钳咬除椎弓根后部

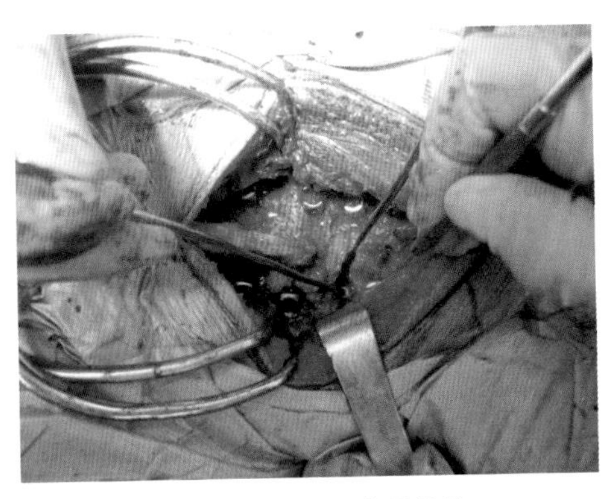

图15-2-3　暴露截骨椎体

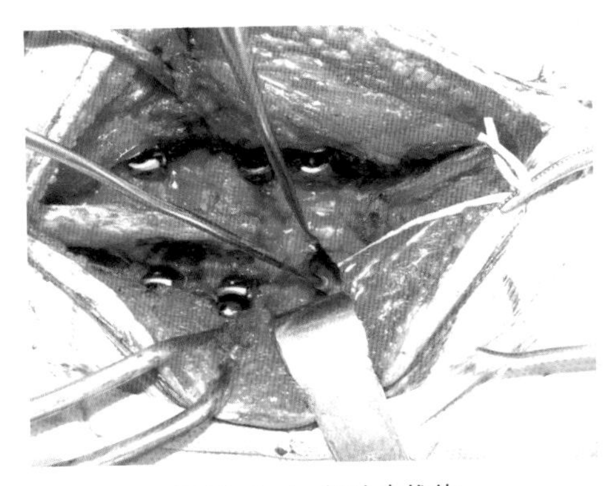

图15-2-4　切除半椎体

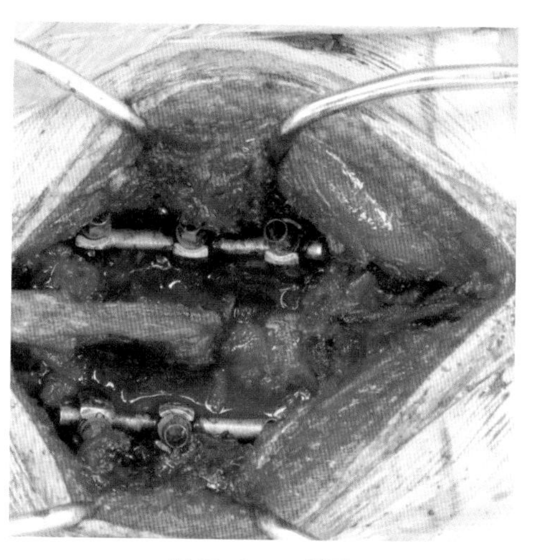

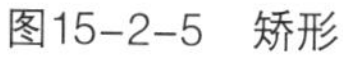

图15-2-5　矫形

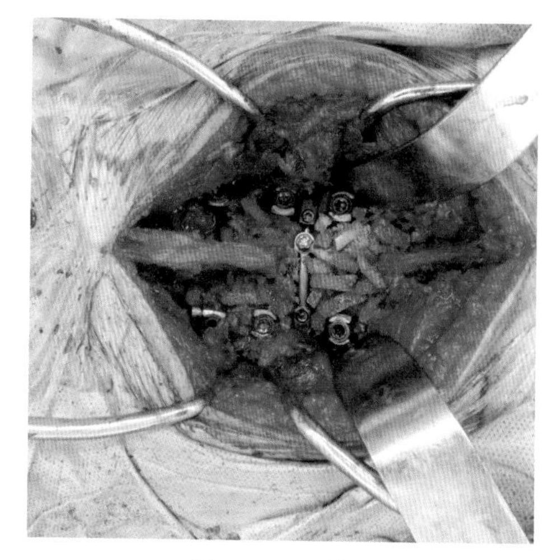

图15-2-6　植骨

【护理要点】

1. 术中需行神经电生理监测，如需行唤醒试验，术前应告知配合方法并做好患者的心理护理，术中唤醒试验后要重新评估手术体位。

2. 术中患者需要体表保温和加温输液，并监测其体温。

3. 体位摆放前，用防压疮贴保护患者受压部位骨隆突处，保持床单干燥、平整，防止术中压力性损伤。在不影响手术的情况下，应定时将患者受力点抬起实施间歇减压，促进其血液循环。

4. 器械护士术前应备好截骨用薄、窄的小骨刀，备好止血材料。

第三节　经椎弓根截骨脊柱后凸畸形矫正术

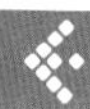

创伤、先天畸形、感染、代谢性疾病或肿瘤等往往都能导致脊柱后凸畸形，严重影响患者平视、平卧、行走等功能，严重的还会导致消化及呼吸功能受损，降低患者生活质量，大多需要进行手术矫正。

经椎弓根截骨通过椎弓根楔形截骨矫正脊柱矢状面失衡，可以让患者重新得到一个相对直立的姿势，恢复水平视野，改善患者外观，同时可以缓解对内脏器官的压迫。经椎弓根截骨术是一项非常实用的矫正脊柱矢状面固定畸形的技术。经椎弓根截骨术从后路，通过经椎弓根对椎体进行楔形截骨，从脊柱的三柱上矫正脊柱矢状面的后凸畸形，而不延长脊柱的前柱，避免了脊柱前柱延长，引起脊柱前方的血管、内脏损伤的可能。

经椎弓根截骨的目的：恢复脊柱矢状面的平衡，使得患者无需屈髋、屈膝即可站立，缓解患者的疼痛。

【用物准备】

1. 基本用物：椎间盘包、全椎板包、脊柱小骨刀包、脊柱侧弯特殊器械包、肢体布类包、大衣包。

2. 一次性用物：20、11号刀片，2-0带针慕丝线，2号、3-0免扎缝线，2-0可吸收缝线，45×45BP型切口膜、自体血回输抽吸管、灯柄保护套、显影纱布、12号橡胶导尿管、10mL注射器、多功能引流管、防反流引流袋、明胶海绵、止血纱、骨蜡、孔被、电刀笔。

3. 特殊用物：双极电凝、电凝镊、异体骨、外来器械及内植入物、防压疮贴。

【体位】

患者取俯卧位。

【切口】

背部后正中切口。

【步骤与配合】

1. 消毒剂消毒皮肤，协助手术医生铺无菌单。

2. 暴露切口：取背部后正中切口入路，根据术前确定的节段长度依次切开皮肤及皮下组织，剥离两侧椎旁肌肉，暴露椎板及小关节突，一般显露预截骨椎体位置上下2～3个节段。

3. 植入螺钉（图15-3-1）：先在截骨位置上下各植入2～3对螺钉，用魔棒测量连接棒的长度，预弯一侧棒，并临时固定好。

4. 截骨：显露预截骨椎体的横突，用尖嘴咬骨钳将横突咬除。用卷边的骨衣剥离器沿椎弓根外缘行骨膜下剥离显露椎体两侧（图15-3-2）。根据术前测量的截骨范围，用咬骨钳咬除相应范围的棘突、椎板和小关节（图15-3-3），显露硬膜囊和神经根，用神经根拉钩保护神经根和硬膜囊，根据术前预计截骨角度，沿椎根弓上下缘用骨刀、骨刮匙和髓核钳行楔形截骨（图15-3-4）。

5. 闭合截骨面：截骨完毕时可见截骨面（图15-3-5），调节弓形架的角度，将其摇平。两侧替交交换钛棒，以逐渐闭合截骨面（图15-3-6）。

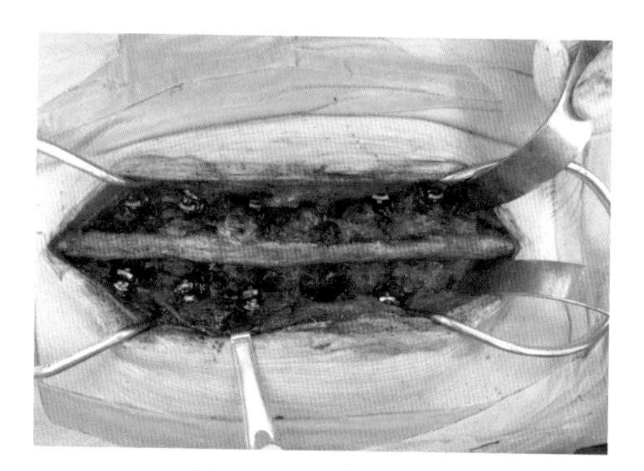

图15-3-1　植入螺钉

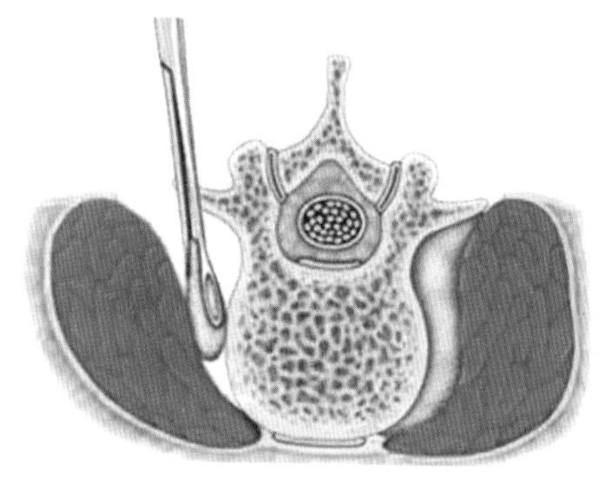

图15-3-2　显露截骨椎体

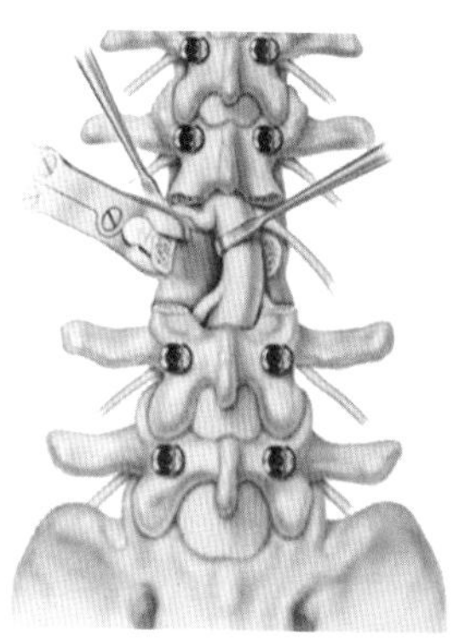

图15-3-3　咬除截骨范围的棘突、椎板和小关节

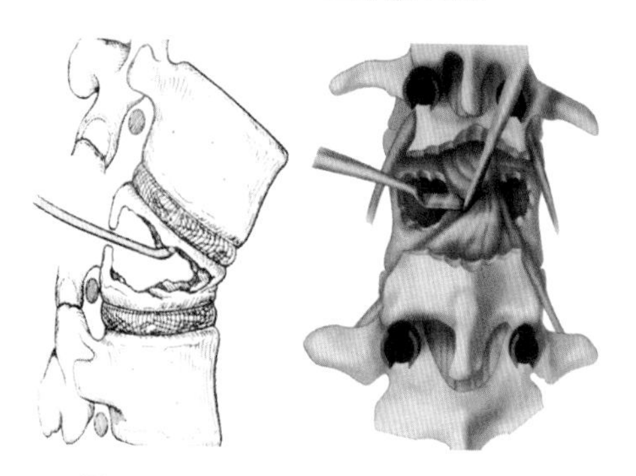

图15-3-4　用神经根拉钩保护硬膜囊和神经根，行楔形截骨

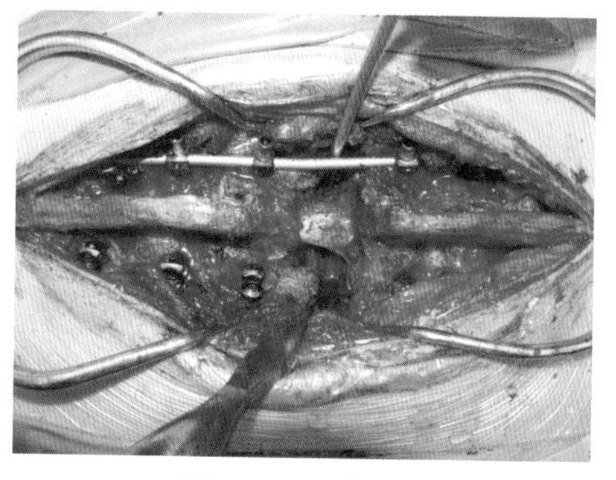

图15-3-5　截骨面

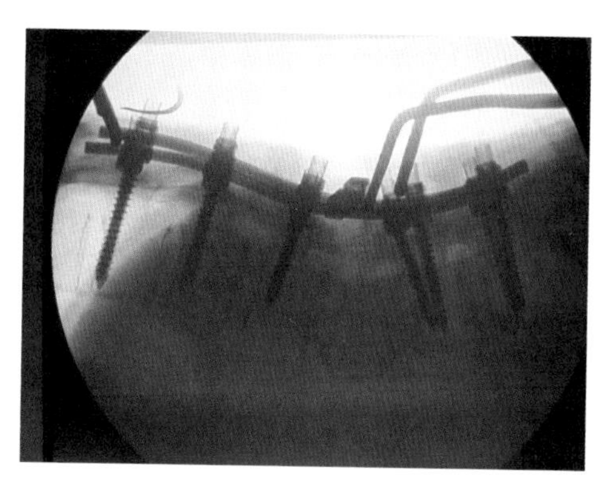

图15-3-6　闭合截骨面

6. 放置横连接（图15-3-7）：术中神经电生理监测显示神经功能无受损后，冲洗伤口，放置横连接 。

7. 植骨（图15-3-8）：去除后方椎板皮质骨，行棘突、椎板及小关节植骨融合。

8. 放置引流管，缝合切口：放置多功能引流管， 2-0带针慕丝线固定。缝针、敷料核对无误后，2号免扎缝线缝合肌肉筋膜， 2-0可吸收缝线缝合皮下，3-0免扎缝线行皮内美容缝合，覆盖无菌敷料。

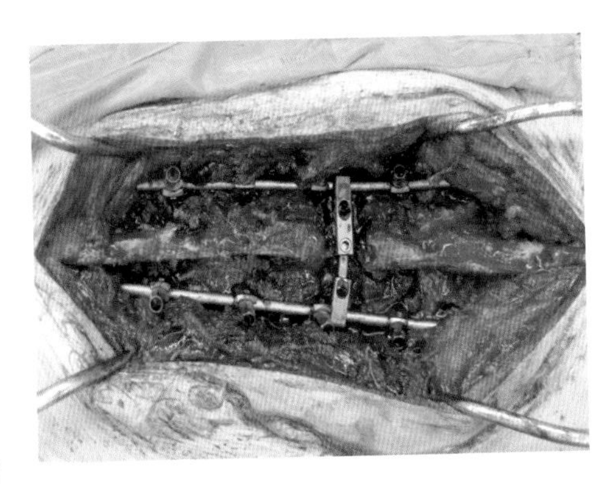
图15-3-7 放置横连接

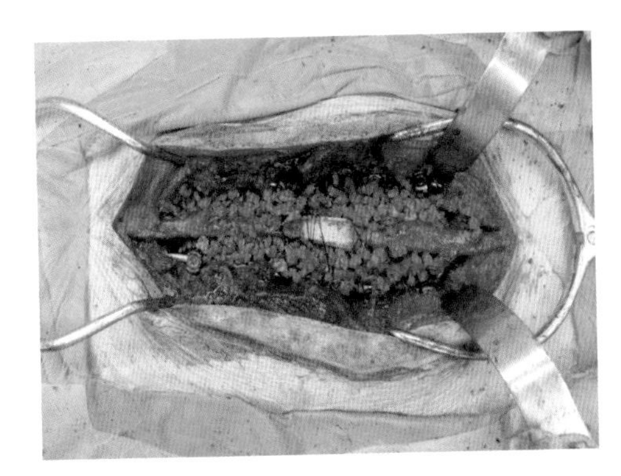
图15-3-8 植骨

【护理要点】

1. 建立静脉通路并保持通畅。

（1）术中渗血多，术前需评估手术，至少建立二条静脉通路。

（2）外周静脉建立在上肢，中心静脉尽量置颈静脉。

2. 神经电生理监测及唤醒试验的护理。

（1）术中行神经电生理监测，需维持平均动脉压80mmHg。

（2）如需行唤醒试验，术前需告知患者配合方法，同时做好心理护理，实施唤醒实验后，需重新评估患者体位。

3. 注重体位摆放的护理及术中压力性损伤的预防。

（1）体位摆放前，用防压疮贴保护患者受压部位骨隆突处，保持床单干燥、平整，术中实施间歇减压。

（2）如为强直性脊柱炎患者，摆放体位时应注意顺应其关节，防止骨折与脱位。

（3）后凸畸形严重的患者，截骨后需调整患者体位来协助矫形拉伸脊柱，患者体位改变后，应重新评估体位，防止面部器官受压，尤其是眼球。

4. 预防低体温。

（1）术中实施体表加温及加温输液，必要时伤口冲洗液加温。

（2）术中持续监测体温，维持患者体温在正常范围。

5. 术中应密切关注患者生命体征，注意液体出入量。

6. 该手术时间长，出血多，术毕翻身时应尽量缓慢、轻柔，协调一致，防止体位变动引发心搏骤停。

7. 器械护士护理要点。

（1）该类手术出血多，应充分评估手术，备齐手术用物及止血材料。

（2）器械护士应熟悉手术步骤，熟练掌握器械使用方法，默契配合手术。

第四节 重度僵硬性脊柱侧凸前路松解术

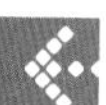

脊柱侧凸是复杂的脊柱三维畸形，重度脊柱侧凸是指侧凸角度、椎体旋转度更大且往往合并其他器官系统异常的脊柱侧凸。一般认为重度脊柱侧凸在站立位冠状面Cobb角>60°。僵硬性脊柱侧凸是一种严重影响患者心肺功能、美观及心理的一种疾病，特别是对骨骼未完全发育成熟的青少年，如果不积极治疗，常常会出现脊柱侧凸加重、心肺功能受损、疼痛等并发症。

重度僵硬性脊柱侧弯病理特点复杂、手术难度大、创伤大、矫正率低，甚至出现心肺功能下降、脊髓血管源性损害所引起的严重并发症，所以前路松解术后再做颅环弓牵引和双侧股骨髁上牵引二周左右；待伤口愈合，再做二期后路矫形手术。前路松解增强了顶椎的柔韧性，使僵硬的节段获得一定的活动度，便于畸形矫正。前路支撑植骨，可预防曲轴现象。前路术后牵引使胸廓容积扩大，增加脊柱、神经对牵拉的耐受性，特别是脊髓对缺血逐渐适应，降低了二期手术撑开加压带来的风险，增加了矫正率。

【用物准备】

1. 基本用物：椎间盘包、肺叶包、脊柱侧弯特殊器械包、椎间隙撑开器、脸盆包、肢体布类包、大衣包。

2. 一次性用物：20、11号刀片，11×24三角针、11×24圆针，3-0、2-0、0号、1号慕丝线，2-0可吸收缝线、3-0免扎缝线、自体血回输抽吸管、45×45切口膜、灯柄套、显影纱布、12号橡胶导尿管、10mL注射器、明胶海绵、止血纱、骨蜡、孔被、电刀笔。

3. 特殊用物：双极电凝、电凝镊、防压疮贴、胸腔闭式引流瓶。

【体位】

患者取正侧卧位，凸侧向上。

【切口】

根据侧凸所在节段选择经胸前入路切口。

【步骤与配合】

1. 消毒剂消毒皮肤，协助手术医生铺无菌单。

2. 暴露切口：根据侧凸所在节段选择经胸入路，沿侧凸顶椎相对应的肋骨上1～2根肋骨前至腋前线后至肋横关节做切口，切除此肋骨留做植骨，经肋床切开骨膜和胸膜进入胸腔（图15-4-1）。

3. 显露椎体和椎间盘：用肋骨撑开器撑开胸部切口，用湿盐水垫包裹压肠板将肺组织推开，即可见到隆起弯曲的脊柱（图15-4-2），沿脊柱中线纵行切开壁

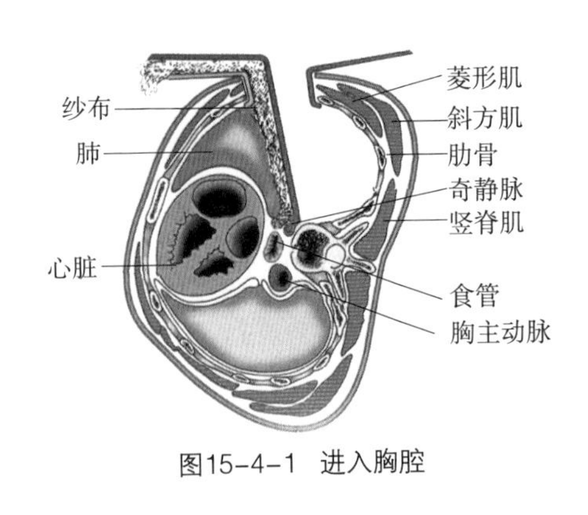

图15-4-1 进入胸腔

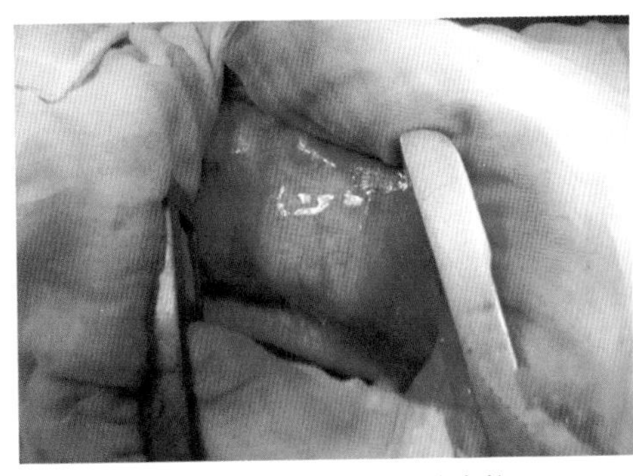
图15-4-2 显露隆起的脊柱

层胸膜，显露顶椎上下范围内4～6个椎体及椎间盘，定准顶椎的位置，用血管钳分离结扎，切断节段血管，2-0慕丝线结扎，显露顶椎上下4～6个椎体和椎间盘（图15-4-3）。

4. 切除椎间盘，撑开椎间隙：将所有需要松解的椎间盘纤维环用11号刀片逐一切开，用髓核钳将椎间盘组织摘除（图15-4-4），再用刮匙将椎体的终板刮除，用椎间隙撑开器轻轻撑开椎间隙（图15-4-5），使该段脊柱松动。

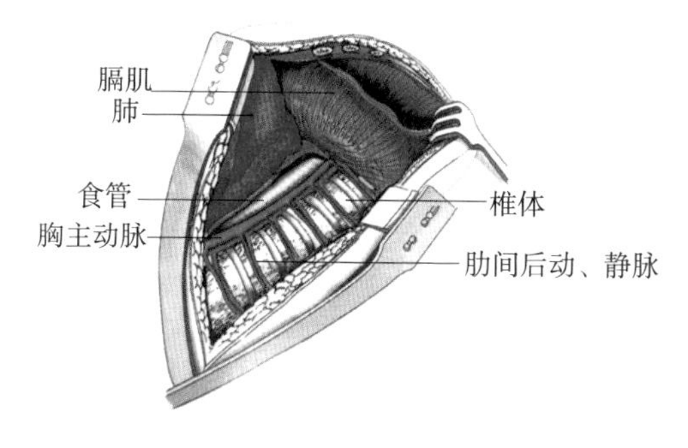

图15-4-3　显露椎体和椎间盘

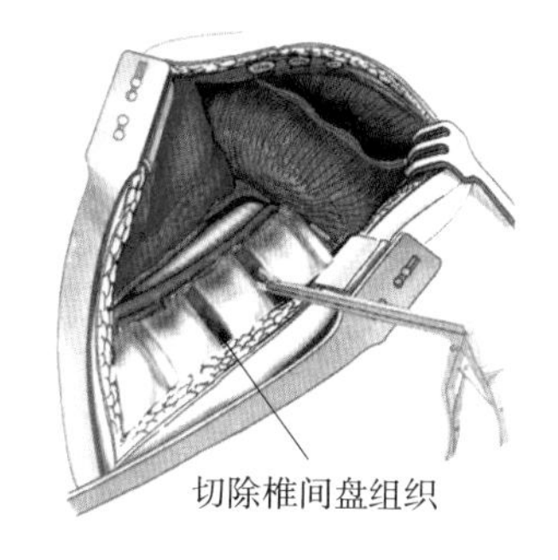

图15-4-4　用髓核钳摘除椎间盘组织

5. 植骨：将取下的肋骨剪成小条索状植入椎间隙，2-0可吸收缝线缝合壁层胸膜。

6. 放置胸腔闭式引流管：冲洗伤口，行胸腔闭式引流，11×24三角针、0号慕丝线固定引流管。

7. 缝合切口：清点器械、敷料无误后，用11×24圆针、1号慕丝线缝合肌层，11×24圆针、2-0慕丝线缝合皮下组织，3-0免扎缝线行皮内美容缝合，覆盖敷料。

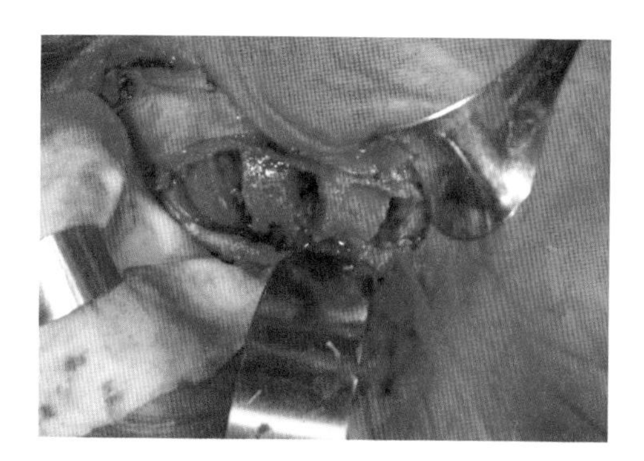

图15-4-5　刮除终板，撑开椎间隙

【护理要点】

1. 手术进入胸腔，注意仔细清点所有的器械、敷料。

2. 术中患者需要体表加温和加温输液，并监测其体温。

3. 体位摆放前，用防压疮贴保护患者受压部位骨隆突处，保持床单干燥、平整，防止术中压力性损伤。侧卧位凸侧朝上，腋下垫软枕，防止臂丛神经血管受压，对侧下肢伸直，术侧下肢屈髋、屈膝并于下方垫软枕。

附录

Appendix

脊柱手术器械包、布类包种类及图示

附录1　脊柱手术器械包、布类包种类

椎间盘包	全椎板包	颈椎前路包
脊柱小器械包	脊柱小骨刀包	脊柱刮匙包
脊柱侧弯特殊器械包	胸腰椎病灶清除包	脊柱镜头盒
脊柱内镜器械包	肢体布类包	大衣包

附录2　脊柱手术器械包开台布局及器械包图示

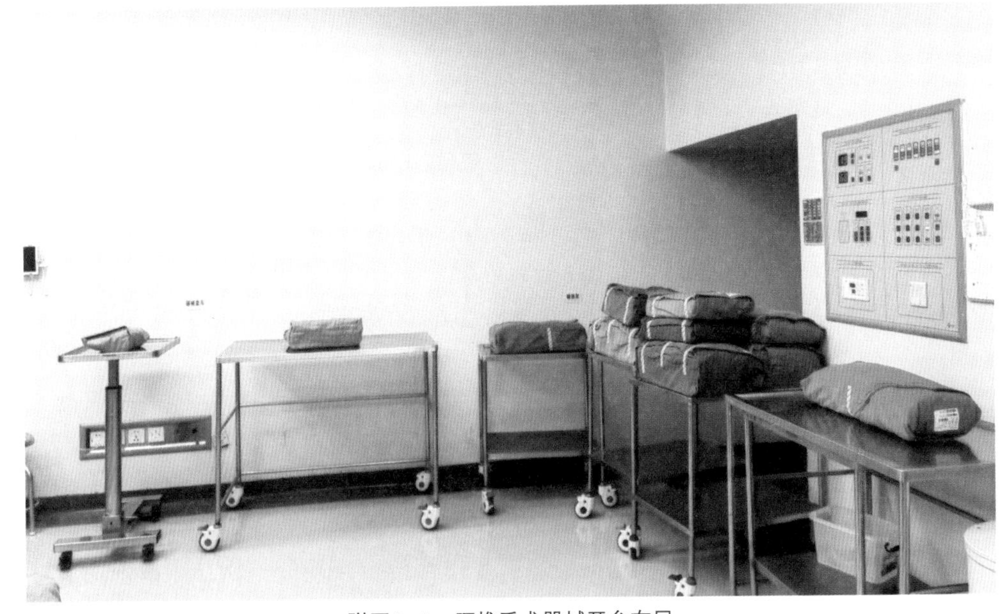

附图2-1　腰椎手术器械开台布局

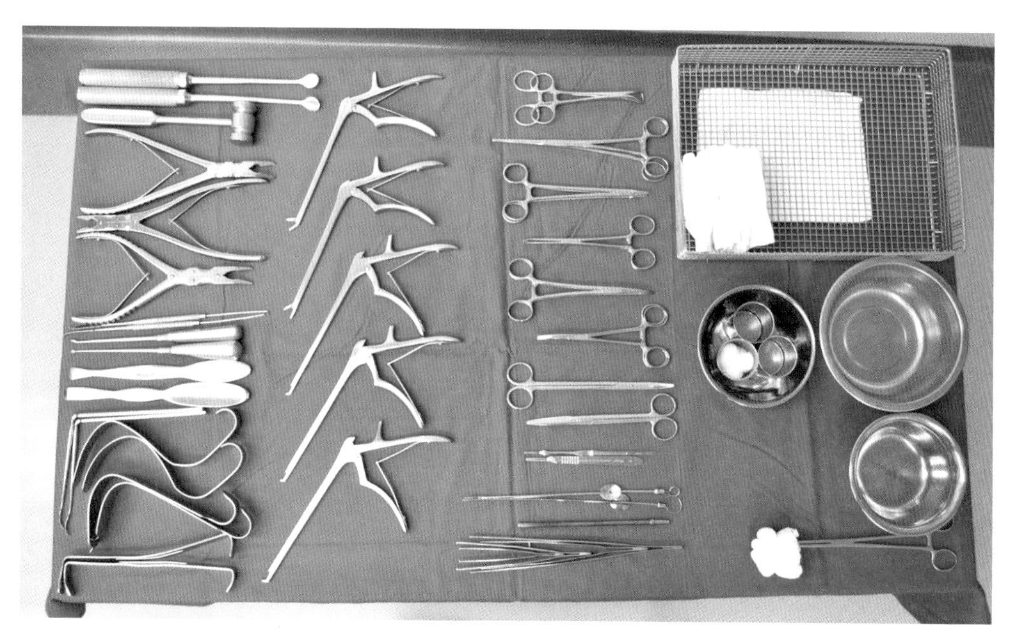

附图2-2　椎间盘包

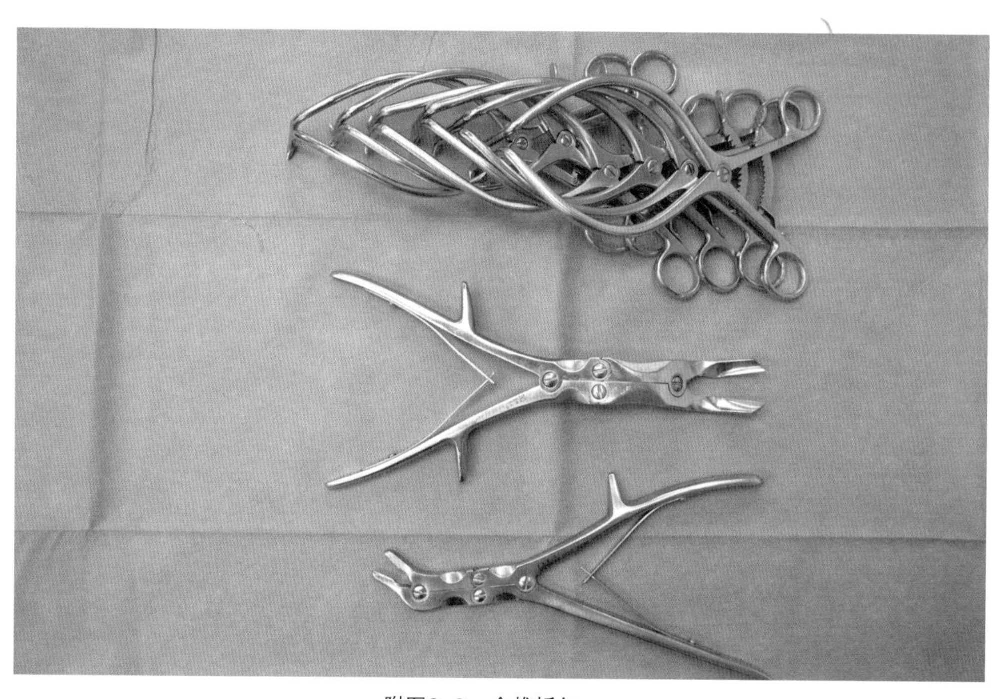

附图2-3　全椎板包

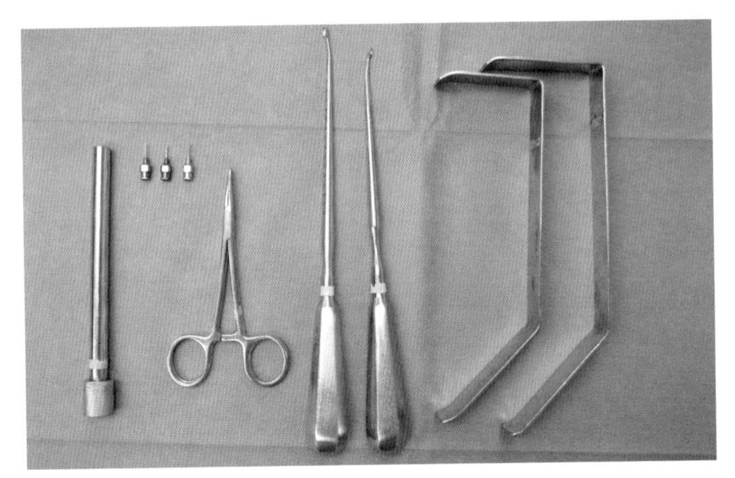
附图2-4　颈椎前路包

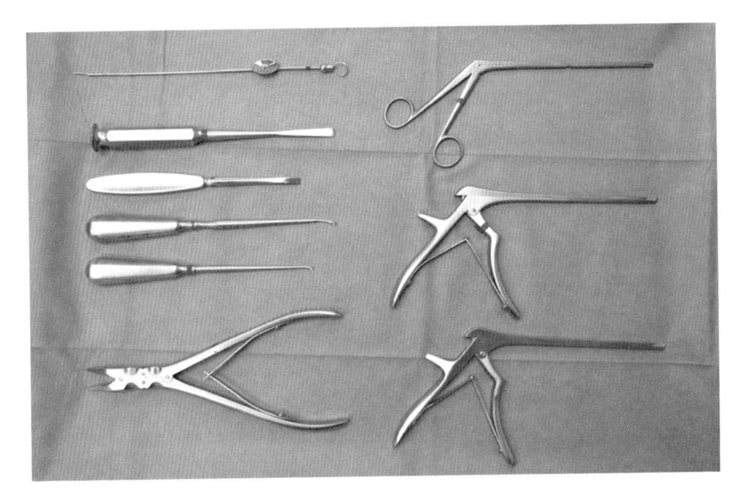
附图2-5　脊柱小器械包

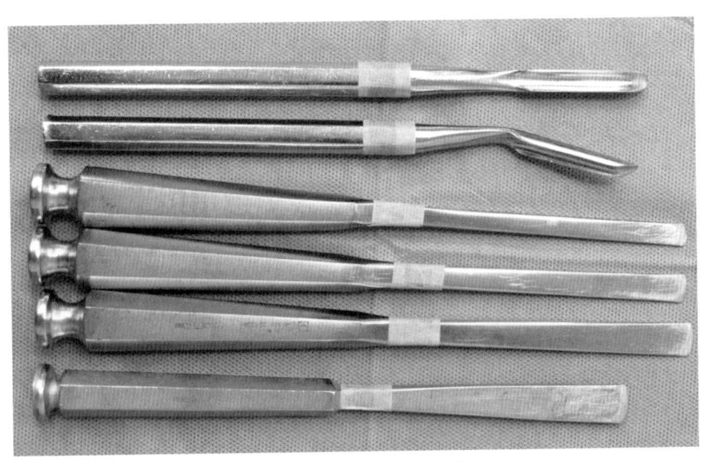
附图2-6　脊柱小骨刀包

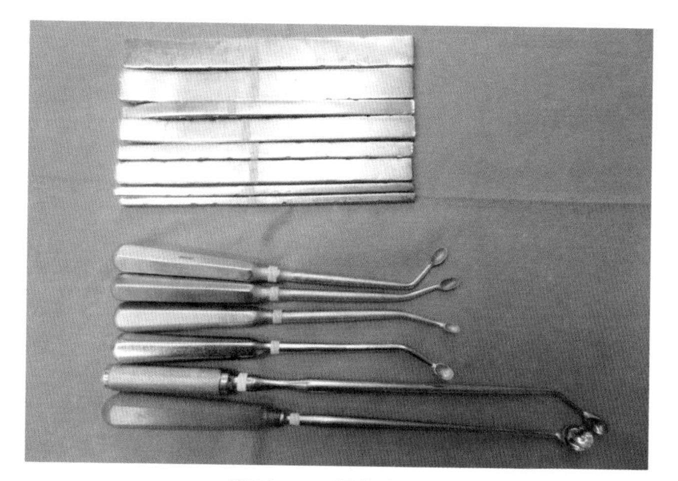

附图2-7　脊柱刮匙包

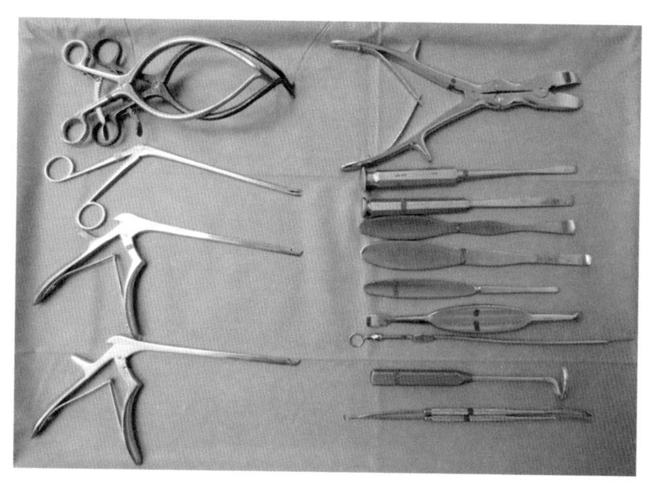

附图2-8　脊柱侧弯特殊器械包

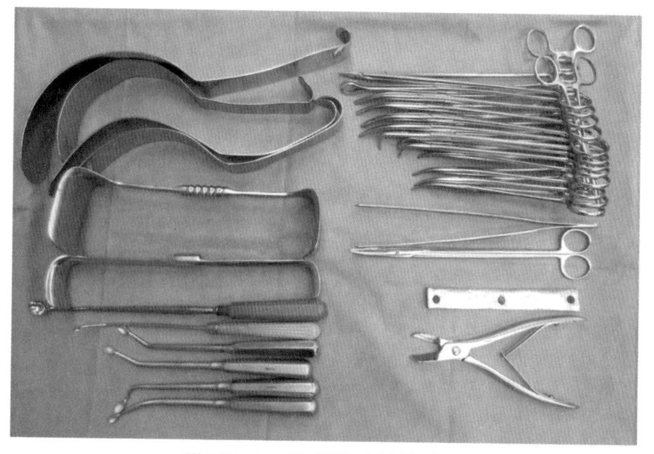

附图2-9　胸腰椎病灶清除包

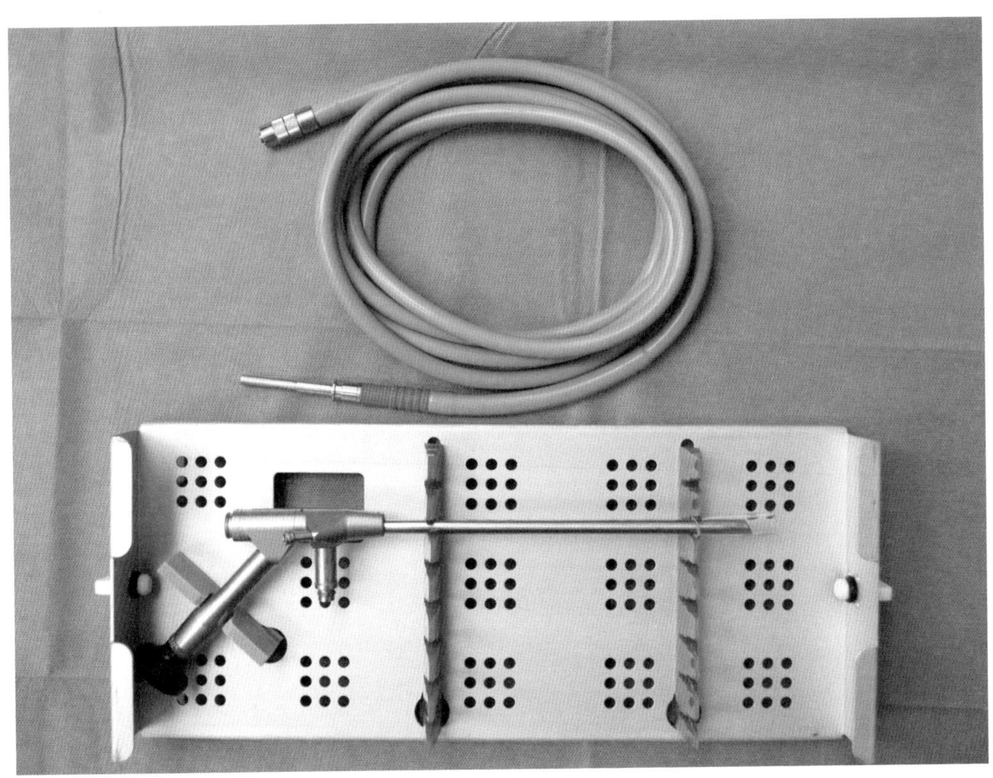

附图2-10　脊柱镜头盒

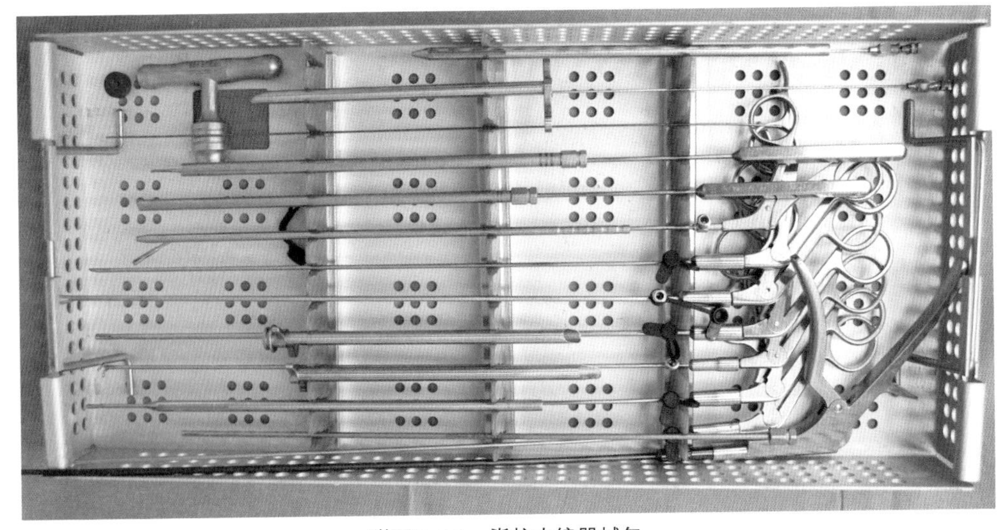

附图2-11　脊柱内镜器械包

附录3　脊柱手术器械包组合摆放图示

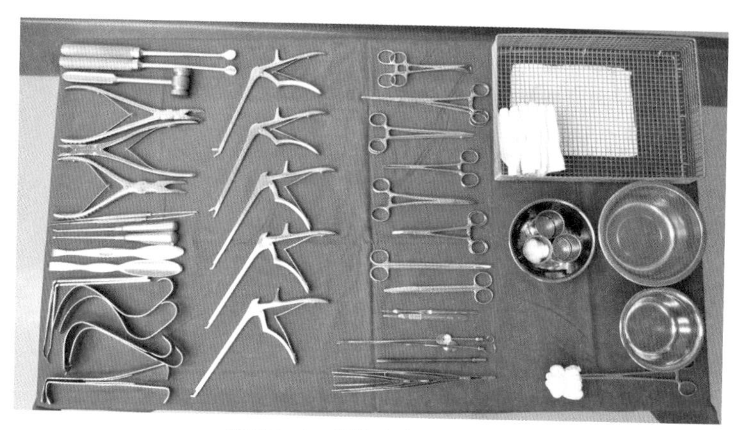

附图3-1　椎间盘包器械摆放

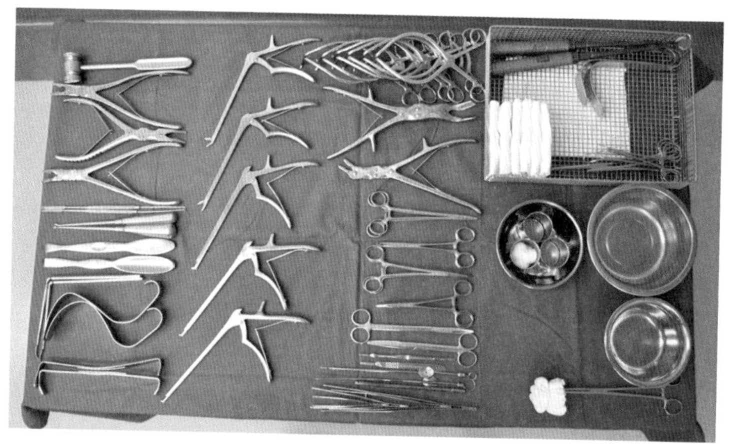

附图3-2　椎间盘包＋全椎板包器械摆放

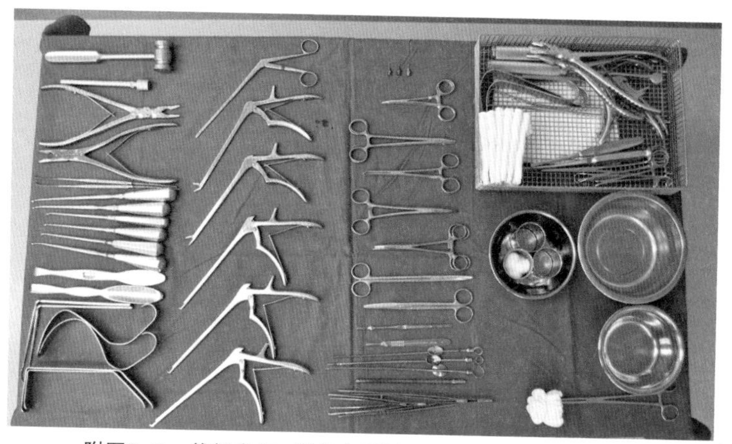

附图3-3　椎间盘包+脊柱小器械包+颈椎前路包器械摆放

附录4　脊柱手术布类包配置清单

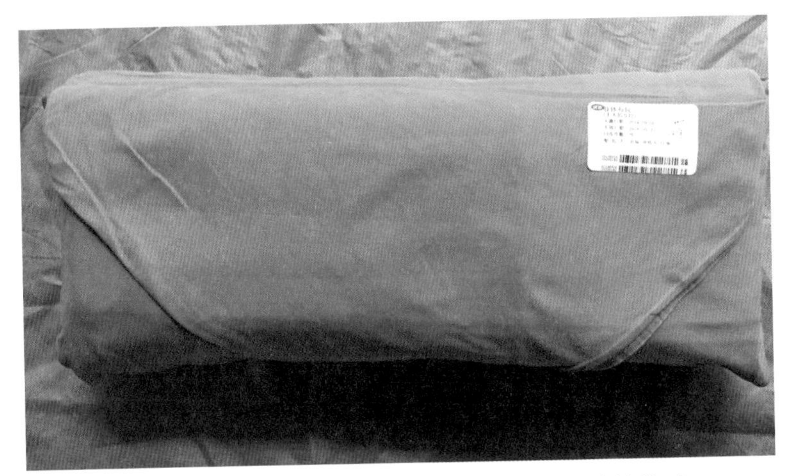

附图4-1　肢体布类包：无菌巾5块、小被单4个、大被单2个

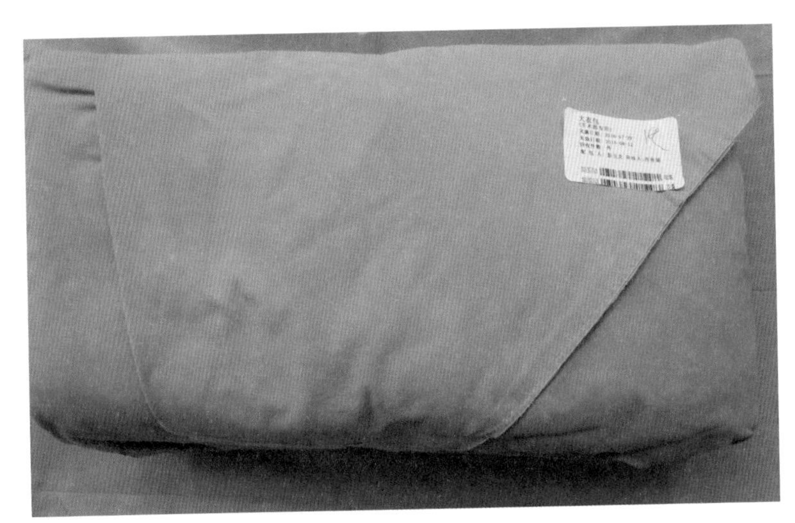

附图4-2　大衣包：割症衣6件

参考文献

［1］龚仁蓉，裴福兴，黄俊华. 图解骨科手术配合［M］. 北京：科学出版社，2015.

［2］孙育红. 手术室护理操作指南［M］. 北京：人民军医出版社，2014.

［3］肖映平，谢小玑. 骨科手术配合［M］. 长沙：湖南科学技术出版社，2004.

［4］田慧中，张宏期，梁益建. 脊柱畸形手术学［M］. 广州：广东科技出版社，2012.

［5］贺吉群. 图解内镜手术护理［M］. 长沙：湖南科学技术出版社，2012.

［6］刘秋秋. 图解手术部标准工作流程［M］. 长沙：湖南科学技术出版社，2011.

［7］李思，刘秋秋，邓露. 手术室专科护理［M］. 长沙：湖南科学技术出版社，2010.

［8］高兴莲，郭莉. 手术室专科护理学［M］. 北京：科学出版社，2014.

［9］饶书城. 脊柱外科手术学［M］. 北京：人民卫生出版社， 2003.

［10］候树勋. 脊柱外科学［M］. 北京：人民军医出版社，2005.

［11］林岩. 实用手术护理学［M］. 广州：中山大学出版社，2006.

［12］李超. 脊柱手术学：操作要点与技巧［M］. 北京：人民军医出版社，2014.

［13］丁自海，杜心如. 脊柱外科临床解剖学［M］. 济南：山东科学技术出版社，2013.

［14］曾志成. 人体解剖学［M］. 西安：世界图书出版西安公司，2006.

［15］刘树伟，李瑞锡. 局部解剖学［M］. 北京：人民出版社，2013.

［16］王海杰. 临床局部解剖学［M］. 北京：人民出版社，2016.

［17］刘执玉，田铧. 人体解剖彩色图谱［M］. 北京：科学出版社，2008.

［18］MAX A，VINCENT A. AO脊柱手册：原理与技巧：第1卷［M］. 济南：山东科学技术出版社，2010.

［19］马正良. 矫形外科手术麻醉［M］. 北京：人民出版社，2013.

［20］郭曲练，姚尚龙. 临床麻醉学［M］. 3版. 北京：人民卫生出版社，2011.

［21］孙增勤. 实用麻醉手册［M］. 北京：人民军医出版社，2016.

[22] 魏革，刘淑君. 手术室护理学 [M]. 2版. 北京：人民军医出版社，2005.
[23] 刘保江，晁储璋. 麻醉护理学 [M]. 北京：人民出版社，2013.
[24] 陈仲强，刘忠军，党耕町. 脊柱外科学 [M]. 北京：人民卫生出版社，2013.
[25] 王自立，施建党，金卫冬. 脊柱外科学 [M]. 银川：宁夏人民出版社，2012.
[26] 田慧中，刘少喻，马原. 实用脊柱外科手术图解 [M]. 北京：人民军医出版社，2008.
[27] 饶书城，宋跃明. 脊柱外科手术学 [M]. 3版. 北京：人民卫生出版社，2007.
[28] Frank H. Netter. 奈特人体解剖学彩色图谱 [M]. 张卫光，译. 北京：人民卫生出版社，2019.
[29] 马正良. 矫形外科手术麻醉 [M]. 北京：人民出版社，2013.
[30] 郭曲练等. 临床麻醉学 [M]. 北京：人民卫生出版社，2016.
[31] 孙增勤. 实用麻醉手册 [M]. 北京：人民军医出版社，2016.
[32] 刘进，邓小明. 中国麻醉学指南与专家共识 [M]. 北京：人民卫生出版社，2014.